COLEÇÃO CIÊNCIA, TECNOLOGIA, ENGENHARIA DE ALIMENTOS E NUTRIÇÃO

Inocuidade dos Alimentos

Volume 1

Coleção Ciência, Tecnologia, Engenharia de Alimentos e Nutrição

CCTEAN

Vol. 1 Inocuidade dos Alimentos

Vol. 2 Química e Bioquímica de Alimentos

Vol. 3 Princípios de Tecnologia de Alimentos

Vol. 4 Limpeza e Sanitização na Indústria de Alimentos

Vol. 5 Processos de Fabricação de Alimentos

Vol. 6 Fundamentos de Engenharia de Alimentos

Vol. 7 A Qualidade na Indústria dos Alimentos

Vol. 8 Efeitos dos Processamentos sobre o Valor Nutritivo dos Alimentos

Vol. 9 Análise Sensorial dos Alimentos

Vol. 10 Toxicologia dos Alimentos

Vol. 11 Análise de Alimentos

Vol. 12 Biotecnologia de Alimentos

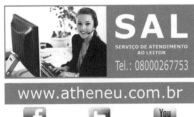

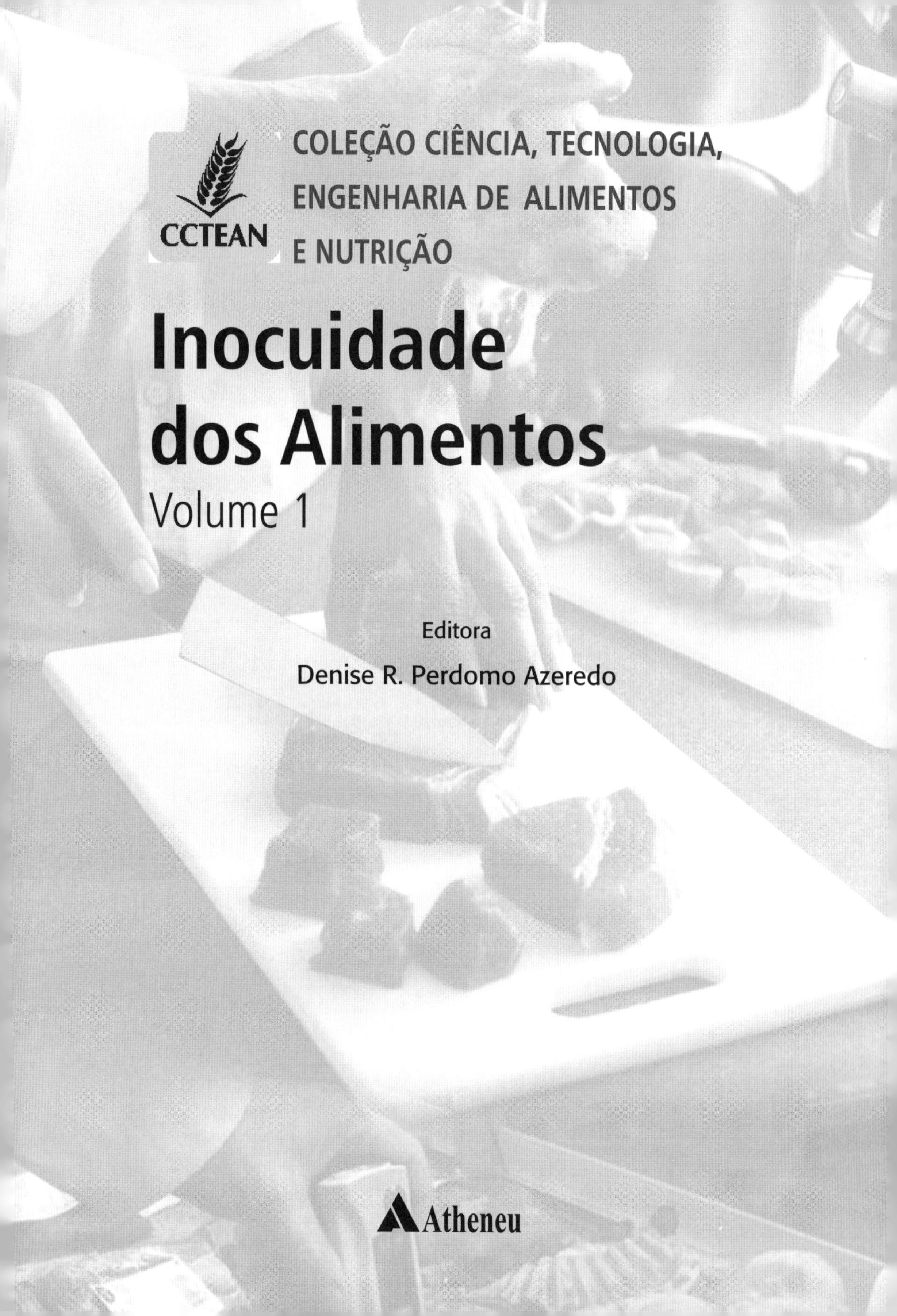

CCTEAN
COLEÇÃO CIÊNCIA, TECNOLOGIA, ENGENHARIA DE ALIMENTOS E NUTRIÇÃO

Inocuidade dos Alimentos

Volume 1

Editora

Denise R. Perdomo Azeredo

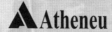

Atheneu

EDITORA ATHENEU

São Paulo — Rua Jesuíno Pascoal, 30
Tel.: (11) 2858-8750
Fax: (11) 2858-8766
E-mail: atheneu@atheneu.com.br

Rio de Janeiro — Rua Bambina, 74
Tel.: (21)3094-1295
Fax: (21)3094-1284
E-mail: atheneu@atheneu.com.br

Belo Horizonte — Rua Domingos Vieira, 319 — conj. 1.104

CAPA: Equipe Atheneu
PRODUÇÃO EDITORIAL: Sandra Regina Santana

CIP-Brasil. Catalogação na Publicação
Sindicato Nacional dos Editores de Livros, RJ

A985i
v. 1

Azeredo, Denise R. Perdomo
Inocuidade dos alimentos / Denise R. Perdomo Azeredo. - 1. ed. - Rio de Janeiro: Atheneu, 2017.
: il. ; 24 cm. (Ciência, tecnologia, engenharia de alimentos e nutrição ; 1)

Inclui bibliografia
ISBN 978-85-388-0735-3

1. Nutrição. 2. Alimentos. 3. Tecnologia de alimentos. 4. Alimentos - Manuseio - Medidas de segurança. I. Título. II. Série.

16-35890 CDD: 613.2
CDU: 613.2

AZEREDO, D. R. P.
Coleção Ciência, Tecnologia, Engenharia de Alimentos e Nutrição – Volume 1 – Inocuidade dos Alimentos

Sobre o Coordenador/Editora

Coordenador

Anderson de Souza Sant´Ana

Graduação em Química Industrial pela Universidade Severino Sombra (USS). Mestre em Ciência de Alimentos pela Universidade Estadual de Campinas (Unicamp). Doutor em Ciência dos Alimentos pela Universidade de São Paulo (USP). Pós-doutor pela USP. Professor Doutor no Departamento de Ciência de Alimentos da Faculdade de Engenharia de Alimentos da Unicamp, desenvolvendo atividades de ensino, pesquisa e extensão na área de microbiologia de alimentos.

Editora

Denise R. Perdomo Azeredo

Graduação em Licenciatura em Química pela Universidade Severino Sombra (USS). Mestre em Ciências, área bioquímica, pelo Departamento de Bioquímica da Universidade Federal do Rio de Janeiro (UFRJ). Doutorado em Ciência e Tecnologia de Alimentos pela Universidade Federal Rural do Rio de Janeiro (UFRRJ). Professora do Instituto Federal de Educação, Ciência e Tecnologia (IFRJ), campus Rio de Janeiro. Atuou no SENAI CTS Alimentos e Bebidas, onde teve oportunidade de fazer parte do projeto APPCC, atual PAS (Programa Alimentos Seguros). Possui experiência docente e profissional em Ciência e Tecnologia de Alimentos, mais especificamente Tecnologia de Produtos de Origem Vegetal (frutas e hortaliças); Microbiologia de Alimentos e Bebidas (patógenos e deterioradores) e Gestão da Qualidade e Segurança de Alimentos (ferramentas da qualidade, programa de pré-requisitos, sistema APPCC, família ISO 22000).

Sobre os Colaboradores

André Luiz Medeiros de Souza

Graduação em Medicina Veterinária pela Universidade Federal Fluminense (UFF), especialização em Segurança Alimentar e Qualidade Nutricional pelo Instituto Federal de Educação, Ciência e Tecnologia do Rio de Janeiro (IFRJ), e em Vigilância Sanitária e Controle de Qualidade de Alimentos, pelo Instituto de Ensino Qualittas – RJ. Mestrado em Higiene Alimentar e Processamento Tecnológico em Produtos de Origem Animal, na UFF, área de pescado. Cursando doutorado em Higiene Alimentar e Processamento Tecnológico em Produtos de Origem Animal, na UFF, área de pescado, em um projeto com parceria da Empresa Brasileira de Pesquisa Agropecuária (Embrapa). Possui experiência na área de Medicina Veterinária, com ênfase na área de Tecnologia e Controle de Produtos de Origem Animal. Atua como extensionista na Fundação Instituto de Pesca do Estado do Rio de Janeiro (Fiperj).

Annalina Camboim de Azevedo

Mestrado em Ciência da Informação pela Universidade Federal Fluminense (UFF), especialização em MBKM – Engenharia de Produção da COPPE – Universidade Federal do Rio de Janeiro (UFRJ). Como assessora da diretoria de Avaliação da Conformidade no Instituto Nacional de Metrologia, Qualidade e Tecnologia (Inmetro), coordenou o projeto de desenvolvimento de metodologia para avaliação de impactos regulatórios. É membro do comitê sobre gestão de riscos, tendo acompanhado o desenvolvimento da série 31000 das normas da ISO, com foco na norma 31010, sobre aplicação de técnicas para a gestão de riscos. Possui experiência na área de Comércio Exterior, com ênfase em sistemas de informação e troca de informações. Coordenou o desenvolvimento do Sistema Alerta Exportador, para o Ponto Focal do Acordo sobre Barreiras Técnicas ao Comércio TBT/OMC. Atua, principalmente, em temas relativos a barreiras técnicas, regulamentação técnica e avaliação da conformidade.

Caetano da Conceição

Graduação em Engenharia de Alimentos pela Universidade Federal de Viçosa (UFV) e mestrado em Ciência e Tecnologia de Alimentos pela Universidade Federal Rural do Rio de Janeiro (UFRRJ). Atualmente, é pesquisador tecnologista do Instituto Nacional de Metrologia, Qualidade e Tecnologia (Inmetro), na cidade do Rio de Janeiro. Atuou como docente em disciplinas de Tecnologia de Alimentos no SENAI/RJ (Centro de Tecnologia de Alimentos e Bebidas e Instituto SENAI de Educação Superior). Também atuou como professor de Ciência de Alimentos no Instituto Federal de Educação, Ciência e Tecnologia do Rio de Janeiro (IFRJ).

Carla de Oliveira Rosas

Graduação em Ciências Biológicas pela Universidade Gama Filho, especialização em Bacteriologia pela Universidade Federal do Rio de Janeiro (UFRJ) e mestrado em Vigilância Sanitária pela Fundação Oswaldo Cruz. Atualmente, é Tecnologista da Fundação Oswaldo Cruz, atuando na área de controle microbiológico de águas e alimentos, assim como na produção de materiais de referência para ensaio de proficiência em microbiologia de alimentos.

Elenita Oliveira da Silva

Graduação em Química pela Faculdade de Humanidades Pedro II (bacharelado e licenciatura). Especialização em Segurança Alimentar e Qualidade Nutricional pelo Centro Federal de Educação Tecnológica de Química (CEFET-Química), atual Instituto Federal de Educação, Ciência e Tecnologia (IFRJ). Especialista em Ciências Ambientais pela Universidade do Grande Rio (Unigranrio).

Felipe Machado Trombete

Graduação em Tecnologia em Alimentos pelo Instituto Federal de Educação, Ciência e Tecnologia de Minas Gerais, licenciatura em Química pela Universidade Cândido Mendes (UCAM) e formação técnica em Agricultura e Zootecnia pelo Centro Federal de Educação Tecnológica (CEFET), Bambuí-MG. Doutor e Mestre em Ciência e Tecnologia de Alimentos pela Universidade Federal Rural do Rio de Janeiro (UFRRJ). Possui experiência em determinação de micotoxinas, cromatografia líquida de alta eficiência (HPLC), análises químicas de alimentos e análises microbiológicas de alimentos.

Judith Regina Hajdenwurcel

Graduação em Farmácia e Bioquímica pela Universidade Federal de Juiz de Fora (UFJF). Mestrado em Ciência e Tecnologia de Alimentos pela Universidade Federal Rural do Rio de Janeiro (UFRRJ). Professora aposentada do Instituto Federal de Educação, Ciência e Tecnologia (IFRJ). Atuou como consultora em programas de segurança de alimentos em indústrias de alimentos. Atualmente é microbiologista da *Coca-Cola Company* em Atlanta, Estados Unidos.

Katia Cilene Tabai

Doutora e mestre em Alimentos e Nutrição pela Universidade Estadual de Campinas (Unicamp), com pós-doutorado no Departamento de Agroindústria, Alimentos e Nutrição da Escola Superior de Agricultura "Luiz de Queiroz" (ESALQ) da Universidade de São Paulo (USP), onde também cursou a graduação em Economia Doméstica. Atua como professora-associada III no Instituto de Ciências Sociais Aplicadas da Universidade Federal Rural do Rio de Janeiro (UFRRJ). Possui experiência na área de Políticas Públicas de Alimentação e Nutrição, com ênfase em Segurança Alimentar e Nutricional.

Kátia Jorge

Graduação em Química pela Universidade do Estado do Rio de Janeiro (UERJ) e Universidade Técnica de Berlim (TU-Berlin/Alemanha). Mestre em Bioquímica pela Universidade Federal do Rio de Janeiro (UFRJ) e doutorado em Ciências de Alimentos pela UFRJ e Universidade do Porto (Portugal). MBA em Administração Estratégica (UES). Atuou como fiscal da Vigilância Sanitária do Estado do Rio de Janeiro (SUVISA). Atualmente ocupa o cargo de Global Sensory Manager na empresa Flavoractiv Ltda.

Leonardo Simões de Abreu Carneiro

Técnico em Alimentos formado pelo Instituto Federal de Educação, Ciência e Tecnologia do Rio de Janeiro (IFRJ). Bacharel em Química na Pontifícia Universidade Católica do Rio de Janeiro (PUC-Rio). Mestre em Química pela PUC-Rio e doutorando em Química pela mesma instituição. Atuou em trabalhos de pesquisa na área de Microbiologia de Alimentos e Gestão da Qualidade, com ênfases em Taxonomia de Fungos de Importância em Alimentos, Análises Microbiológicas em Alimentos e Boas Práticas de Fabricação. Atuou também no ensino de Química em pré-vestibulares. Trabalha em pesquisa com aplicações de *quantum dots* para análises de perigos químicos em matrizes alimentares e nanomateriais orgânicos porosos para captura de gases e catálise.

Marcelo Luiz Lima Brandão

Graduação em Ciências Biológicas, Bacharel Biomédico, pela Universidade Estadual do Rio de Janeiro (UERJ) e Especialização *lato sensu* em Segurança Alimentar e Qualidade Nutricional pelo Instituto Federal de Educação, Ciência e Tecnologia do Rio de Janeiro (IFRJ). Mestrado em Ciências (Vigilância Sanitária) pelo Instituto Nacional de Controle de Qualidade em Saúde (INCQS) e mestrado profissionalizante em Ciência e Tecnologia de Alimentos pelo IFRJ. Doutor em Ciências (Vigilância Sanitária) pelo Instituto Nacional de Controle de Qualidade em Saúde (INCQS). Atualmente é servidor do quadro do INCQS da Fundação Oswaldo Cruz (Fiocruz), lotado no Setor de Alimentos do Departamento de Microbiologia.

Rose Mary Maduro Camboim de Azevedo

Engenheira de Alimentos e Mestre em Ciências pela Escola de Química da Universidade Federal do Janeiro (UFRJ), Linha de Pesquisa, Gestão e Inovação Tecnológica. Pesquisadora tecnologista do Instituto Nacional de Metrologia, Qualidade e Tecnologia (Inmetro). Possui experiência em gestão de processos na área da qualidade, com ênfase em análise de produtos e coordenação de projetos estratégicos. Atua, principalmente, em temas relativos a avaliação da conformidade, qualidade, acidentes de consumo, usabilidade e regulamentação técnica.

Silvia Maria dos Reis Lopes

Graduação em Medicina Veterinária pela Universidade Federal Fluminense (UFF), mestrado em Medicina Veterinária (Hig. Veter. Proc. Tecn. Prod. Org. Animal) pela UFF e doutorado em Ciência de Alimentos pela Universidade Federal do Rio de Janeiro (UFRJ). Atualmente é Tecnologista da Fundação Oswaldo Cruz (Fiocruz). Possui experiência na área de Medicina Veterinária, com ênfase em Microbiologia de Alimentos.

Thádia Turon Costa da Silva

Graduação em Nutrição pela Universidade do Estado do Rio de Janeiro (UERJ). Mestrado em Ciência e Tecnologia de Alimentos pela Universidade Federal Rural do Rio de Janeiro (UFRRJ). Professora do Departamento de Nutrição e Dietética do Instituto de Nutrição Josué de Castro da Universidade Federal do Rio de Janeiro (UFRJ). Doutora em Ciência e Tecnologia de Alimentos pela UFRRJ. Possui experiência na área de auditoria e consultoria em alimentos orgânicos, boas práticas em unidades de alimentação e nutrição e garantia de qualidade em banco de leite humano.

Viviane Martins Ambrussezi

Graduação em Química (bacharel com orientação tecnológica) pela Universidade do Grande Rio (Unigranrio). Especialização em Segurança Alimentar e Qualidade Nutricional pelo Centro Federal de Educação Tecnológica de Química (CEFET-Química), atual Instituto Federal de Educação, Ciência e Tecnologia (IFRJ). Atua no grupo Bimbo como gestora de qualidade e segurança de alimentos.

Prefácio

A Organização das Nações Unidas para Alimentação e Agricultura (FAO) alerta que a situação de insegurança alimentar ainda é vivenciada por alguns países, inclusive o Brasil. Uma das prioridades governamentais deve ser a proteção de populações mais vulneráveis, pois em locais com dificuldades de acesso a produtos alimentares é ainda mais essencial que os alimentos consumidos sejam seguros. No entanto, a Agência Nacional de Vigilância Sanitária (Anvisa), por meio do Programa de Análise de Resíduos de Agrotóxicos em Alimentos (PARA), tem demonstrado alto índice de contaminação dos alimentos que chegam à mesa da população brasileira. Além disso, segundo dados epidemiológicos do Ministério da Saúde, 45% das contaminações por doenças, transmitidas por alimentos, ocorrem dentro das casas dos brasileiros, sendo esse tipo de doença responsável por cerca de 670 surtos, com 13 mil doentes todo ano e está associada, principalmente, ao manuseio incorreto e à conservação inadequada de alimentos. E, ainda, a Organização Mundial da Saúde (OMS) definiu as chamadas cinco chaves para uma alimentação segura, com o intuito de evitar que os alimentos sejam contaminados por micro-organismos nocivos à saúde dos seres humanos. Para isso, é necessário que a população tome alguns cuidados, especialmente no que diz respeito aos aspectos higiênico-sanitários, que vão desde a compra até o preparo desses alimentos, pois a qualidade do alimento pode ser atribuída a diversos fatores, sendo a inocuidade, sem dúvida, condição fundamental.

O livro em questão é o resultado do esforço de um grupo de docentes, pesquisadores e profissionais da área de alimentos de diversas instituições, entre elas: Instituto Federal de Educação, Ciência e Tecnologia (IFRJ); Instituto de Nutrição Josué de Castro da Universidade Federal do Rio de Janeiro (UFRJ); Fundação Oswaldo Cruz (Fiocruz); Instituto Nacional de Metrologia, Qualidade e Tecnologia (Inmetro); Pontifícia Universidade Católica do Rio de Janeiro (PUC-Rio); FlavorActiv Ltda.; Coca-Cola Company; Empresa Rica; Fundação do Instituto de Pesca do Estado do Rio de Janeiro (Fiperj) e Universidade Federal Rural do Rio de Janeiro (UFRRJ), na busca constante pela construção de conhecimentos específicos para se alcançar a efetiva segurança do alimento, pois é ainda necessário enfrentar numerosos desafios para melhorar a inocuidade dos alimentos no Brasil e em diversos outros países do mundo.

Este livro foi dividido em quatro partes, tendo totalizado 18 capítulos. A primeira parte do livro é sobre Conceitos e está dividida em cinco capítulos (Parte 1). O primeiro capítulo apresenta a evolução do conceito de segurança alimentar no contexto mundial, enfatizando a diferença entre segurança alimentar e segurança do alimento (Capítulo 1). No segundo capítulo, o de segurança alimentar e nutricional no contexto da interesetorialidade, o objetivo foi contribuir para o debate do tema segurança alimentar e nutricional e a intersetorialidade, com a finalidade de sensibilizar o leitor para as políticas e programas de alimentação (Capítulo 2). O terceiro capítulo aborda as diversas ações no âmbito da Agência Nacional de Vigilância Sanitária (Anvisa), bem como a legislação vigente (Capítulo 3). O quarto capítulo trata dos conceitos de vigilância epidemiológica e suas aplicações na segurança de alimentos, visando à prevenção de riscos à saúde, com ênfase no controle de doenças de transmissão hídrica e alimentar (Capítulo 4). E o quinto capítulo discorre sobre a fundamentação teórica a respeito da qualidade, enfatizando as ferramentas de qualidade e sua interface com a segurança de alimentos (Capítulo 5).

A segunda parte do livro trata do Programa de Pré-Requisitos e também está separada em quatro capítulos (Parte 2). O sexto capítulo engloba as boas práticas de fabricação e os procedimentos concernentes ao programa e a gestão de boas práticas de alimentos (Capítulo 6). O sétimo capítulo discute a questão das boas práticas de transporte, armazenamento e distribuição de alimentos (Capítulo 7). O oitavo capítulo retrata as diferentes abordagens do programa de pré-requisitos operacional no contexto nacional e internacional, com ênfase no âmbito operacional e na legislação pertinente de alimentos (Capítulo 8). E o nono capítulo aborda a importância do rastreamento e do recolhimento (*recall*), tendo em vista que em caso de não conformidade pode promover a busca na cadeia alimentícia (Capítulo 9).

A terceira parte do livro discute Análises de Perigos e Pontos Críticos de Controle (APPCC) e está estruturada em três capítulos (Parte 3). O décimo capítulo é especificamente sobre análise de perigos e aborda os principais perigos presentes em alimentos (Capítulo 10). O décimo primeiro capítulo é sobre o sistema de análise de perigos e pontos críticos de controle e seu caráter preventivo na produção de alimentos (Capítulo 11). E o décimo segundo capítulo aplica os conceitos do sistema APPCC abordados no capítulo anterior (Capítulo 12).

A quarta e última parte do livro discorre sobre a Gestão da segurança de alimentos em seis capítulos (Parte 4). O décimo terceiro capítulo aborda a necessidade da adoção da análise de risco pelos países, ainda mais com o advento da globalização na comercialização de alimentos (Capítulo 13). O décimo quarto capítulo retrata a avaliação da conformidade aplicada à área de alimentos e bebidas, que inclusive pode induzir à busca contínua da melhoria da qualidade (Capítulo 14). O décimo quinto capítulo abrange a Norma ABNT NBR ISO 22000 e as perspectivas à adoção do sistema de segurança de alimentos e seus condicionantes (Capítulo 15). O décimo sexto capítulo aborda a questão da auditoria e certificação de sistemas de gestão por meio das principais normas que se aplicam a alimentos (Capítulo 16). O décimo sétimo capítulo descreve as etapas da implementação de sistemas de gestão da segurança de alimentos, de acordo com o ciclo PDCA (planejar, desenvolver, checar e agir) (Capítulo 17). E o décimo oitavo capítulo finaliza o livro com a discussão da segurança de alimentos no contexto mundial, aborda ainda a *Global Food Safety Initiative* (GFSI), considerada uma das principais iniciativas na área da segurança de alimentos (Capítulo 18).

A garantia da inocuidade dos alimentos é essencial para proteger a saúde humana e melhorar a qualidade de vida em todas as populações, por isso que é com muita satisfação que apresento aos leitores este livro, que considero uma grande contribuição ao meio científico. Em especial, parabenizo Denise R. Perdomo Azeredo por ter trilhado o percurso desta obra, que se constituiu no desafio em editar este livro, e aos autores por compartilharem seus saberes. Nesse sentido, este livro poderá ser utilizado como uma ferramenta estratégica nas mãos de profissionais e estudantes da área de alimentos. Incentivo a todos a experimentarem esta leitura, pautada na questão da segurança alimentar.

O caminho aqui delineado lança pistas para a inocuidade e, portanto, agradeço o convite e a oportunidade de ter apreciado, contribuído e tecido comentários a respeito deste instigante livro, que na minha opinião contextualiza de modo claro e objetivo a imprescindível necessidade de se alcançar a Inocuidade dos Alimentos.

Katia Cilene Tabai
Professora-Associada da Universidade Federal Rural do Rio de Janeiro (UFRRJ)

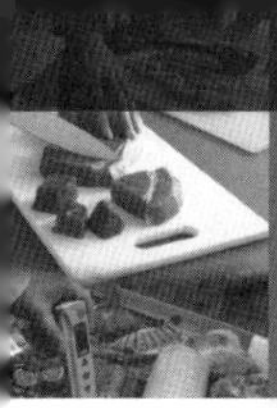

Sumário

PARTE 1: CONCEITOS

PARTE 2: PROGRAMA DE PRÉ-REQUISITOS

PARTE 3: ANÁLISE DE PERIGOS E PONTOS CRÍTICOS DE CONTROLE

PARTE 4: GESTÃO DA SEGURANÇA DE ALIMENTOS

PARTE 1

Conceitos

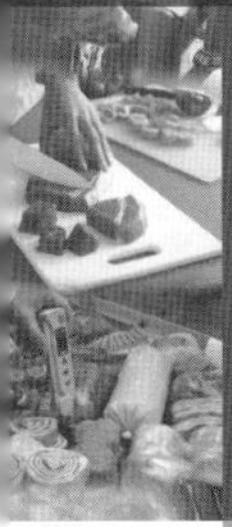

1 CAPÍTULO

Evolução do conceito de segurança alimentar

- Rose Mary Maduro Camboim de Azevedo
- Kátia Jorge
- Denise R. Perdomo Azeredo

CONTEÚDO

OBJETIVOS E PROPOSTA DE APRENDIZAGEM DO CAPÍTULO

Ao completar o estudo deste capítulo, o leitor estará apto a:

- conceituar o termo segurança alimentar;
- traçar um histórico sobre a evolução do conceito de segurança alimentar;
- diferenciar os termos segurança alimentar e segurança do alimento;
- descrever os principais órgãos reguladores de alimentos no Brasil e seu âmbito de ação;
- refletir sobre o papel do consumidor no cenário da segurança de alimentos.

Introdução

No cenário internacional, o Brasil figura como o terceiro maior exportador de produtos agrícolas no mundo, ficando atrás apenas dos Estados Unidos e da União Europeia. Uma série de fatores garantiu o avanço da agricultura brasileira nos últimos anos: recursos naturais (solo, água e luz) abundantes, diversidade de produtos, aumento da demanda dos países asiáticos e crescimento da produtividade das lavouras. Mesmo assim, o acesso à alimentação continua sendo um desafio para milhões de brasileiros.

O tema segurança alimentar perpassa por várias questões que envolvem a adoção de políticas públicas voltadas para as áreas social e econômica. Como desdobramento do conceito de segurança alimentar, surge o conceito de segurança do alimento e sua qualidade intrínseca.

O objetivo deste capítulo é apresentar a evolução do conceito de segurança alimentar no contexto mundial, enfatizando a diferença entre segurança alimentar e segurança do alimento.

O presente capítulo está estruturado em quatro seções:

1) evolução do conceito de segurança alimentar;
2) programas e ações relacionados à segurança alimentar e nutricional no Brasil;
3) segurança do alimento;
4) o papel do consumidor no cenário da segurança de alimentos.

Evolução do conceito de segurança alimentar

O termo segurança alimentar surgiu, pela primeira vez, logo após o fim da Primeira Guerra Mundial. Percebia-se que um país poderia dominar outro se tivesse o controle sobre seu fornecimento de alimentos. Durante a Segunda Guerra Mundial, a questão reapareceu na reunião dos governos aliados, quando a segurança alimentar foi entendida como um direito humano. Portanto, o termo segurança alimentar é, de fato, em sua origem, um termo militar. Tratava-se de uma questão de segurança nacional para todos os países. Apontava para a exigência de formação de estoques estratégicos de alimentos e fortalecia a visão sobre a necessidade de busca de autossuficiência por cada país. Trazia, assim, um entendimento que vinculava a questão alimentar à disponibilidade de alimentos.

Em 1945, como resultado de um amplo debate entre os países que tiveram sua infraestrutura agrícola destruída pelas guerras, cria-se um organismo denominado Organização das Nações Unidas para a Alimentação e a Agricultura (FAO), que passa a ter um papel preponderante na discussão do tema segurança alimentar.

Na Primeira Conferência Mundial de Segurança Alimentar, promovida pela FAO, em 1974, começa-se a perceber que, mais do que a disponibilidade de alimentos, a capacidade de acesso aos alimentos por parte dos povos em todo o mundo mostra-se como questão crucial.

Na década de 1980, o conceito de segurança alimentar foi ampliado. A FAO apresentou as vertentes que abordavam a oferta adequada e estável de alimentos e segurança no acesso aos alimentos oferecidos. O objetivo era garantir uma dieta nutricionalmente equilibrada, digna, suficiente e saudável a todos os indivíduos, durante toda a vida.

No início de 1990, observou-se a incorporação de outros elementos, como alimento seguro, ou seja, livre de contaminação biológica ou química; qualidade do alimento, reunindo atributos relacionados aos aspectos nutricionais, biológicos e da tecnologia de produção; balanceamento da dieta, informação e opções culturais, considerando os hábitos alimentares da população-alvo das políticas públicas.

A Conferência Internacional sobre Nutrição de 1992 elaborou a Declaração Mundial sobre a Nutrição. Todas as nações que participaram da conferência coincidiram no entendimento de que a fome e a desnutrição são inaceitáveis e que o acesso a alimentos nutricionalmente adequados e seguros é direito de cada pessoa. Um plano de ação foi concebido com vistas ao combate à fome e ao aumento da segurança alimentar no âmbito dos domicílios. A isso se agregaram outras questões correlatas, como as que afetam a assistência básica à saúde (abastecimento de água, saneamento e saúde pública) e o cuidado promovido nos domicílios aos membros da família (carinho, atenção, preparo do alimento, aleitamento materno, estimulação psicossocial, informação, educação).

> A segurança alimentar e nutricional (SAN) significa garantir a todos condições de acesso a alimentos básicos de qualidade, em quantidade suficiente, de modo permanente e sem comprometer o acesso a outras necessidades essenciais, com base em práticas alimentares saudáveis, contribuindo, assim, para uma existência digna, em um contexto de desenvolvimento integral da pessoa humana.

Esta é a definição vigente de segurança alimentar no Brasil. Ela foi construída por ocasião da elaboração do documento brasileiro para a Cúpula Mundial de Alimentação de 1996, por representantes do governo e da sociedade civil. O conceito, bastante abrangente, enfatiza os aspectos do acesso e da disponibilidade em termos de suficiência, continuidade e preços estáveis e compatíveis com o poder aquisitivo da população (*food security*); ressalta a importância da qualidade do alimento em si (*food safety*), valorizando os hábitos alimentares adequados e colocando a SAN como uma prerrogativa básica para a condição de cidadania.

Os aspectos da soberania alimentar e de sustentabilidade foram introduzidos mais tarde. Por soberania alimentar entende-se que cada nação tem o direito de definir políticas que garantam a SAN de seus povos, inclusive o direito à preservação das práticas alimentares tradicionais. Essa posição em torno da soberania alimentar tem encontrado defensores, principalmente entre os pequenos produtores europeus. A sustentabilidade, por sua vez, incorpora conceitos ligados à preservação do meio ambiente, da não utilização de agrotóxicos e da produção extensiva em monoculturas. Os defensores da sustentabilidade são, por exemplo, contra o uso de alimentos transgênicos.

O que importa saber é que essa compreensão foi o resultado de um longo debate travado no Brasil e em diversas outras partes do mundo. Um debate que, a exemplo também do conceito de sustentabilidade, reflete uma disputa árdua de posições entre interesses às vezes bastante conflitantes, em torno dos sentidos que a segurança alimentar vem adquirindo.

Programas e ações relacionados com a segurança alimentar e nutricional no Brasil

O Brasil tem realizado grandes avanços no campo da SAN. Várias iniciativas nesse âmbito merecem destaque e é interessante esclarecer que nem todas foram profícuas.

As primeiras referências à segurança alimentar, enquanto política pública, surgem ao final de 1985 por meio do Ministério da Agricultura, que prevê uma política nacional de segurança alimentar visando atender às necessidades alimentares da população e atingir a autossuficiência nacional na produção de alimentos. Durante a Primeira Conferência Nacional de Alimentação e Nutrição, em 1986, o conceito de SAN começou a ser construído, uma vez que foram incorporados os aspectos referentes à produção agrícola, ao abastecimento, ao acesso ao alimento, às carências nutricionais e à qualidade dos alimentos. No entanto, a política de segurança alimentar só viria a se consolidar muitos anos mais tarde, em 2003, quando lançada a Estratégia Fome Zero e, posteriormente, com a criação do Ministério Extraordinário de Segurança Alimentar e Combate à Fome (Mesa)[1]. O programa Fome Zero priorizou o tema da fome na agenda política do país, com repercussões no cenário mundial, além de reforçar a participação e a mobilização da sociedade em torno do tema. Ainda, possibilitou a vinculação entre a Política de Segurança Alimentar e Nutricional e a necessidade de repensar a ação do Estado, envolvendo as três esferas de Governo. O Ministério, ligado diretamente à Presidência da República, foi criado para ser o articulador das ações promovidas pelo Fome Zero e também para aplicar ações próprias.

O programa Fome Zero teve como principal bandeira proporcionar a todos os cidadãos e cidadãs o acesso a uma alimentação digna, com regularidade, em qualidade e quantidade suficientes.

Outro articulador das ações do Fome Zero foi o Conselho Nacional de Segurança Alimentar e Nutricional (Consea), formado pelo poder público e por representantes da sociedade civil organizada. O Conselho tem caráter consultivo e assessora a Presidência da República na formulação de políticas e na definição de orientações para que o país garanta o direito humano à alimentação.

Um avanço expressivo foi impulsionado pela promulgação da Lei Orgânica de Segurança Alimentar e Nutricional (Losan; Lei nº. 11.346 de 2006), que instituiu o Sistema Nacional de Segurança Alimentar e Nutricional (Sisan) com vistas a assegurar o direito humano à alimentação adequada. A lei instituiu uma câmara interministerial composta pelos ministros de Estado e secretarias federais sob coordenação da casa civil e tem como função formular a política nacional de SAN. De acordo com essa lei, a SAN abrange:

- a ampliação das condições de acesso aos alimentos por meio da produção, em especial da agricultura tradicional e familiar, do processamento, da industrialização,

[1] O Ministério Extraordinário de Segurança Alimentar e Combate à Fome (Mesa) foi extinto e substituído pelo Ministério do Desenvolvimento Social e Combate à Fome (MDS). As principais frentes de ação do MDS em relação à SAN constituem o Programa de Aquisição de Alimentos e a Educação Alimentar, transitando pelas esferas de produção, circulação e distribuição e consumo dos alimentos.

da comercialização, incluindo-se os acordos internacionais, do abastecimento e da distribuição dos alimentos, incluindo-se a água, bem como da geração de emprego e da redistribuição da renda;

- a conservação da biodiversidade e a utilização sustentável dos recursos;
- a promoção da saúde, da nutrição e da alimentação da população, incluindo-se grupos populacionais específicos e populações em situação de vulnerabilidade social;
- a garantia da qualidade biológica, sanitária, nutricional e tecnológica dos alimentos, bem como seu aproveitamento, estimulando práticas alimentares e estilos de vida saudáveis que respeitem a diversidade étnica e racial e cultural da população;
- a produção de conhecimento e o acesso à informação;
- a implementação de políticas públicas e estratégias sustentáveis e participativas de produção, comercialização e consumo de alimentos, respeitando-se as múltiplas características culturais do país.

A construção da Política Nacional de Segurança Alimentar e Nutricional

O Decreto nº. 7.272 de 2010 definiu as diretrizes e objetivos da Política Nacional de Segurança Alimentar e Nutricional (PNSAN), que regulamenta a Losan, dispondo detalhadamente sobre a gestão do Sisan, suas relações e pactos interfederativos e intersetoriais, seus financiamentos, seus parâmetros para a elaboração do Plano Nacional de Segurança Alimentar e Nutricional e seu sistema de monitoramento e avaliação. A coordenação intersetorial e o monitoramento da PNSAN são responsabilidades da Câmara Interministerial de Segurança Alimentar e Nutricional (Caisan), órgão integrante do Sisan, também composto pelo Consea e pelas Conferências de Segurança Alimentar e Nutricional. Constituem as diretrizes da PNSAN:

I. promoção do acesso universal à alimentação adequada e saudável, com prioridade para as famílias e pessoas em situação de insegurança alimentar e nutricional;

II. promoção do abastecimento e estruturação de sistemas sustentáveis e descentralizados, de base agroecológica, de produção, extração, processamento e distribuição de alimentos;

III. instituição de processos permanentes de educação alimentar e nutricional, pesquisa e formação nas áreas de segurança alimentar e nutricional e do direito humano à alimentação adequada;

IV. promoção, universalização e coordenação das ações de segurança alimentar e nutricional voltadas para quilombolas e demais povos e comunidades tradicionais, povos indígenas e assentados da reforma agrária;

V. fortalecimento das ações de alimentação e nutrição em todos os níveis da atenção à saúde, de modo articulado às demais ações de segurança alimentar e nutricional;

VI. promoção do acesso universal à água de qualidade e em quantidade suficiente, com prioridade para as famílias em situação de insegurança hídrica e para a produção de alimentos da agricultura familiar e da pesca e aquicultura;

VII. apoio a iniciativas de promoção da soberania alimentar, segurança alimentar e nutricional e do direito humano à alimentação adequada em âmbito internacional e a negociações internacionais baseadas nos princípios e diretrizes da Lei nº. 11.346, de 2006;

VIII. monitoramento da realização do direito humano à alimentação adequada.

Segurança do alimento

Para melhor entendimento, é importante diferenciar os termos segurança alimentar e nutricional e segurança do alimento. A SAN consiste na garantia de que as famílias tenham acesso físico e econômico, regular e permanente a conjunto básico de alimentos em quantidade e qualidade significantes para atender aos requerimentos nutricionais. O organismo humano deve dispor de condições fisiológicas adequadas para o aproveitamento dos alimentos. Ou seja, para uma boa digestão, absorção e metabolismo de nutrientes. Segurança de alimentos é o termo utilizado para se referir às medidas que devem ser adotadas para o controle de entrada de qualquer agente que promova risco à saúde ou integridade física do consumidor. Portanto, ela é garantida quando todos os elos da cadeia alimentar são sólidos. Trata-se aqui de definições que se diferenciam por abrangerem aspectos quantitativos e qualitativos. Segundo a norma ABNT NBR ISO 22000, a segurança de alimentos está relacionada com a ocorrência de perigos à segurança de alimentos e não inclui os aspectos relacionados à saúde humana, por exemplo, má nutrição.

No contexto da segurança de alimentos, podem-se articular três pontos de vista bem distintos, o do consumidor, do fabricante e o do distribuidor. Nas relações de consumo, o consumidor é a parte vulnerável e por isso ele é protegido pelo Código de Proteção e Defesa do Consumidor - Lei nº. 8.078/90.

Embora a lei tenha entrado em vigor apenas em março de 1991, o movimento em defesa do consumidor retrocede a 1976, quando da criação do Programa Estadual de Proteção e Defesa do Consumidor (Procon)[2]. A força do movimento contribuiu para que, em 1988, fossem inseridas na Constituição Federal leis que defendiam o direito do consumidor, tendo posteriormente impulsionado a promulgação do Código. Desde aí, o Código de Defesa do Consumidor (CDC) disciplinou todas as relações de consumo e serviu de base para que os consumidores continuassem lutando em prol de seus direitos, seguindo os princípios da igualdade, liberdade, dignidade e transparência nas relações de consumo. No início da vigência do Código, as grandes bandeiras foram garantir a qualidade de alimentos, a informação e o controle de qualidade de produtos, o cumprimento de ofertas com a entrega de produtos no prazo que deveria ser informado ao consumidor e o acesso à justiça. Atualmente, a qualidade dos produtos e serviços oferecidos à sociedade consumerista ainda per-

[2] É importante diferenciar as ações do Procon e Decon. Se a reclamação do consumidor diz respeito à venda de produtos com prazos de validade vencidos, por exemplo, depois de comprovada, a queixa se traduz em apreensão de produtos e multa, caso seja registrada no Procon. Porém, se a denúncia ocorrer na Delegacia do Consumidor (Decon), além da retirada dos produtos das prateleiras, os infratores podem ser presos.

manece em pauta, sendo uma das bandeiras das entidades de defesa do consumidor como IDEC (Instituto de Defesa do Consumidor) e Proteste. Ambos são associados ao *Consumers International* (CI), que constitui a base do movimento mundial de defesa do consumidor, congregando 220 entidades em 115 países. Cabe mencionar também o *International Consumer Research & Testing* (ICRT), organismo independente criado para articular os testes e pesquisas das associações de consumidores em todo o mundo.

O CDC prevê a participação não somente de entidades privadas, mas de diversos órgãos públicos como instrumentos para a realização da Política de Consumo. O Sistema Nacional de Defesa do Consumidor (SNDC) é a conjugação de esforços do Estado, nas diversas unidades da Federação, e da sociedade civil, para a implementação efetiva dos direitos do consumidor e para o respeito da pessoa humana na relação de consumo, congregando Procons, Ministério Público, Defensoria Pública e entidades civis de defesa do consumidor, que atuam de forma articulada e integrada com a Secretaria Nacional do Consumidor (Senacon). A atuação da Senacon concentra-se no planejamento, elaboração, coordenação e execução da Política Nacional das Relações de Consumo, com o seguintes objetivos: garantir a proteção e exercício dos direitos dos consumidores; promover a harmonização nas relações de consumo e incentivar a integração e atuação conjunta dos membros do SNDC. Cabe registrar que o Ministério da Justiça em conjunto com a Senacon elaborou um guia com o objetivo de facilitar o entendimento das normas aplicáveis aos fornecedores que necessitam realizar um *recall*[3] .

No tocante à segurança do alimento, o artigo 18 do CDC, parágrafo 5°, trata do fornecimento de produtos *in natura*, responsabilizando o fornecedor imediato perante o consumidor, no caso de vícios de qualidade e quantidade que tornem esses produtos inadequados para o consumo.

No mesmo artigo, no parágrafo 6º, são considerados produtos impróprios ao uso e consumo:

- os produtos cujos prazos de validade estejam vencidos;
- os produtos deteriorados, alterados, adulterados, avariados, falsificados, corrompidos, fraudados, nocivos à vida ou à saúde, perigosos ou, ainda, aqueles em desacordo com as normas regulamentares de fabricação, distribuição ou apresentação;
- os produtos que, por qualquer motivo, se revelem inadequados ao fim a que se destinam.

Assim, a indústria de alimentos deve ter por base padrões elevados de segurança dos alimentos que permitam proteger e promover a saúde dos consumidores.

3 *Recall* é a forma pela qual um fornecedor vem a público informar que seu produto ou serviço apresenta riscos aos consumidores. Ao mesmo tempo, recolhe produtos, esclarece fatos e apresenta soluções.

As crises alimentares (*food crisis*) e a segurança de alimentos

A preocupação com a segurança de alimentos é, ao mesmo tempo, uma estratégia de permanência no mercado e uma demanda do consumidor. Nos últimos anos, a confiança dos consumidores nos produtos alimentícios vem sendo abalada por diversas crises alimentares.

Alguns dos eventos mais comentados em relação a crises alimentares estão listados no Quadro 1.1.

Quadro 1.1 – Crises alimentares

País	Ano	Caso
Japão	1950	Parte da população, ao consumir peixes pescados na Baía de Minamata, contaminados com mercúrio, teve consequências sérias que se arrastam até hoje. A doença de Minamata, como veio a ser conhecida, chamou a atenção do mundo para o problema da intoxicação por metais pesados nos alimentos.
Inglaterra	1986	A doença da "vaca louca" (encefalopatia espongiforme bovina – BSE) começou na Inglaterra e rapidamente se espalhou pela Europa. A BSE ocorre principalmente em função da utilização de alimentos expostos ao príon na alimentação dos bovinos, como farinhas de carne e ossos bovinos.
Bélgica	1999	O governo da Bélgica suspendeu a venda de frangos e ovos, pois estavam contaminados com dioxinas, uma substância altamente cancerígena encontrada na gordura utilizada para produção de ração animal.
Brasil	2007	A adulteração do leite feita por cooperativas deixou o país em alerta para o consumo do produto. Houve adição de água oxigenada e soda cáustica no leite que era vendido a outras empresas e aos consumidores.
Estados Unidos	2009	A contaminação de um creme e da pasta de amendoim por *Salmonella* sp. colocou várias indústrias em alerta, pois a pasta era usada como ingrediente de bolos, cereais, biscoitos e sorvetes.
Alemanha	2011	A contaminação de brotos de feijão por uma espécie rara de *Escherichia coli* (*E. coli* entero-hemorrágica 0104:H4) causou 33 mortes na Europa e deixou mais de 3 mil pessoas doentes.
Estados Unidos	2011	Melões contaminados por *Listeria monocytogenes* causaram a morte de 25 pessoas e uma grávida perdeu o bebê.
Brasil	2011	A Agência Nacional de Vigilância Sanitária determinou o recolhimento do mercado de unidades de azeitona orgânica com amêndoas, da marca Bio Gaudiano, de origem italiana, contaminada com *Clostridium botulinum*.
Brasil	2013	O Ministério da Agricultura, Pecuária e Abastecimento revelou a adição de ureia para aumentar o volume do leite por empresas transportadoras do produto. Com a fraude, os transportadores lucravam 10% a mais do que os 7% já recebidos sobre o preço do leite cru, em média R$ 0,95 por litro.
Europa (vários países: Reino Unido, Áustria, Noruega, Dinamarca, Holanda, França, Alemanha, Suíça e Suécia)	2013	Os consumidores europeus foram surpreendidos pela notícia de que alguns alimentos que anunciavam conter carne de boi tinham, na verdade, carne de cavalo. O escândalo teve início no Reino Unido, onde o consumo de carne de cavalo é muito mal-visto, mas se estendeu a diversos países europeus. Várias empresas envolvidas alegam ter sido vítimas de fraudes. As investigações apontam para um matadouro romeno, que abatia cavalos, porém comercializava essa carne como bovina.

Além das crises alimentares mencionadas, os consumidores também estão preocupados com o emprego indiscriminado de vacinas, antibióticos e a retirada de probiótico e vermicidas, pois podem estar ingerindo indiretamente os resíduos químicos desses produtos farmacêuticos. Os agrotóxicos usados indiscriminadamente nos produtos de origem vegetal também estão no foco dos consumidores, principalmente os de países desenvolvidos, que passaram a exigir comprovação da qualidade e sanidade desses produtos.

As mudanças vivenciadas pela sociedade também concorrem para os agravos dos casos de doenças transmitidas por alimentos: o aumento da população, a migração definitiva das mulheres para o mercado de trabalho e consequente aumento no número de refeições feitas fora de casa, a proliferação das redes de *fast-food,* o aumento do nível de poluição das águas e do solo, o aumento das transações comerciais entre países, o incremento da oferta de produtos prontos para consumo, dentre outros.

Diante do exposto, há um novo desafio para os restaurantes, unidades de alimentação e nutrição e para as indústrias de alimentos, que deve ser focado na garantia da saúde e segurança dos consumidores.

Alimentos – Regulamentadores no Brasil

A responsabilidade maior pela implementação das ações que garantam a saúde e segurança dos consumidores de alimentos é inerente às autoridades reguladoras. São elas que dispõem de competência legal para publicar regulamentos e fiscalizar e avaliar o efetivo cumprimento dos regulamentos estabelecidos. Em resumo, o Estado é acionado para fiscalizar a cadeia agroalimentar de um modo global, para garantir que a sociedade (consumidor) adquira produtos com informações claras e seguras.

No Brasil, na área de alimentos, os órgãos governamentais responsáveis pela legislação de alimentos são o Ministério da Saúde, por meio da Agência Nacional de Vigilância Sanitária (Anvisa), e o Ministério da Agricultura, Pecuária e Abastecimento (MAPA).

O Ministério da Saúde responsabiliza-se pelo controle de todos os alimentos industrializados, exceção feita aos produtos de origem animal e bebidas, pela formulação, acompanhamento e avaliação da Política Nacional de Vigilância Sanitária e das diretrizes gerais da Anvisa. A Anvisa coordena, supervisiona e controla as atividades de registro, informações, inspeção, controle de riscos e estabelecimento de normas e padrões. O objetivo é garantir as ações de vigilância sanitária de alimentos, bebidas, águas envasadas, seus insumos, suas embalagens, aditivos alimentares e coadjuvantes de tecnologia, limites de contaminantes e resíduos de medicamentos veterinários. Essa atuação é compartilhada com outros ministérios, como o da Agricultura, Pecuária e Abastecimento, e com os estados e municípios, que integram o Sistema Nacional de Vigilância Sanitária.

O MAPA, por meio do Serviço de Inspeção Federal (SIF), registra e fiscaliza os produtos de origem animal, mel, bebidas alcoólicas e sucos. O MAPA também atua desde o plantio, na área de agrotóxicos, no controle do transporte, armazenagem e agroindustrialização dos produtos alimentícios de origem animal e vegetal, nos centros de distribuição e na fiscalização desses produtos nos locais de comercialização. O MAPA ainda é responsável pela gestão das políticas públicas de estímulo à agropecuária, pelo fomento do agronegócio e pela regulação e normatização de serviços vinculados ao setor. No Brasil, o agronegócio contempla o pequeno, o médio e o grande produtor rural e reúne atividades de fornecimento de bens e serviços à agricultura, produção agropecuária, processamento, transformação e distribuição de produtos de origem agropecuária até o consumidor final. Com a integração do desenvolvimento sustentável e da competitividade, o MAPA visa à garantia da segurança alimentar da população brasileira e à produção de excedentes para exportação, fortalecendo o setor produtivo nacional e favorecendo a inserção do Brasil no mercado internacional.

Além da atuação, na área de alimentos, da Anvisa e do MAPA, cabe ao Instituto Nacional de Metrologia, Qualidade e Tecnologia (Inmetro) as atividades resultantes de exigências obrigatórias, referentes as medições e unidades de medida. O Inmetro é uma autarquia federal vinculada ao Ministério do Desenvolvimento, Indústria e Comércio Exterior (MDIC), responsável pela execução da política metrológica nacional. Para tanto, delega aos estados brasileiros a competência para executar a metrologia legal, por meio da atuação do Instituto de Pesos e Medidas (Ipem). O Ipem exerce a verificação e a fiscalização das medidas e dos instrumentos de medição, e dos produtos pré-medidos.

Os produtos pré-medidos, ou seja, todos e quaisquer produtos embalados e/ou medidos sem a presença do consumidor, que estejam em condições de comercialização, devem conter a indicação quantitativa. Podemos citar como exemplo de produtos pré-medidos café, feijão, arroz, óleo, leite, sabão em pedra, pão, entre outros.

O Inmetro ainda é responsável pela acreditação das entidades que promovem a certificação de sistemas de gestão da qualidade. Convém esclarecer que o Inmetro não certifica o produto. A certificação é feita por um organismo acreditado pelo Inmetro. Ao acreditar o organismo, com base em critérios internacionalmente aceitos, o Inmetro o reconhece tecnicamente competente para efetuar a avaliação da conformidade de um determinado produto. O instituto também atua no apoio à integração do país no comércio internacional, promovendo a redução das barreiras técnicas de acordo com as regras da Organização Mundial de Comércio (OMC).

Com o objetivo de capacitar o consumidor a tomar decisões acertadas no momento da compra, é que desde 1996 o Inmetro desenvolve o Programa de Análise de Produtos. Os produtos a serem analisados podem ser inclusive de origem alimentar, e o resultado das análises laboratoriais é divulgado para a população pela mídia. O Programa de Análise de Produtos é considerado um elo que une governo, setor produtivo e consumidores por gerar benefícios para as três esferas. Com base nos resultados das análises, o setor produtivo pode implementar medidas de melhoria na qualidade dos produtos, os consumidores recebem informações para fundamentar suas decisões de compra e o governo, por meio de seus agentes regulamentadores, pode elaborar e aperfeiçoar a regulamentação técnica de produtos e serviços de modo a minimizar riscos à saúde e à segurança dos consumidores.

Como dispositivo legal para a regulamentação dos alimentos, o Decreto Lei nº. 986 de 21 de outubro de 1969 instituiu as normas básicas sobre alimentos. Essa Lei estabeleceu à época mecanismos de registros e controle de alimentos, rotulagem, padrão de identidade e qualidade (PIQ) e fiscalização, utilizados ainda hoje. Posteriormente, a Portaria nº. 1.428 de 26 de novembro de 1993 acrescentou que a prática da fiscalização sanitária de alimentos, base das ações de vigilância sanitária de alimentos, inserida nas ações de saúde, deve:

- integrar as ações de vigilância sanitária e as avaliações de risco epidemiológico dentro das prioridades locais, seguindo as determinações do Sistema Único de Saúde;
- utilizar a inspeção como instrumento da fiscalização sanitária, abrangendo o conjunto das etapas que compõem a cadeia alimentar, incluindo suas inter-relações com o meio ambiente, o homem e seu contexto socioeconômico;
- objetivar a proteção e defesa da saúde do consumidor, em caráter preventivo, mediante a prática da inspeção sanitária.

A política de controle de alimentos no país determina que os estabelecimentos da área de alimentos adotem, sob responsabilidade técnica, as boas práticas de produção, seus programas de qualidade e atendam ao PIQ para produtos e serviços, com o objetivo de estabelecer as orientações que permitam executar as atividades de inspeção por meio do Sistema de Análise de Perigos e Pontos Críticos de Controle (APPCC).

A construção da legislação de segurança dos alimentos no Brasil se deu pela inserção do país no Mercosul – Mercado Comum do Sul – e pelas normas internacionais, como as preconizadas pelo *Codex Alimentarius*[4]. O Mercosul, constituído inicialmente, por Argentina, Paraguai e Uruguai, foi formado a partir de 31 de dezembro de 1994, com a finalidade de facilitar o comércio de bens e serviços entre os países membros. Com a criação desse mercado comum houve a necessidade de harmonização das legislações nacionais. A harmonização dos regulamentos técnicos tende a eliminar obstáculos gerados por diferenças nas regulamentações existentes em cada país. Neste contexto, o processo de harmonização das legislações foi iniciado em março de 1992, coordenado pelo Grupo Mercado Comum (GMC), órgão executivo do Mercosul. O GMC tem entre suas funções coordenar e orientar os subgrupos de trabalho e considerar as recomendações desses subgrupos, aprovando-as como Resoluções GMC, as quais são as leis supranacionais harmonizadas pelo Mercosul para a região envolvida. Com relação às normas *Codex*, estas são de natureza recomendatória, o que significa dizer que são de adesão voluntária pelos países membros. Com a criação da Organização Mundial do Comércio (OMC), as normas *Codex* ganharam o reconhecimento oficial da OMC. Isso porque seu Acordo sobre a Elaboração e a Aplicação de Medidas Sanitárias e Fitossanitárias (Acordo SPS) reconhece que, em matéria de inocuidade dos alimentos, as normas *Codex* devem ser consideradas referência internacional para os membros da OMC.

[4] O *Codex Alimentarius* é um órgão da FAO e da Organização Mundial de Saúde (OMS) criado em 1962. Seus objetivos são a saúde do consumidor e práticas equitativas de comércio. Para atingi-los, os países membros elaboram normas, diretrizes e recomendações que sirvam como orientação para a sua ação regulatória de requisitos, parâmetros e práticas que reduzam os riscos advindos do consumo de alimentos.

O papel do consumidor no cenário da segurança de alimentos

No final dos anos 1980 e início dos anos 1990, com o fim das barreiras tarifárias, passaram a circular livremente no Brasil produtos importados e logo ficou evidente a necessidade da implantação de conceitos de qualidade e produtividade de modo a tornar a indústria brasileira mais competitiva. Esse contexto estimulou o governo a propor à sociedade o Programa Brasileiro da Qualidade e Produtividade (PBQP). A abertura econômica coincidiu com a publicação do Código Brasileiro de Proteção e Defesa do Consumidor, promovendo o debate sobre as relações de consumo e a fragilidade do consumidor por desconhecer o processo produtivo de quase tudo que consome. Diante desse cenário, o governo brasileiro compreendeu que era necessário não apenas capacitar a indústria para esse novo cenário, mas também o consumidor. Assim, entre as metas mobilizadoras nacionais que estruturavam o PBQP, na sua terceira fase, foi instituída a meta dos consumidores, educando e informando o consumidor.

Com a instituição de uma meta específica para os consumidores entre as metas que orientavam o PBQP, o consumidor passa a ser reconhecido como ator significativo no processo de melhoria da qualidade industrial.

A globalização também pode ser apontada como outro fator que promoveu o amadurecimento do consumidor brasileiro para as questões de segurança de alimentos, no tocante às crises alimentares e ao comportamento dos consumidores europeus e americanos.

Convém enfatizar que o consumidor, sendo o último elo da cadeia alimentar, é responsável pela conservação e manipulação adequada, e ainda pelo preparo dos alimentos. Neste sentido, a *European Information Food Council* - EUFIC lista uma série de normas básicas sobre as boas práticas de higiene pelos consumidores. Em contrapartida, os consumidores têm o direito de obter alimentos mais seguros. É importante que o consumidor seja esclarecido sobre a segurança do alimento, a fim de que possa conhecer e compreender as características dos alimentos e seus processos tecnológicos de elaboração, exercendo o seu poder decisório.

Outra questão relevante neste debate sobre o papel do consumidor consiste no processo de informação. A divulgação de notícias relacionadas a casos de contaminação dos alimentos possibilita ao consumidor conhecer as marcas e os locais envolvidos nos episódios, forçando as empresas responsáveis a atuarem com maior rigor em seus processos produtivos. Porém, em muitos casos, o consumidor é incitado por mensagens publicitárias que mitigam o consumo, mas ele não possui educação e embasamento suficientes para compreender que a informação veiculada pela mídia não procede.

São aliados do consumidor nesse processo e merecem a sua atenção no momento da compra o rótulo do alimento e, consequentemente, a rotulagem nutricional, a garantia de origem do alimento, a certificação e os selos de qualidade.

RESUMO

- Segurança alimentar e nutricional (SAN) é o termo usado para se referir à garantia de acesso a alimentos básicos de qualidade, em quantidade suficiente, de modo permanente e sem comprometer o acesso a outras necessidades essenciais, com base em práticas alimentares saudáveis.
- Segurança de alimentos é o termo usado para se referir às medidas que devem ser adotadas para o controle de entrada de qualquer agente que promova risco à saúde ou integridade física do consumidor. Portanto, ela é garantida quando todos os elos da cadeia alimentar são sólidos.
- Qualidade e segurança de alimentos estão intimamente ligadas. Não há qualidade se não houver segurança dos alimentos.
- Diversas crises alimentares que comprometeram a segurança de alimentos abalaram a confiança dos consumidores, como a doença da "vaca louca" (encefalopatia espongiforme bovina).
- Anvisa e MAPA são reguladores na área de alimentos no Brasil.
- O consumidor desempenha importante papel no cenário da segurança de alimentos. Ele possui responsabilidades em relação à conservação, à manipulação e ao preparo dos alimentos. Entretanto, ele deve ser informado adequadamente sobre a segurança do alimento, exercendo seu poder decisório.

SUGESTÕES DE LEITURA

Câmara Interministerial de Segurança Alimentar e Nutricional. Plano Nacional de Segurança Alimentar e Nutricional: 2012/2015. Brasília, DF: Caisan, 2011.

Instituto Nacional de Metrologia, Normalização e Qualidade Industrial (Inmetro). Livreto de avaliação da conformidade. Diretoria da Qualidade. Rio de Janeiro: Inmetro; 2007, 52p.

_______. Regulamentação Metrológica: resolução CONMETRO nº. 11/88. 3. ed. Rio de Janeiro: Inmetro/Senai; 2007. 28p. Disponível em: </www.inmetro.gov.br/infotec/publicacoes/regMetrologica.pdf>

Maluf RS, Menezes F, Valente FL. Contribuição ao tema da segurança alimentar no Brasil. Rev Cad Debate. 1996;4:66-88.

Spers EE. Mecanismos de regulação da qualidade e segurança em alimentos [tese]. São Paulo: Universidade de São Paulo; 2003.

QUESTÕES DISCURSIVAS

1. Defina o termo segurança alimentar e nutricional com base nas vertentes: alimentação digna, qualidade, regularidade e quantidade.
2. Descreva de que forma o PNAE (Programa Nacional de Alimentação Escolar) contribui para a segurança alimentar.
3. Pesquise as principais atribuições do Consea.
4. Diferencie os termos segurança alimentar e segurança do alimento.
5. Tomando como referência o CDC, descreva o papel do consumidor e do fornecedor. (O CDC pode ser consultado no endereço: <http://portal.mj.gov.br/dpdc/main.asp?View={4521CE7B-732B-40EB-B529-F9200C365E93>)
6. Considerando que o café é um produto pré-medido, indique quais são as possíveis formas de apresentação da indicação quantitativa.
7. Pesquise no endereço <www.inmetro.gov.br/consumidor/prodAnalisados.asp> quais alimentos foram avaliados pelo Programa de Análise de Produtos (PAP). Relacione as principais não conformidades encontradas, de acordo com os resultados divulgados.
8. Qual a importância do acordo SPS no contexto do comércio internacional de alimentos?
9. Cite três normas básicas de boas práticas de higiene que você considera fundamentais para conservação, manipulação e preparo dos alimentos que devem ser adotadas pelo consumidor.
10. Comente a afirmativa: "A globalização também pode ser apontada como outro fator que promoveu o amadurecimento do consumidor brasileiro para as questões de segurança de alimentos, no tocante às crises alimentares e ao comportamento dos consumidores europeus e americanos".

REFERÊNCIAS BIBLIOGRÁFICAS

1. Almeida MAS. O consumidor político como indutor da qualidade industrial. In: V ENEC – Encontro Nacional de Estudos do Consumo. I Encontro Luso-Brasileiro de Estudos do Consumo. Tendências e Ideologias do Consumo no Mundo Contemporâneo. Rio de Janeiro-RJ, setembro de 2010.
2. Belik W. Perspectivas para a segurança alimentar e nutricional no Brasil. Saúde Soc. 2003;12(1):12-20.
3. BRASIL. Decreto-Lei nº. 986, de 21 de outubro de 1969. Institui as normas básicas sobre alimentos. Diário Oficial da União. Brasília, DF, 21 out. 1969.
4. _______. Ministério da Saúde. Portaria nº. 1.428, de 26 de novembro de 1993. Aprova o "regulamento técnico para inspeção sanitária de alimentos", as "diretrizes para o estabelecimento de boas práticas de produção e prestação de serviços na área de alimentos" e o "Regulamento Técnico para o estabelecimento de padrão de identidade e qualidade (PIQ) para serviços e produtos na área de alimentos". Diário Oficial da União. Brasília, DF, 2 dez. 1993. Seção I.
5. _______. Ministério da Saúde. Secretaria de Atenção à Saúde. Departamento de Atenção Básica. Política Nacional de Alimentação e Nutrição. 2. ed. rev. Série B. Textos básicos de saúde. Brasília, 2003. 48p. Disponível em: <http://189.28.128.100/nutricao/docs/geral/pnan.pdf>. Acesso em: 4. mar. 2012.
6. Burlandy L. A construção da política de segurança alimentar e nutricional no Brasil:

estratégias e desafios para a promoção da intersetorialidade no âmbito federal de governo. Ciência & Saúde Col. 2009;14(3):851-60.

7. Chonchol J. A soberania alimentar. Estudos Avan. 2005;19(55):33-48.
8. Hirai WG, Anjos FS. Estado e segurança alimentar: alcances e limitações das políticas públicas no Brasil. Rev Textos & Context. 2007;6(2):335-53.
9. Nascimento SP. A mídia e a segurança dos alimentos. Hig Aliment. 2011;25(200/201).
10. Novais ME. A defesa do consumidor só se concretiza com participação social. Disponível em: <www.idec.org.br/em-acao/artigo/a-defesa-do-consumidor-so-se-concretiza-com-participacao-social>. Acesso em: 28 fev. 2012.
11. Oliveira SP. Evolução do conceito e das estratégias de segurança alimentar. In: Torres EAFS, Machado FMS (coords.). Alimentos em questão. São Paulo: Ponto Crítico, 2006. v. 2.
12. Padula M, Cuervo M. Legislação de embalagem para contato com alimentos: Mercosul e outros países latino-americanos. Polímeros. 2004;14(1).
13. Rougemont AJ. Alimentos seguros: necessidade ou barreira comercial? Perspectivas Online. 2007;1(2):62-70.
14. Tabai KC. Análise do controle de alimentos no Brasil: da intervenção governamental à participação de consumidores e suas organizações. Higiene Aliment. 2002;16(97): 22-5.
15. Takagi M. A implantação da política de segurança alimentar e nutricional no Brasil: seus limites e desafios [tese]. Campinas: Universidade Estadual de Campinas; 2006.
16. Vieira ACP, Buainain AM, Spers EE. A segurança do alimento e a necessidade de informação aos consumidores. Cad Direito. 2010;10(19):21-37.

CAPÍTULO 2

Segurança alimentar e nutricional no contexto da intersetorialidade

▪ Katia Cilene Tabai

CONTEÚDO

OBJETIVOS E PROPOSTA DE APRENDIZAGEM DO CAPÍTULO

Ao completar o estudo deste capítulo, o leitor estará apto a:

- contextualizar o papel da segurança alimentar e nutricional, em especial sobre a saúde e as políticas públicas;
- redimensionar o conhecimento das políticas na área de alimentação, com ênfase na segurança alimentar e nutricional no contexto intersetorial;
- oportunizar nova visibilidade sobre as ações e estratégias de intervenção dos vários agentes sociais, visando à promoção da segurança alimentar e nutricional.

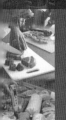

Introdução

O Brasil realizou grandes avanços na governança da segurança alimentar[1] e nutricional ao longo da última década, como a diminuição da pobreza e da fome, que demonstra o êxito das ações intersetoriais. No entanto, ainda há um grande número de pessoas que sofrem de insegurança alimentar crônica ou transitória, apesar do rápido progresso na redução da pobreza e da insegurança alimentar em muitas partes do mundo. Por outro lado, de acordo com a Organização das Nações Unidas para Alimentação e Agricultura (FAO), cerca de 1,3 bilhão de toneladas por ano ou um terço da comida comestível produzida para consumo humano é desperdiçada ao longo da cadeia de abastecimento alimentar.

Outro dado importante é que o Brasil finalmente saiu do Mapa da Fome, segundo a Organização das Nações Unidas (ONU), o que pode ser considerado um grande avanço, portanto, o que tem se buscado ultimamente é a alimentação adequada e saudável, que, para ser atingida, necessita da inclusão da intersetorialidade[2] nas agendas.

O novo Guia Alimentar para a População Brasileira é um documento oficial do Ministério da Saúde que aborda os princípios e as recomendações de uma alimentação adequada e saudável para a população brasileira, serve como instrumento de apoio às ações de educação alimentar e nutricional, em diversos setores, por levar em consideração os fatores determinantes das práticas alimentares e a complexidade e os desafios que envolvem a conformação dos sistemas alimentares atuais, e contribui para o desenvolvimento de estratégias para a promoção e a realização do direito humano à alimentação adequada.

Alguns dados sobre a alimentação da população brasileira divulgados nos últimos anos são alarmantes, tendo havido inclusive aumento de sobrepeso e obesidade. Na última Pesquisa de Orçamentos Familiares (POF), realizada pelo Instituto Brasileiro de Geografia e Estatística (IBGE), constatou-se evidência do desequilíbrio alimentar. O declínio do consumo de vegetais frescos e o aumento da ingestão de açúcar foram promovidos pelo acréscimo da disponibilidade domiciliar de bebidas processadas (sucos, refrescos e refrigerantes), principalmente entre jovens, o que se torna ainda mais preocupante, pois provavelmente o consumo exacerbado desse tipo de produto pode levá-los a serem acometidos por doenças, ainda nessa fase, e se agravarem ainda mais na fase adulta.

Tendo em vista a importância do tema e os poucos trabalhos disponíveis que tratam especificamente sobre esses assuntos, o objetivo dessa abordagem é de contribuir para a reflexão sobre segurança alimentar e nutricional e a intersetorialidade, com a finalidade de sensibilizar o leitor para as políticas de alimentação, em especial para os instrumentos disponíveis na atualidade, como o Guia Alimentar para a População Brasileira.

---

1 Sabe-se que a governança alimentar e nutricional engloba o fortalecimento de canais de negociação intergovernamentais e a adoção de novos mecanismos de articulação entre instituições, mercados e múltiplos grupos de interesse locais e globais. Acredita-se que novos arranjos institucionais sejam cruciais para lidar, por exemplo, com a a emergência de alimentos geneticamente transformados, fortificados e processados tecnologicamente de diferentes maneiras e que sabemos que impactam tanto a produção agrícola e industrial como o perfil das redes de comercialização e padrões de consumo.

2 Entende-se por intersetorialidade a possibilidade de síntese de políticas, e esta, por sua vez, está no reconhecimento dos limites de poder e de atuação dos setores, pessoas e instituições.

O presente capítulo está estruturado em três seções:

1) segurança alimentar e nutricional e a intersetorialidade;
2) Guia Alimentar para a População Brasileira no contexto intersetorial;
3) considerações finais.

Segurança alimentar e nutricional e a intersetorialidade

A Organização das Nações Unidas para a Alimentação e a Agricultura (FAO) revelou que o número de pessoas em situação de insegurança alimentar no mundo alcançou um bilhão de indivíduos. O Relatório de Insegurança Alimentar no Mundo, publicado pela FAO, em 2014, revela que o Brasil reduziu de forma muito expressiva a fome, a desnutrição e subalimentação nos últimos anos.

Segundo a Pesquisa Nacional de Amostras de Domicílios (PNAD), realizada pelo IBGE, sobre segurança alimentar, dados de 2013 apontam que 7,2 milhões de brasileiros ainda enfrentaram algum tipo de privação alimentar, inclusive a fome, e que a concentração da insegurança alimentar[3] nos pobres é mais intensa na área urbana do que na área rural. Por outro lado, de acordo com a FAO, cerca de 1,3 bilhão de toneladas por ano ou um terço da comida produzida para consumo humano é desperdiçada ao longo da cadeia de abastecimento alimentar.

A Secretaria Nacional de Segurança Alimentar e Nutricional (SESAN), de acordo com as diretrizes da Política Nacional de Segurança Alimentar e Nutricional, estabelecidas pelo decreto nº 7.272/2010 (que regulamentou a Lei Orgânica de Segurança Alimentar e Nutricional - LOSAN, nº 11.346, sancionada em 2006), planeja, implementa, coordena, supervisiona e acompanha programa, projetos e ações de Segurança Alimentar e Nutricional (SAN). As ações da SESAN estão estruturadas em três eixos: 1) produção; 2) comercialização e 3) consumo.

Os Conselhos Municipais de Segurança Alimentar (COMSEAs) têm por função propor as diretrizes gerais da Política de Segurança Alimentar e Nutricional a serem implementadas pelos órgãos executores. Frequentemente, os membros dos Conselhos Municipais de Segurança Alimentar precisam posicionar-se em relação às ações emergenciais de combate à fome, ou seja, à doação de alimentos. Ao garantir os direitos de cidadania, no exercício de políticas compensatórias de segurança alimentar, a recomendação é que elas contemplem três aspectos: educativos, em relação aos hábitos e práticas alimentares; organizativos, para a defesa dos direitos de cidadania; emancipadores, visando promover a autonomia e não a dependência dos beneficiários.

---

3 A escala de insegurança alimentar adaptada e validada para a realidade brasileira, aplicada isoladamente, não é adequada para medir a complexidade de um fenômeno multidimensional e interdisciplinar como a Segurança Alimentar e Nutricional. Entretanto, ela pode ser de grande utilidade para se estimar a prevalência dos diversos níveis de insegurança alimentar, para a identificação de grupos ou populações de risco em nível local, regional ou nacional, e para o estudo dos determinantes e consequências da insegurança alimentar, quando são adicionados os indicadores apropriados à insegurança alimentar.

O Programa de Aquisição de Alimentos foi instituído pelo art. 19 da Lei nº 10.696, de 2 de julho de 2003. Esta Lei foi alterada pela Lei nº 12.512, de 14 de outubro de 2011, e regulamentada por diversos decretos. O que está em vigência é o Decreto nº 7.775 de 4 de julho de 2012. O Programa de Aquisição de Alimentos (PAA) e o Programa Nacional da Alimentação Escolar (PNAE) podem ser apontados como exemplos de políticas que mantêm uma relação intersetorial. A Lei nº 11.947/2009 institui a compra de gêneros alimentícios da agricultura familiar em, no mínimo, 30% do valor do repasse dos recursos do Fundo Nacional de Desenvolvimento Escolar (FNDE), como uma obrigatoriedade dos agentes executores no âmbito estadual e/ou municipal. A intersetorialidade do PAA com o PNAE se destaca como alternativa estratégica para o planejamento da produção e entrega dos produtos pelos agricultores organizados em cooperativas e associações.

No que se refere às iniciativas governamentais atuais, em prol do desenvolvimento da intersetorialidade de políticas sociais, o governo federal, por meio do Ministério do Desenvolvimento Social (MDS), tem investido na reconstrução da política de assistência social com base na formulação de programas intersetoriais. A intersetorialidade está presente em programas do MDS, na concepção do Sistema Único de Assistência Social (SUAS) e, também, no Programa Bolsa Família.

A segurança alimentar e nutricional se relaciona com as políticas de saneamento ambiental e assistência social, sendo considerada importante para a relação dessa política com a habitação, uma vez que as condições de saúde de um indivíduo estão estritamente ligadas às suas condições de moradia, que, por outro lado, estão ligadas às demais políticas.

A questão fundamental da intersetorialidade é a ruptura das barreiras de comunicação, que impedem o diálogo entre diferentes setores. A ação intersetorial não elimina a importância da existência de espaços específicos de gestão de políticas setoriais e a adoção da intersetorialidade tende a favorecer políticas e ações que sejam influenciadas pela dinâmica de outros setores. A intersetorialidade surge como uma estratégia alternativa de gestão social, embora a implementação exija a superação de grandes desafios.

A segurança alimentar e nutricional não se restringe ao combate à fome e à pobreza, embora a fome e a desnutrição sejam as manifestações mais graves. Outras variáveis podem impedir a SAN, a saber: carências de micronutrientes, excesso de peso e transtornos alimentares, que implicam muitos riscos à saúde e impacto nas famílias, no mercado de trabalho, no sistema de saúde e na sociedade em geral.

Além disso, a concepção de Segurança Alimentar e Nutricional se baseia na garantia da universalidade e equidade do acesso à alimentação, intersetorialidade das políticas, descentralização e articulação das ações, respeito à diversidade e à especificidade socioterritorial, participação social e transparência na gestão das políticas.

A alimentação de uma forma geral deve ser analisada, especialmente em países como o Brasil, onde grande parte da população possui renda familiar baixa, vivendo dessa forma em situação que pode levar inclusive à insegurança alimentar. Atingir a segurança alimentar por meio de políticas públicas tem sido o objetivo nos últimos anos de alguns programas governamentais. Parece consenso que o problema da segurança alimentar, no Brasil, deve-

-se fundamentalmente à dificuldade ainda de acesso ao alimento por parte da população e não à falta de alimentos.

O fator mais determinante da insegurança alimentar é a baixa renda domiciliar *per capita*, que releva a importância de programas governamentais para populações carentes, como, por exemplo, o Bolsa Família[4] no Brasil. Todavia, sabe-se que a alta dos preços dos alimentos acaba sendo uma ameaça à sobrevivência de famílias consideradas realmente pobres.

A questão da intersetorialidade surge como parte fundamental dos documentos oficiais, como política pública, quando descreve que a construção do Sistema e da Política de Segurança Alimentar e Nutricional visa promover a intersetorialidade das ações e programas públicos e a participação social, sendo coordenados pelo Conselho Nacional de Segurança Alimentar (CONSEA) e pela Câmara Interministerial de Segurança Alimentar e Nutricional (CAISAN), desdobrando-se nas esferas estadual e municipal; inclui a mobilização do marco legal existente, sendo a principal Lei.

Analistas de políticas públicas têm defendido a intersetorialidade, por promover a capacidade de gestão que minimize as características históricas de fragmentação das políticas sociais. Em função da liderança do setor de saúde na proposição de ações intersetoriais, a Organização Pan-Americana de Saúde (OPAS) recomenda que a ação intersetorial demande da área de saúde não apenas iniciativa, mas também receptividade a convocatórias de outros setores.

A preocupação com a saúde, em âmbito federal, com a promoção de políticas intersetoriais, pode ser observada na revitalização do debate sobre os determinantes sociais do processo saúde-doença e os princípios fundamentais do projeto de Reforma Sanitária, o que demonstra a intenção de recuperar a força da política da reforma setorial e concomitantemente buscar alternativas para os impasses setoriais, após vinte anos de implementação do Sistema Único de Saúde (SUS). Com isso, a perspectiva da Promoção da Saúde, que incorpora necessariamente ações intersetoriais, vem sendo centralizada na discussão das políticas.

A alimentação adequada e saudável é um direito humano básico que envolve a garantia ao acesso permanente e regular, de forma socialmente justa, a uma prática alimentar adequada aos aspectos biológicos e sociais do indivíduo, que deve estar em acordo com as necessidades alimentares especiais; ser referenciada pela cultura alimentar e pelas dimensões de gênero, raça e etnia; acessível do ponto de vista físico e financeiro; harmônica em quantidade e qualidade, atendendo aos princípios da variedade, equilíbrio, moderação e prazer; e baseada em práticas produtivas adequadas e sustentáveis, viabilizando assim o necessário diálogo das culturas a partir da interculturalidade.

Os órgãos governamentais demonstram controvérsias e revelam diferentes graus de autonomia no processo de definição de agendas e problemas prioritários. Por isso, reconhece-

[4] Bolsa Família é o programa de transferência condicionada de renda, lançado em 2003, que realiza transferências monetárias para famílias de baixa renda, sob a condição de que as crianças da família permaneçam na escola e visitem periodicamente os serviços de saúde locais para vacinação e acompanhamento do crescimento.

-se que a conformação de políticas de segurança alimentar e nutricional é um processo complexo e afetado por diferentes forças, mas é fundamental. No entanto, é necessário focar na alimentação como direito humano, por ser um dos principais desafios políticos e sociais da atualidade, a viabilidade e o impacto das iniciativas. Concomitantemente, a avaliação das experiências em cada contexto social possibilita a compreensão da natureza e da complexidade da questão alimentar e nutricional e o avanço de novas estratégias políticas.

Cabe ressaltar que, para a implementação de políticas, a intersetorialidade passou a ser requisito, visando a sua efetividade por meio das articulações entre os órgãos governamentais e a sociedade civil.

A segurança alimentar e nutricional no contexto atual é complexa, intersetorial e participativa e é necessário ampliar os enfoques adotados. É consenso que as intervenções em segurança alimentar e nutricional tendem, cada vez mais, a mobilizar diferentes atores e parcerias com diversas organizações e concepções.

Alguns desafios ainda prevalecem, como um sistema de monitoramento integrado e a articulação entre orçamento e gestão, demonstrados pelas dificuldades de intervenção no processo orçamentário. E ainda cabe mencionar que a intersetorialidade avançou e outras dificuldades surgiram, como as diferenças de valores, a redistribuição de recursos financeiros, humanos e políticos, a disposição para reordenar processos de trabalho, entre outros aspectos, mas, mediante a visualização dos setores de possíveis ganhos na troca de recursos, a aproximação passa a ser favorecida.

Além disso, dificilmente os alvos de programas de segurança alimentar implicam mudanças isoladas, que tendem a envolver diferentes focos, seja o consumo ou a produção de alimentos. Nos programas de segurança alimentar e nutricional, são raros os efeitos ligados exclusivamente a uma única intervenção, pois as ações na área são complexas, multiestratégicas e intersetoriais. As iniciativas, em geral, envolvem mudanças em diferentes esferas e também em padrões econômicos e culturais. Políticas e programas interagem com os respectivos contextos, com as concepções, os interesses e as expectativas dos atores locais. E a maioria das experiências revela inclusive processos decisórios em situações de conflito e negociação.

Guia Alimentar para a População Brasileira no contexto intersetorial

Nas últimas décadas, o Brasil vem passando por diversas mudanças políticas, econômicas, sociais e culturais que resultaram em transformações no modo de vida da população, como vem sendo apontado em diversos estudos. Entre as principais mudanças, destaca-se a rápida transição nutricional, como a diminuição da desnutrição e o aumento da obesidade na população brasileira.

As doenças crônicas não transmissíveis são a principal causa de morte entre adultos, devido ao aumento expressivo do sobrepeso e da obesidade em todas as faixas etárias. Esses problemas de sobrepeso e obesidade, muitas vezes, coincidem com os problemas de ingestão inadequada de alimentos e micronutrientes; não são limitados apenas para os países de baixa renda e são frequentemente encontrados dentro da mesma família. Por outro lado, a desnutrição crônica ainda prevalece em grupos vulneráveis da população, como em crianças e mulheres que vivem em áreas mais vulneráveis.

A fim de reverter esse quadro de precariedade, é necessário a ampliação de ações intersetoriais sobre os diversos determinantes da saúde e nutrição. O Ministério da Saúde (MS) acredita que o setor saúde tem importante papel em prol da alimentação adequada e saudável, compromisso expresso na Política Nacional de Alimentação e Nutrição e na Política Nacional de Promoção da Saúde. De acordo com o MS, a promoção da alimentação adequada e saudável no SUS deve fundamentar-se nas dimensões de incentivo, apoio e proteção da saúde e combinar iniciativas focadas em políticas públicas saudáveis, na criação de ambientes saudáveis, no desenvolvimento de habilidades pessoais e na reorientação dos serviços de saúde na perspectiva da promoção da saúde.

A Organização Mundial da Saúde (OMS) recomenda, por meio da Estratégia Global para a Promoção da Alimentação Saudável, Atividade Física e Saúde, que os governos formulem e atualizem periodicamente diretrizes nacionais sobre alimentação e nutrição, levando em conta mudanças nos hábitos alimentares e nas condições de saúde da população e o progresso no conhecimento científico. Essas diretrizes têm como propósito apoiar a educação alimentar e nutricional e subsidiar políticas e programas nacionais de alimentação e nutrição.

A elaboração de guias alimentares insere-se no conjunto de diversas ações intersetoriais que têm como objetivo melhorar os padrões de alimentação e nutrição da população e contribuir para a promoção da saúde. Nesse sentido, a OMS propõe que os governos forneçam informações à população para facilitar a adoção de escolhas alimentares mais saudáveis em uma linguagem simples, para que seja compreendida por todas as pessoas e que respeite a cultura local.

O Guia Alimentar para a População Brasileira é uma das estratégias para implementação da diretriz de promoção da alimentação adequada e saudável que integra a Política Nacional de Alimentação e Nutrição. Essa publicação versa sobre a importância de se alimentar por meio de escolhas saudáveis, de sistemas alimentares sustentáveis e enfatiza que se deve evitar ao máximo o consumo de alimentos ultraprocessados, devido inclusive ao seu baixo valor nutricional[5].

---

[5] O Instituto de Tecnologia de Alimentos, o ITAL, lançou também, no mesmo ano, o projeto "*Brasil Ingredients Trends 2020*", que foi criado, segundo seus organizadores, com o objetivo de proporcionar à sociedade brasileira uma visão mais abrangente sobre a importância dos alimentos processados nos dias atuais. O Instituto Nacional de Câncer "José Alencar Gomes da Silva" (Inca), órgão do Ministério da Saúde, elaborou documento sobre o seu posicionamento contra as atuais práticas de uso de agrotóxicos no Brasil e ressaltou seus riscos à saúde, em especial nas causas de câncer. Com isso, espera-se fortalecer iniciativas de regulação e controle dessas substâncias que, muitas vezes, estão presentes, como vem sendo divulgado pelo Programa de Análise de Resíduos de Agrotóxicos (PARA) da Agência Nacional de Vigilância Sanitária (ANVISA), além de incentivar alternativas agroecológicas, apontadas como solução ao modelo agrícola dominante. Espera-se, portanto, que essa medida também suscitará em ações interesetoriais, entre o Ministério da Saúde, o Ministério da Agricultura e Pecuária, entre outros. A liberação do uso de sementes geneticamente

A diretriz de promoção da alimentação adequada e saudável compreende um conjunto de estratégias que objetivam proporcionar aos indivíduos e coletividades a realização de práticas alimentares apropriadas. Essa diretriz também é uma prioridade na Política Nacional de Promoção da Saúde e, como tal, deve ser implementada pelos gestores e profissionais do SUS, em parceria com atores de outros setores, privilegiando a participação popular. A ampliação da acessibilidade e qualidade da rede de serviços de atenção básica à saúde, nos últimos anos, configura-se como oportunidade para estimular e apoiar a inclusão das práticas de promoção da saúde nos processos de trabalho das equipes de saúde nos diferentes territórios do país. Como mencionado no Guia, corroboram para isso outras políticas e planos desenvolvidos no âmbito do SUS, como a Política Nacional de Educação Popular em Saúde e o Plano de Ações Estratégicas para o Enfrentamento das Doenças Crônicas Não Transmissíveis no Brasil.

A nova edição do Guia Alimentar ocorreu em meio ao fortalecimento da institucionalização da Política Nacional de Segurança Alimentar e Nutricional, desencadeada a partir da publicação da Lei Orgânica de Segurança Alimentar e Nutricional (LOSAN)[6] e do reconhecimento e inclusão do direito à alimentação como um dos direitos sociais na Constituição Federal.

Considerações finais

É importante ressaltar que a alimentação como direito humano não estava sequer na Constituição Brasileira. Felizmente, em função inclusive da participação de movimentos sociais, foi incluída na Constituição Federal, como direito social, por meio da emenda constitucional, no entanto, embora esteja oficialmente contemplada, ainda precisa ser efetivamente alcançada por todos os cidadãos brasileiros. A Segurança Alimentar e Nutricional, no seu aspecto conceitual, contempla, além da questão do direito humano, a soberania ali-

modificadas (transgênicas), no Brasil, propiciou ao país ser líder no consumo de agrotóxicos, pois o cultivo dessas sementes exige a utilização em larga escala desses produtos, sendo o agricultor o maior atingido, por ficar mais exposto a esse tipo de produto nocivo à saúde humana durante a produção dos alimentos. E ainda, como o Inca frisa, não são só os produtos *in natura* que são contaminados por esses agrotóxicos, mas os produtos alimentícios industrializados, como biscoitos, por exemplo, que têm como ingredientes o trigo, o milho e a soja, entre outros, também podem apresentar resíduos de agrotóxicos, como relatam diversas pesquisas científicas. Essas três publicações recentes citadas neste texto, ou seja, a publicação do Guia Alimentar para a População Brasileira (2014), o posicionamento do Inca (2015) sobre os agrotóxicos e principalmente essa do ITAL (2014) sobre os alimentos processados refletem também um dos conflitos de interesse que existem no país. Com isso, faz-se necessária a construção de pactos e compromissos capazes de equacionar disputas e conflitos de interesse. Espera-se que a adoção de estratégias possa contornar pontos de vista discrepantes e explorar novas possibilidades de acordos para o alcance de modelos de desenvolvimento saudável e sustentável.

6 A LOSAN institui o sistema de segurança alimentar e nutricional, por meio do qual o poder público, com a participação da sociedade civil organizada, formula e implementa políticas, planos, programas e ações com vistas a assegurar o direito humano à alimentação adequada e saudável, ou seja, o direito de cada pessoa ter acesso físico e econômico, em todo tempo, à alimentação adequada e saudável ou aos meios para obter essa alimentação, sem comprometer os recursos para assegurar outros direitos fundamentais, como saúde e educação.

mentar, a alimentação adequada e segura do ponto de vista higiênico-sanitário, a diversidade cultural e territorial e a sustentabilidade ambiental, econômica e social.

A intersetorialidade, se aplicada às diversas políticas, entre as quais especialmente as de saúde e alimentação, pode levar os indivíduos à melhoria das suas condições de vida e, consequentemente, acredita-se que também pode propiciar maior segurança alimentar e nutricional. Atingir a segurança alimentar por meio de políticas públicas tem sido o objetivo nos últimos anos de alguns programas governamentais. Acredita-se que cada vez mais as pessoas estão preocupadas com a alimentação de uma forma geral.

Espera-se que o combate à fome seja requisito de projetos de desenvolvimento nacional. Na verdade, alguns projetos podem até ser confundidos como assistencialistas, mas, para serem eficazes, devem investir, por exemplo, no fomento à produção e comércio local de alimentos, na reforma agrária, bem como no financiamento de ações de infraestrutura e, principalmente, no apoio à expansão local do emprego e da renda, entre outros aspectos. Ainda mais que, no âmbito das políticas sociais compensatórias, sabe-se o quão imprescindível é que se evite a dependência, pois essa pode induzir as pessoas que recebem benefícios provisórios a encararem isso como "modo de vida".

A promoção de sistemas alimentares aumenta a diversidade de culturas e melhora o acesso a alimentos nutritivos, especialmente para os pobres, considerando que se constitui em uma grande prioridade política.

Apesar dos avanços, a intersetorialidade nas políticas de Segurança Alimentar e Nutricional no Brasil ainda é um desafio. E também é necessário legitimar algumas políticas que estão sendo feitas nessa área.

RESUMO

- A intersetorialidade passou a ser requisito, visando a sua efetividade por meio das articulações entre os órgãos governamentais e a sociedade civil, no entanto, é necessário legitimar as políticas que estão sendo feitas.
- O Guia Alimentar para a População Brasileira, entre outros aspectos, valoriza a promoção de alimentos *in natura*, em especial aqueles produzidos em nível local, visando à biodiversidade e ao desenvolvimento sustentável.
- Para atingir a Segurança Alimentar e Nutricional (SAN), a intersetorialidade depende de ações articuladas e transdisciplinares e que contemplem a abordagem da saúde, por estar ligada à alimentação.
- O Programa de Aquisição de Alimentos (PAA) e o Programa Nacional da Alimentação Escolar (PNAE) podem ser apontados como exemplos de política que mantém uma relação intersetorial.
- Ainda são necessários vários avanços para a efetiva inserção da Segurança Alimentar e Nutricional como prioridade nas diversas agendas governamentais.

SUGESTÕES DE LEITURA

BRASIL. Ministério da Saúde. Secretaria de Atenção à Saúde. Departamento de Atenção Básica. Guia alimentar para a população brasileira/Ministério da Saúde, Secretaria de Atenção à Saúde, Departamento de Atenção Básica. – 2. ed. – Brasília: Ministério da Saúde, 2014. 156 p. Disponível em: <http://189.28.128.100/dab/docs/portaldab/publicacoes/guia_alimentar_populacao_brasileira.pdf>. Acesso em: 3 de março de 2015.

______. Ministério da Saúde. Posicionamento do Instituto Nacional de Câncer José Alencar Gomes da Silva acerca dos Agrotóxicos. Disponível em: http://www1.inca.gov.br/inca/Arquivos/comunicacao/posicionamento_do_inca_sobre_os_agrotoxicos_06_abr_15.pdf.

PROGRAMA DAS NAÇÕES UNIDAS – PNUD. Resumo Relatório do Desenvolvimento Humano 2014. Sustentar o Progresso Humano: Reduzir as Vulnerabilidades e Reforçar a Resiliência. Disponível em: <http://hdr.undp.org/sites/default/files/hdr14_summary_pt.pdf>.

Kurozawa L, Costas SRRC (org.). Tendências e Inovações em Ciência, Tecnologia e Engenharia de Alimentos. São Paulo: Atheneu, 2014. 299 p.

QUESTÕES

1. Como o Guia Alimentar para a População Brasileira contribui para a educação alimentar e nutricional?
2. O que se entende por intersetorialidade?
3. Sabendo que grande parte dos alimentos é contaminada por pesticidas, qual é a solução para resolver esse problema?
4. Os problemas de sobrepeso e obesidade, muitas vezes, coincidem com os problemas de ingestão inadequada de alimentos e micronutrientes? Esses problemas são limitados apenas para os países de baixa renda?
5. Quais são os desafios do sistema alimentar nos níveis global, nacional e local?
6. Que intervenções políticas podem ajudar a contribuir para a melhoria da nutrição e da saúde?
7. Descreva as ações intersetoriais em segurança alimentar: PAA e o PNAE (Lei nº 11.947/2009).
8. Quais as repercussões que o documento que o INCA fez sobre o uso de pesticidas?
9. Na sua opinião, como os programas governamentais brasileiros vigentes influenciam a vida familiar das pessoas, no que diz respeito a sua segurança alimentar e nutricional.
10. Discuta o papel da segurança alimentar e nutricional sobre a saúde dos indivíduos.

REFERÊNCIAS BIBLIOGRÁFICAS

1. BRASIL. Decreto Lei n. 7.272, de 25 de agosto de 2010. Regulamenta a Lei n. 11.346, de 15 de setembro de 2006, que cria o Sistema Nacional de Segurança Alimentar e Nutricional – SISAN. Diário Oficial da União. Brasília, DF, 26 ago. 2010. Disponível em: <http://www.planalto.gov.br/ccivil_03/_ato2007-2010/2010/decreto/d7272.htm>.
2. ______. Câmara Interministerial de Segurança Alimentar e Nutricional. Plano Nacional de Segurança Alimentar e Nutricional: 2012/2015. Brasília, DF: MDS; CONSEA, 2011.
3. ______. Lei Orgânica de Segurança Alimentar e Nutricional – LOSAN. Lei nº 11.346, de 15 de setembro de 2006. Cria o Sistema Nacional de Segurança Alimentar e Nutricional – SISAN com vistas em assegurar o direito humano à alimentação adequada e dá outras providências. Diário Oficial [da] República Federativa do Brasil, Brasília, DF, 18 set. 2006. Disponível em: <http://www.planalto.gov.br/ccivil_03/_ato2004-2006/2006/Lei/L11346.htm>.
4. ______. Ministério da Saúde. Secretaria de Atenção à Saúde. Departamento de Atenção Básica. Guia alimentar para a população brasileira/Ministério da Saúde, Secretaria de Atenção à Saúde, Departamento de Atenção Básica. – 2. ed. – Brasília: Ministério da Saúde, 2014. 156 p.
5. ______. Ministério da Saúde. Posicionamento do Instituto Nacional de Câncer José Alencar Gomes da Silva Acerca dos Agrotóxicos. Disponível em: <http://www1.inca.gov.br/inca/Arquivos/comunicacao/posicionamento_do_inca_sobre_os_agrotoxicos_06_abr_15.pdf>.
6. ______. Programa de Aquisição de Alimentos. Disponível em: <http://www.mds.gov.br/segurancaalimentar/aquisicao-e-comercializacao-da-agricultura-familiar>.
7. ______. Programa Bolsa Família. Disponível em: <http://www.mds.gov.br/bolsafamilia>.
8. ______. Secretaria Nacional de Segurança Alimentar e Nutricional (SESAN). Disponível em: <http://www.mds.gov.br/segurancaalimentar>.
9. Burlandy L. A construção da política de segurança alimentar e nutricional no Brasil: estratégias e desafios para a promoção da intersetorialidade no âmbito federal de governo. Ciência e Saúde Coletiva. 2009;14(3):851-860.
10. Castro FT, Oliveira SP, Tabai KC. Consumo de frutas e hortaliças e seus fatores determinantes. In: Kurozawa LE, Costa SRR (Orgs.). Tendências e Inovações em Ciência, Tecnologia e Engenharia de Alimentos. São Paulo: Atheneu, 2014; 283-299 p.
11. Conselho Nacional de Segurança Alimentar e Nutricional – CONSEA. Disponível em: <http://www.planalto.gov. br/consea/exec/index.cfm>.
12. Hoffmann R. Determinantes da insegurança alimentar no Brasil: análise dos dados da PNAD de 2004. Segurança Alimentar e Nutricional. 2008;15(1):49-61.
13. Hoffmann R. Brasil, 2013: mais segurança alimentar. Segurança Alimentar e Nutricional. 2014;21(2):422-36.
14. Hoffmann R. Uso e interpretação das razões de concentração e sua aplicação à análise da insegurança alimentar no Brasil. Segurança Alimentar e Nutricional. 2014;21(2):481-498.
15. Instituto Brasileiro de Geografia e Estatística – IBGE. Pesquisa de Orçamentos Familiares 2008/2009, 2010. Disponível em: <http://www.ibge.gov.br/home/presidencia/noticias/noticia_visualiza.php?id_noticia=1648&id_pagina=1>.
16. Instituto de Tecnologia de Alimentos (ITAL). Brasil Food Trends 2020. Disponível em: <http://www.brasilfoodtrends.com.br/Brasil_Food_Trends/>.

17. Kepple AQ, Segall-Correa AM. Conceituando e medindo segurança alimentar e nutricional. Ciência e Saúde Coletiva. 2011;16(1):187-199.
18. Magalhães R. Avaliação de políticas e iniciativas públicas de segurança alimentar e nutricional: dilemas e perspectivas metodológicas. Ciência e Saúde Coletiva. 2014;19(5):1339-1346.
19. Maluf RS, Menezes F. Caderno Segurança Alimentar. Disponível em: <http://ag20.cnptia.embrapa.br/Repositorio/seguranca+alimentar_000gvxlxe0q02wx7ha0g934vgwlj72d2.pdf>.
20. Ministério da Saúde – MS. Política Nacional de Alimentação e Nutrição – PNAN, 2003. Disponível em: <http://189.28.128.100/nutricao/docs/geral/pnan.pdf>.
21. Monnerat GL, Souza RG. Política social e a intersetorialidade: consensos teóricos e desafios práticos. SER Social, Brasília. 2009;12(26):200-220.
22. Moruzzi Marques PE. Perspectivas concorrentes em torno de segurança e soberania alimentar. Segurança Alimentar e Nutricional. 2010;17(2):78-87.
23. Nascimento S. Reflexões sobre a intersetorialidade entre as políticas públicas. Serv. Soc. Soc., São Paulo. 2010;101:95-120. Disponível em: <http://www.scielo.br/pdf/sssoc/n101/06.pdf>.
24. Oliveira SP. Evolução do conceito e das estratégias de segurança alimentar. In: Torres EAFS, Machado FMS (coord.). Alimentos em questão. Volume II, São Paulo: Ponto Crítico, 2006.
25. Philippi ST, Leal GVS. Estratégia Global e suas Implicações para a Escolha de uma Alimentação Saudável, 2010. Disponível em: <http://www.racine.com.br/seguranca-alimentar/portal-racine/alimentacao-e-nutricao/seguranca-alimentar/estrategia-global-e-suas-implicacoes-para-a-escolha-de-uma-alimentacao-saudavel>.
26. Silva JG, Tavares T. Segurança alimentar e a alta dos preços dos alimentos: oportunidades e desafios. Segurança Alimentar e Nutricional. 2008;15(1):62-75.
27. Tabai KC. O controle de alimentos e a educação para o consumo em prol da segurança do alimento no Brasil. In: Lima RS, Plein C (Org.). Interações e Interfaces em Segurança Alimentar. Francisco Beltrão: Unioeste, 2006. 137-149 p.
28. United Nations Development Programme (UNDP). Human Development Report 2014. Sustaining Human Progress: Reducing Vulnerabilities and Building Resilience. Disponível em: <http://www.pnud.org.br/arquivos/RDH2014.pdf>.

Agradecimentos

À Profa. Regina Guilherme Messias, da Universidade Estadual de Ponta Grossa (UEPG), pelas sugestões de melhoria na escrita deste texto.

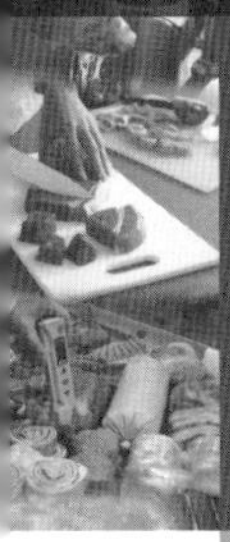

3 CAPÍTULO

Ações e estratégias da vigilância sanitária

- Kátia Jorge

CONTEÚDO

OBJETIVOS E PROPOSTA DE APRENDIZAGEM DO CAPÍTULO

Ao completar o estudo deste capítulo, o leitor estará apto a:

- descrever as ações da vigilância sanitária;
- citar os diferentes programas de monitoramento dos alimentos coordenados pela Anvisa;
- correlacionar as atividades de registro e rotulagem de alimentos;
- descrever a participação da Anvisa no Comitê do *Codex Alimentarius*.

Introdução

A vigilância sanitária no Brasil abrange a regulação de produtos e serviços de natureza diversa assim agrupados: alimentos; medicamentos; produtos biológicos, como vacinas e derivados de sangue; produtos médicos, odontológicos, hospitalares e laboratoriais; saneantes e desinfestantes; produtos de higiene pessoal, perfumes e cosméticos, além do controle sanitário dos portos, aeroportos e estações de fronteiras e da ampla gama de serviços de interesse à saúde.

No tocante a área de alimentos, a atuação da vigilância sanitária ocorre em todos os segmentos da cadeia produtiva, desde a produção, rotulagem, armazenagem, transporte, comercialização, até o consumo. Outro aspecto a ser considerado é a constante atualização da legislação sanitária nacional sobre alimentos, contemplando também os avanços da biotecnologia, como os processos de transgenicidade e outros, como a compatibilização de critérios e procedimentos da vigilância, consoante aos instrumentos legais que regem os acordos internacionais.

A proposta desse capítulo é abordar as diversas ações no âmbito da Agência Nacional de Vigilância Sanitária (Anvisa), bem como a legislação concernente.

O presente capítulo está estruturado em sete seções, subordinadas ao contexto histórico:

1) Criação e ações da Anvisa;
2) Programas de monitoramento de alimentos;
3) Obrigatoriedade e isenção do registro de alimentos;
4) Rotulagem de alimentos;
5) A participação do Brasil no Comitê do *Codex Alimentarius*;
6) As redes de comunicação;
7) Importação de produtos sujeitos ao controle sanitário.

Histórico da vigilância sanitária no Brasil

As atividades ligadas à vigilância sanitária foram estruturadas, nos séculos XVII e XVIII na Europa, e nos séculos XVIII e XIX no Brasil, para evitar a propagação de doenças nos agrupamentos urbanos que estavam surgindo. A execução dessa atividade exclusiva do Estado, por meio da polícia sanitária, tinha como finalidade observar o exercício de certas atividades profissionais, coibir o charlatanismo, fiscalizar embarcações, cemitérios e áreas de comércio de alimentos. As preocupações com a saúde das populações, e especialmente com as ações de vigilância sanitária, emergiram do poder público desde os tempos mais remotos. Ao longo dos anos, o governo também se desenvolvia e se tornava complexo, diversificando suas atribuições.

Interessante notar que o cuidado com a vigilância implicou a atividade profissional de especialistas voltados para o estudo da água, dos alimentos consumidos, e para a remoção do lixo produzido por cidades cada vez mais populosas, com diferentes condições econômicas.

Na primeira metade do século XX, os trabalhadores brasileiros conquistaram a previdência social e, por meio dela, era oferecida assistência médica. A criação dos vários institutos de previdência resultou, em 1966, na criação do INPS, mais tarde Inamps. A compreensão que vigorava era a de que a saúde é sinônima de assistência médica, exclusivamente. Os componentes da proteção e da promoção da saúde, inclusive os relacionados aos objetivos das práticas de vigilância sanitária, foram relegados a segundo plano.

Com o movimento da reforma sanitária, que ganhou força nos anos 1980, o cenário começa a mudar. A reforma sanitária mostra que a saúde resulta da oferta de múltiplas políticas sociais que garantam moradia, emprego, alimentação, educação, saneamento básico e qualidade do meio ambiente. É claro que também devem estar contempladas as garantias para uma eficiente assistência médica.

Assim, a Constituição Federal de 1988 e as leis orgânicas da saúde, Lei Federal n.° 8.080 e Lei n.° 8.142, incorporam as recomendações e reivindicações do movimento da reforma sanitária. Nesse contexto, a saúde passa a ser um direito compondo o sistema de seguridade social. O Sistema Único de Saúde (SUS), definido pela Constituição, abarca os princípios que o caracterizam como um sistema universal, descentralizado, integral, eficiente e com participação social.

O SUS representa uma conquista da sociedade, e seu princípio de integralidade traz o desafio de sua responsabilidade pela assistência na recuperação, proteção e promoção da saúde. Ao definir saúde como um direito de todos, fica rompida pela lei a desigualdade do acesso à assistência.

Foi então a partir da década de 1980 que, conforme preceito constitucional e com a crescente participação popular e de entidades representativas de diversos segmentos da sociedade no processo político, a concepção vigente de vigilância sanitária foi moldada.

Agência Nacional de Vigilância Sanitária

As atribuições da vigilância sanitária estão descritas dentre as competências do SUS, art. 200 da Constituição Federal: "Executar as ações de vigilância sanitária e epidemiológica, bem como as de saúde do trabalhador".

A execução dessas ações de vigilância sanitária está incluída dentre os campos de atuação do SUS – inciso I, alínea *a* do art. 6º. – e integra o Sistema Nacional de Vigilância Sanitária (SNVS) definida na Lei nº. 9.782, de 26 de janeiro de 1999, que criou a Anvisa. No portal da Anvisa pode-se ter acesso ao seu regimento interno (Portaria n.° 354/2006, consolidado até maio de 2010), e sua estrutura organizacional complementar, Portaria n.° 355/2006 (consolidado até 30/08/09).

A missão da Anvisa é "Proteger e promover a saúde da população garantindo a segurança sanitária de produtos e serviços e participando da construção de seu acesso". É sua visão "Ser agente da transformação do sistema descentralizado de vigilância sanitária em uma rede, ocupando um espaço diferenciado e legitimado pela população, como reguladora e promotora do bem-estar social".

Fazem parte do SNVS o Ministério da Saúde e a Anvisa, no âmbito federal; as Secretarias Estaduais e Municipais de Saúde; os Centros de Vigilância Sanitária estaduais, do Distrito Federal, e municipais (Vigilâncias Sanitárias); os Laboratórios Centrais de Saúde Pública (Lacen); o Instituto Nacional de Controle de Qualidade em Saúde (INCQS), a Fundação Oswaldo Cruz (Fiocruz), e os Conselhos Estaduais, Distrital e Municipais de Saúde, no que diz respeito às ações de vigilância sanitária.

A Lei Orgânica da Saúde, Lei Federal n.° 8.080, estabeleceu, no artigo 15, as atribuições comuns da União, dos estados, do Distrito Federal e dos municípios, entre as quais prevalece a de elaboração de normas técnicas específicas, de normas reguladoras de atividades do setor privado e de normas técnico-científicas de promoção, proteção e recuperação da saúde, o que pressupõe, necessariamente, a competência de cada uma das entidades estatais para legislar nesses campos.

A Gerência Geral de Alimentos divulga em seu portal relatórios anuais contendo todas as ações tomadas por essa área da Anvisa, com o objetivo de manter a segurança dos consumidores de alimentos, mantendo uma relação de responsabilidade com seus produtores.

Ações da vigilância sanitária

Na área de alimentos, a Anvisa coordena, supervisiona e controla as atividades de registro, informações, inspeção, controle de riscos e estabelecimento de normas e padrões. O objetivo é garantir as ações de vigilância sanitária de alimentos, bebidas, águas envasadas, seus insumos, suas embalagens, aditivos alimentares e coadjuvantes de tecnologia, limites de contaminantes e resíduos de medicamentos veterinários. Essa atuação é compartilhada com outros ministérios, como o Ministério da Agricultura, Pecuária e Abastecimento (MAPA), e com os estados e municípios, que integram o SNVS.

As ações da vigilância sanitária nos dias de hoje têm como recomendação fundamental a ação educativa, que deve ser exercida não apenas por meio das fiscalizações, mas também por intermédio de reuniões, seminários com associações, sindicatos, fabricantes, comerciantes e produtores de bens e serviços, transmitindo-lhes as normas técnicas legais e as possibilidades de melhorias dos produtos e dos serviços. É função da vigilância sanitária difundir essas informações para melhorar o nível de educação sanitária de produtores e de consumidores.

As ações da vigilância sanitária não se restringem à expedição de normas, fiscalização e punição de pessoas e empresas. Uma das diretrizes importantes da Lei n.° 8.080 é a descentralização das ações da vigilância sanitária. Isso vem acontecendo aos poucos, na medida em que o Ministério da Saúde vai instruindo essa descentralização, mediante Normas Operacionais. E também quando os próprios municípios vão assumindo as ações de vigilância sanitária.

Faz-se necessário que o município, a Prefeitura, invista no serviço de vigilância sanitária, contratando pessoal qualificado, treinando os servidores e estabelecendo normas de funcionamento do serviço, de acordo com aquelas definidas pela Anvisa. A descentralização é de extrema importância, pois o município está próximo à população e conhece seus problemas cotidianos.

Expedição de normas – Legislação

Incluindo o poder de polícia administrativa sanitária, a União atua expedindo normas gerais sobre o SNVS, definindo-o e coordenando-o em todo o território nacional.

Os Estados têm o poder/dever de coordenar e, em caráter complementar, executar ações e serviços de vigilância sanitária e de saúde do trabalhador, suplementando, nesses setores, a legislação sobre normas gerais expedidas pela União. Os municípios podem, na medida dos interesses predominantemente locais, suplementar a legislação federal e estadual no tocante à aplicação e execução de ações e serviços de vigilância sanitária.

São muitos os riscos controlados pela vigilância sanitária:

- riscos ambientais – água (consumo e mananciais hídricos), esgoto, lixo (doméstico, industrial, hospitalar), vetores e transmissores de doenças (mosquitos, barbeiro, animais), poluição do ar, do solo e de recursos hídricos, transporte de produtos perigosos etc.;
- riscos ocupacionais – processo de produção, substâncias, intensidades, carga horária, ritmo e ambiente de trabalho;
- riscos iatrogênicos – decorrentes de tratamento médico e uso de serviços de saúde, medicamentos, infecção hospitalar, sangue e hemoderivados, radiações ionizantes, tecnologias médico-sanitárias, procedimentos e serviços de saúde;
- riscos institucionais – creches, escolas, clubes, hotéis, motéis, portos, aeroportos, fronteiras, estações ferroviárias e rodoviárias, salão de beleza, saunas etc.;
- riscos sociais – transporte, alimentos, substâncias psicoativas, violências, grupos vulneráveis, necessidades básicas insatisfeitas.

Ações fiscais

As visitas aos estabelecimentos industriais e/ou comerciais de alimentos compreendem ações de:

- orientação e prevenção, com a emissão de pareceres técnicos relativos à inspeção realizada, determinando a correção das irregularidades;
- repressão, com a adoção de providências saneadoras ou repressivas para o resguardo da saúde coletiva;
- coleta de amostras, com encaminhamento para análise fiscal e de controle;
- apreensão, interdição ou incineração de mercadorias, no cumprimento de determinação superior ou nos casos em que a lei assim determinar;
- interdição de mercadorias e ou estabelecimentos cujas condições não estejam satisfatórias com as normas e padrões exigidos;
- liberação/desinterdição.

Programas de Monitoramento de Alimentos

Programa de Análise de Resíduos de Medicamentos Veterinários em Alimentos de Origem Animal

Este programa foi desenvolvido pela Anvisa com o objetivo de operacionalizar sua competência legal de controlar e fiscalizar resíduos de medicamentos veterinários em alimentos, conforme determina a Lei n.º 9.782, de 26 de janeiro de 1999, no Art. 8º, § 1º, inciso II. Em 2000 e 2001, ocorreu um fórum de discussão promovido pela Anvisa (RDC n. 5, de 24 de janeiro de 2000). Do fórum participaram vários representantes do governo e da sociedade civil.

O Programa de Análise de Resíduos de Medicamentos Veterinários em Alimentos de Origem Animal (PAMVet) teve início em 2002, com o objetivo geral de "subsidiar a análise de risco do uso de medicamentos veterinários em animais produtores de alimentos visando fortalecer os mecanismos de controle sanitário." O Programa foi instituído oficialmente pela RDC n.º 253, de 16 de setembro de 2003. Os relatórios do PAMVet encontram-se disponíveis no portal da Anvisa.

Programa de Análise de Resíduos de Agrotóxicos em Alimentos

Este programa originou-se no Projeto de Análise de Resíduos de Agrotóxicos em Alimentos, iniciado em 2001, com o objetivo de estruturar um serviço para avaliar a qualidade dos alimentos e implementar ações de controle de resíduos. Em 2003, o projeto transformou-se em Programa de Análise de Resíduos de Agrotóxicos em Alimentos (PARA), por meio da Resolução da Diretoria Colegiada - RDC n.º 119, e passou a ser desenvolvido dentro do SNVS, sob a coordenação da Anvisa e em conjunto com os órgãos de vigilância sanitária, composto de 25 estados atualmente e do Distrito Federal. Os relatórios do PARA encontram-se disponíveis no portal da Anvisa.

Programa de Monitoramento da Prevalência e do Perfil de Suscetibilidade aos Antimicrobianos em *Enterococcus* sp. e *Salmonella* spp. Isolados de Carcaças de Frango Congeladas Comercializadas no Brasil

Os antimicrobianos são utilizados na criação de aves com o propósito de aumento de peso, daí serem conhecidos como promotores de crescimento. O uso indiscriminado desses promotores de crescimento pode trazer sérias consequências à saúde pública, pois favorece o desenvolvimento de resistência bacteriana, o que repercute no âmbito do tratamento humano.

Em 2006, ocorreu a finalização da fase de coleta e análise de amostras do Programa de Monitoramento da Prevalência e do Perfil de Suscetibilidade aos Antimicrobianos em *Enterococcus* sp. e *Salmonella* spp. isolados de carcaças de frango congeladas comercializadas no Brasil (PREBAF), iniciado em 2004. Realizaram-se cursos e reuniões ao longo de 2006 e a apresentação dos resultados parciais do PREBAF durante o III Simpósio de Resistência aos Antimicrobianos (Simreban), ocorrido no Rio de Janeiro/RJ, de 24 a 27/10/2006, promovido pela Fiocruz.

Em 2007, concluiu-se o PREBAF, e o relatório final do Programa foi elaborado e validado com a participação dos dois laboratórios de referência envolvidos mediante convênios com a Anvisa (Instituto Adolfo Lutz – IAL; e Instituto Oswaldo Cruz – Fiocruz). Por fim, encaminhou-se o relatório à Assessoria de Divulgação e Comunicação Institucional (Ascom). Em 2008, o relatório foi editado e disponibilizado no portal da Anvisa. Seguindo as orientações da Anvisa com base nos resultados obtidos, propôs-se uma nova fase do Programa a fim de trabalhar a ampliação da área de cobertura e dos micro-organismos a serem monitorados, bem como o aprofundamento de sua base científica de modo a gerar amplo banco de dados para avaliar aspectos pouco explorados na primeira etapa do Programa.

Programa de Monitoramento de Aditivos e Contaminantes em Alimentos

O Programa de Monitoramento de Aditivos e Contaminantes em Alimentos (PROMAC) foi desenvolvido pela Anvisa em parceria com a vigilância sanitária e os Lacen, pois o conhecimento dos níveis de aditivos e contaminantes presentes nos alimentos é importante para a avaliação da exposição e a verificação do atendimento ao padrão estabelecido na legislação e para o cumprimento das boas práticas de fabricação. Esse monitoramento tem ainda como objetivo subsidiar a revisão de limites máximos, avaliar o uso de aditivos e sugerir medidas de gerenciamento de riscos. Os contaminantes monitorados pelo programa são os de origem orgânica (micotoxinas) e inorgânica (As, Sn, Pb, Cd e Hg). Já os aditivos se restringem aos sulfitos, corantes artificiais, nitratos/nitritos e bromatos.

Centro Integrado de Monitoramento da Qualidade dos Alimentos

O Centro Integrado de Monitoramento da Qualidade dos Alimentos (CQUALI-leite) visa integrar as ações dos órgãos envolvidos no controle de alimentos e fortalecer as medidas de prevenção e combate a desvios de qualidade, incluindo irregularidades e fraudes, fiscalizando, de forma articulada e interinstitucional, os estabelecimentos produtores de leite pasteurizado, leite UAT (ultra-alta temperatura) e leite em pó, respeitando as competências legais de cada órgão e a legislação vigente.

Programa Nacional de Prevenção e Controle dos Distúrbios por Deficiência de Iodo

O Programa Nacional de Prevenção e Controle dos Distúrbios por Deficiência de Iodo (Pró-Iodo), coordenado pelo Ministério da Saúde, em parceria com outros órgãos e entidades, destina-se à eliminação virtual sustentável dos distúrbios por deficiência de iodo (DDIs), com base nas seguintes linhas de ação:

- monitoramento do teor de iodo do sal para consumo humano;
- monitoramento do impacto da iodação do sal na saúde da população;

- atualização dos parâmetros legais dos teores de iodo do sal destinado ao consumo humano;
- implementação contínua de estratégias de informação, educação, comunicação e mobilização social.

O acompanhamento do Pró-Iodo é realizado pela Comissão Interinstitucional para a Prevenção e o Controle dos Distúrbios por Deficiência de Iodo (CIPCDDI). Esta Comissão, criada em 1999, passou por uma reestruturação da composição em 2005, de forma a garantir a participação de representantes do setor público e organismos internacionais voltados à saúde, Associação Brasileira das Indústrias de Alimentação, Instituto Brasileiro de Defesa do Consumidor e indústrias salineiras.

Segundo a Portaria nº. 520, de 6 de abril de 2005, a CIPCDDI objetiva fortalecer o acompanhamento e a avaliação do Pró-Iodo, bem como definir estratégias de informação, comunicação, educação e mobilização social com vistas à garantia da nutrição adequada de iodo na população.

Programa de Avaliação do Teor Nutricional

O Programa de Avaliação do Teor Nutricional (Paten) visa monitorar o perfil nutricional de alimentos processados e expostos ao consumo, analisando as concentrações de ácido fólico, ferro, sal, açúcar e gordura trans em alimentos como biscoitos, salgadinhos, massas instantâneas, queijos, requeijão, entre outros.

Programa Nacional de Monitoramento da Qualidade Sanitária de Alimentos

Atualmente integra os resultados dos monitoramentos regionais efetuados no âmbito dos estados, além de outros alimentos selecionados para serem monitorados em nível nacional que não fazem parte de um programa nacional de monitoramento específico.

O Programa Nacional de Monitoramento da Qualidade Sanitária de Alimentos (PNMQSA) constitui uma forma de utilização da ferramenta científica Análise de Risco. A Análise de Risco consiste de três componentes – Avaliação de Risco, Caracterização de Risco e Comunicação de Risco – que visam garantir a segurança dos alimentos e a proteção à saúde da população. Por meio do programa de monitoramento tornou-se possível obter informações acerca dos perigos envolvidos nos alimentos monitorados – Avaliação de Risco. Com vistas ao controle dos riscos identificados foram adotadas medidas de intervenção – Gerenciamento de Risco – e disponibilizadas informações a respeito da qualidade higiênico-sanitária dos alimentos – Comunicação de Risco.

Monitoramento Nacional da Rotulagem dos Alimentos para Lactentes e Crianças de Primeira Infância

A Norma Brasileira de Comercialização de Alimentos para Lactentes e Crianças de Primeira Infância (NBCAL) constitui um conjunto de normas que contribui para a adequada nutrição dos recém-nascidos e crianças até os 3 anos de idade, por meio da regulamentação da promoção comercial dos alimentos para lactentes e crianças da primeira infância. Dentre essas normas, insere-se a RDC nº. 222, de 5 de agosto de 2002, que estabelece o Regulamento Técnico para Promoção Comercial de Alimentos para Lactentes e Crianças de Primeira Infância, e a Lei Federal nº. 11.265, de 3 de janeiro de 2006, abrangendo a promoção comercial e o uso apropriado dos alimentos para lactentes e crianças de primeira infância, além de mamadeiras, bicos e chupetas.

Esse Programa Nacional tem como objetivo avaliar a adequação da rotulagem desses alimentos e auxiliar na proposição de ações a serem desencadeadas para fortalecer o apoio e a proteção ao aleitamento materno. Em 25 de agosto de 2005, foi publicada a Portaria MS n.° 1.449 que instituiu o Grupo de Trabalho com o objetivo de estabelecer critérios para o primeiro monitoramento oficial de alimentos para lactentes e crianças de primeira infância. Esse monitoramento foi coordenado pela Anvisa e executado pelos serviços de vigilância sanitária estaduais e distrital e Lacen no período de abril e maio de 2006.

Como consequência dos resultados desse trabalho, verificou-se a necessidade de um monitoramento contínuo dos alimentos infantis. Além das ações corretivas, com o intuito de evitar abusos na promoção comercial dos alimentos abrangidos pela NBCAL por parte dos fabricantes, foi evidenciada a necessidade de propor ações de orientação para o setor regulado e de promover uma harmonização dos conhecimentos sobre a promoção do aleitamento materno entre os profissionais de saúde e os educadores, bem como ampliar a conscientização do consumidor.

Registro de alimentos – Obrigatoriedade/isenção de registro

A Resolução Anvisa (RDC nº. 27), de 6 de agosto de 2010, dispõe sobre as categorias de alimentos e embalagens isentas e com obrigatoriedade de registro sanitário. As empresas que detêm o número de registro de produtos que passam a ser isentos podem, optativamente, usá-lo na rotulagem de seu respectivo produto até o término do estoque de embalagem ou até a data do vencimento do registro, e revogando o item 8.2 do anexo da Resolução nº. 23/00 e da Resolução Anvisa nº. 278/05.

A solicitação de registro deve ser efetuada pela empresa interessada, junto ao órgão de vigilância sanitária estadual ou municipal, onde uma das unidades fabris da empresa esteja localizada. Para alimentos importados, o pedido de registro deve ser feito pelo importador, ou empresa subsidiária, ou representante do fabricante.

Novos Alimentos e Novos Ingredientes

Novos alimentos são alimentos que devem ser registrados na categoria de "Novos alimentos e ou novos ingredientes" e devem atender aos requisitos previstos na Resolução nº. 16/1999, pois se enquadram em qualquer uma dessas situações:

- alimentos sem tradição de consumo no país;
- alimentos que contenham novos ingredientes;

- alimentos contendo substâncias já consumidas, e que, entretanto, venham a ser adicionadas ou utilizadas em níveis muito superiores aos atualmente observados nos alimentos que compõem uma dieta regular;
- alimentos em forma de apresentação não convencional na área de alimentos, como cápsulas, comprimidos, tabletes e similares.

Nessa categoria de produtos não é permitido o uso de alegações de propriedade funcional e ou de saúde.

Os produtos que utilizam "novos ingredientes", que tenham interesse em utilizar alegação de propriedade funcional e ou de saúde, devem ser registrados na categoria de "alimentos com alegação de propriedade funcional e ou de saúde", atendendo às Resoluções nº. 18/1999 e 19/1999.

Ressalta-se que os produtos com finalidade ou indicação medicamentosa e/ou terapêutica não são considerados alimentos, conforme determinam o artigo 56 do Decreto-Lei nº. 986/1969 e o item 3.1 "f" da RDC nº. 259/2002.

O requisito básico para avaliação desses produtos é a comprovação da segurança de uso, que deve ser conduzida conforme as diretrizes básicas para avaliação de risco e segurança, estabelecida pelas Resoluções nº. 17/1999 e 16/1999.

Apesar de a Anvisa não registrar ingredientes, a segurança dos "novos ingredientes" deve ser comprovada com base na Resolução nº. 17/1999, por meio do encaminhamento de documentação técnico-científica diretamente à Anvisa. Os produtos são avaliados caso a caso e seus processos de pedido de registro ou solicitação de avaliação, quando for o caso, devem apresentar as documentações necessárias para a comprovação de sua segurança na área de alimentos.

Alimentos com Alegações de Propriedade Funcional e/ou de Saúde

Os alimentos que apresentarem em seus dizeres de rotulagem e/ou material publicitário as alegações aprovadas pela Anvisa devem ser registrados nas categorias de "Alimentos com alegações de propriedade funcional e ou de saúde" ou de "Substâncias bioativas e probióticos isolados com alegação de propriedades funcional e ou de saúde". Assim, devem ter registro prévio à comercialização, conforme anexo II da RDC nº. 278/2005.

O registro de alimentos com alegações e a avaliação de novas alegações serão realizados mediante a comprovação de segurança de uso e de eficácia, atendendo aos critérios estabelecidos nas Resoluções nº. 17/1999, 18/1999, 19/1999.

Os produtos são avaliados caso a caso e seus processos de pedido de registro devem apresentar as documentações necessárias para a comprovação de sua segurança e eficácia na área de alimentos. As avaliações são realizadas com base na documentação científica apresentada pela empresa.

As alegações aprovadas relacionam a propriedade funcional e/ou de saúde a um nutriente ou não nutriente do alimento, conforme item 3.3 da Resolução nº. 18/1999. No entanto, a eficácia da alegação no alimento deve ser avaliada caso a caso, tendo em vista que podem ocorrer variações na ação do nutriente ou não nutriente em função da matriz ou formulação do produto.

No caso de associação de nutrientes ou não nutrientes em um mesmo produto, a eficácia da alegação deve ser comprovada no produto, com o uso concomitante dos nutrientes ou não nutrientes.

No caso de alimentos regulamentados pelo MAPA, as empresas devem inicialmente protocolar na Anvisa a petição 403, referente à solicitação de "Avaliação de alimentos com alegações de propriedades funcional e ou de saúde". A Anvisa enviará resposta da avaliação para a empresa, com cópia para a área competente do MAPA.

Alimentos Geneticamente Modificados

O Brasil possui legislação específica para alimentos produzidos com organismos geneticamente modificados (OGMs). A Lei n.° 11.105/2005 regulamenta os incisos II, IV e V do § 1.° do art. 225 da Constituição Federal, estabelece normas de segurança e mecanismos de fiscalização de atividades que envolvam OGMs e seus derivados, cria o Conselho Nacional de Biossegurança (CNBS), reestrutura a Comissão Técnica Nacional de Biossegurança (CTNBio), dispõe sobre a Política Nacional de Biossegurança (PNB), revoga a Lei n.° 8.974, de 5 de janeiro de 1995, e a Medida Provisória n.° 2.191-9, de 23 de agosto de 2001, e os arts. 5°, 6°, 7°, 8°, 9°, 10° e 16° da Lei n.° 10.814, de 15 de dezembro de 2003, e dá outras providências.

O Decreto n.° 5.591/2005 regulamenta dispositivos da Lei n°. 11.105, de 24 de março de 2005, que regulamenta os incisos II, IV e V do § 1.° do art. 225 da Constituição. O Decreto n.° 6.041/2007 institui a Política de Desenvolvimento da Biotecnologia e cria o Comitê Nacional de Biotecnologia.

A Lei n.° 11.460/2007 dispõe sobre o plantio de OGMs em unidades de conservação; acrescenta dispositivos à Lei n.° 9.985, de 18 de julho de 2000, e à Lei n.° 11.105, de 24 de março de 2005; revoga dispositivo da Lei n.° 10.814, de 15 de dezembro de 2003. A rotulagem de alimentos transgênicos é abordada no Decreto n.° 4.680/2003, que regulamenta o direito à informação, assegurado pela Lei n.° 8.078, de 11 de setembro de 1990, quanto aos alimentos e ingredientes alimentares destinados ao consumo humano ou animal que contenham ou sejam produzidos a partir de OGMs, sem prejuízo do cumprimento das demais normas aplicáveis.

A instrução Normativa n.° 01/2004 define os procedimentos complementares para aplicação do Decreto n.° 4.680, de 24 de abril de 2003, que dispõe sobre o direito à informação, assegurado pela Lei n.° 8.078, de 11 de setembro de 1990, quanto aos alimentos e ingredientes alimentares, destinados ao consumo humano ou animal, que contenham ou sejam produzidos a partir de OGMs.

Rotulagem de alimentos

Com o intuito de divulgar para os consumidores as legislações que se referem à rotulagem de alimentos, a Anvisa confeccionou o *Guia de Bolso do Consumidor Saudável* e o *Manual de Orientação aos Consumidores*. Por meio da leitura desses documentos, o consumidor tem a oportunidade de entender as informações veiculadas nos rótulos dos alimentos.

Com a publicação das normas que tornam obrigatória a declaração do conteúdo nutricional dos alimentos, denominada rotulagem nutricional, as informações contidas nos rótulos passam a ser ainda mais complexas, exigindo maior habilidade do consumidor para interpretá-las e entendê-las. Para auxiliar as indústrias no cálculo das informações nutricionais, a Anvisa disponibiliza em seu sítio eletrônico o Sistema de Rotulagem Nutricional (SRN).

Participação do Brasil nos Comitês do Codex Alimentarius

As atividades do *Codex* são divididas por comitês de assuntos específicos e de áreas geográficas. Cada comitê do *Codex Alimentarius* que é de interesse do Brasil possui Grupo Técnico (GT) correspondente no país. Os grupos técnicos têm por tarefa subsidiar a posição brasileira que será discutida nos respectivos comitês do Codex e são compostos por representantes de entidades públicas e privadas que tenham relação com os respectivos assuntos. O trabalho envolve a discussão dos documentos disponibilizados pelos comitês e a formulação de respostas.

Comitê do *Codex Alimentarius* sobre Aditivos Alimentares

Para auxiliar no processo de análise de risco de aditivos alimentares e coadjuvantes de tecnologia, a Anvisa constituiu GT, com participação de membros do Grupo Técnico de Aditivos Alimentares (GTFA) - Lacen, vigilância sanitária, MAPA, universidades, institutos de pesquisa –, que se reúne regularmente sob coordenação da Gerência de Ações de Ciência e Tecnologia de Alimentos (GACTA). O GTFA participa ativamente de grupos eletrônicos de trabalho, avalia os documentos encaminhados pela Secretaria do *Codex Alimentarius*, prepara respostas aos documentos e elabora a posição brasileira para as reuniões internacionais do Comitê do *Codex Alimentarius* sobre Aditivos Alimentares (CCFA – *Codex Committee on Food Additives*), que ocorrem anualmente na China.

Comitê do *Codex Alimentarius* sobre Contaminantes em Alimentos

Dentre outras competências, a Anvisa estabelece normas e padrões sobre limites de contaminantes e resíduos tóxicos que envolvam risco à saúde, cujas tolerâncias em níveis aceitáveis são obtidas com as boas práticas de fabricação, como premissa para minimizar a contaminação dos alimentos durante a cadeia produtiva. Para auxiliar nesse processo, a Anvisa constituiu GT, coordenado pela GACTA, com reuniões periódicas - o GT de Contaminantes em Alimentos.

O GT participa ativamente de grupos eletrônicos de trabalho, avalia os documentos encaminhados pela Secretaria do *Codex Alimentarius*, prepara respostas aos documentos e elabora a posição brasileira para as reuniões internacionais do Comitê do *Codex Alimenta-*

rius sobre Contaminantes em Alimentos (CCCF – Codex Committee on Contaminants in Foods), que ocorrem anualmente na Holanda.

Comitê do *Codex Alimentarius* sobre Resíduos de Medicamentos Veterinários

O intervalo entre as reuniões do Comitê do *Codex Alimentarius* sobre Resíduos de Medicamentos Veterinários (CCRVDF – Codex *Committee on Residues of Veterinary Drugs in Foods*) é de 18 meses. A coordenação do GT deste Comitê no Brasil é exercida pelo MAPA.

Comitê do *Codex Alimentarius* sobre Resíduos de Pesticidas (Agrotóxicos)

A Anvisa participa do Grupo Técnico sobre Resíduos de Pesticidas (GTPR), vinculado ao Comitê do *Codex Alimentarius* do Brasil, com representantes, dentre outros, da Gerência Geral de Toxicologia e Gerência Geral de Alimentos. Os temas discutidos nesse GT são principalmente aqueles demandados pelo Comitê do *Codex* sobre Resíduos de Pesticidas (CCPR – Codex *Committee on Pesticide Residues*).

O GT participa ativamente de grupos eletrônicos de trabalho, avalia os documentos encaminhados pela Secretaria do *Codex Alimentarius*, prepara respostas aos documentos e elabora a posição brasileira para as reuniões internacionais do CCPR, que ocorrem anualmente na China.

Comitê do *Codex Alimentarius* sobre Métodos de Análises e Amostragem

O Grupo Técnico sobre Métodos de Análises e Amostragem (GTMAS) participa ativamente de grupos eletrônicos de trabalho, avalia os documentos encaminhados pela Secretaria do *Codex Alimentarius*, prepara respostas aos documentos e elabora a posição brasileira para as reuniões internacionais do *Codex Alimentarius* sobre Métodos de Análises e Amostragem (CCMAS – *Committee on Methods of Analysis and Sampling*), que ocorrem anualmente na Hungria.

Força-Tarefa Intergovernamental *Ad hoc Codex* sobre Resistência aos Antimicrobianos

O MAPA é o coordenador dos trabalhos do Grupo de Trabalho do *Codex* sobre Resistência Antimicrobiana (GTAMR) no Brasil. A Anvisa participou de reuniões internacionais do grupo de redação dos documentos sobre perfil, avaliação e gerenciamento de riscos associados ao uso não humano de antimicrobianos.

Rede de comunicação, vigilância e investigação de surtos alimentares

A Anvisa/GGALI (Gerência Geral de Alimentos)/GICRA (Gerência de Inspeção e Controle de Riscos de Alimentos) organizou e tem operacionalizado duas redes de comunicação de risco: a Rede de Alerta Rápido para Alimentos e a Rede de Comunicação, Vigilância e Investigação de Surtos Alimentares (RCVISA).

A GGALI coordena a RCVISA, criada em 2007, com o intuito de fortalecer a investigação de surtos de doenças transmitidas por alimentos (DTA) dentro dos princípios do SUS e facilitar a articulação entre vigilância sanitária e Lacen com a Vigilância Epidemiológica.

A Rede de Alerta Rápido para Alimentos tem com objetivo apresentar respostas rápidas e efetivas ao enfrentamento de problemas relacionados à inocuidade dos alimentos. Esse projeto baseia-se no Sistema de Alerta Rápido para os Gêneros Alimentícios e Alimentos para Animais (RASFF), da Comunidade Europeia. Pretende contemplar as situações de ocorrência ou indício de perigos em alimentos, de forma a reagir e decidir rapidamente pelas intervenções necessárias para minimização dos riscos de contaminação de alimentos disponíveis no mercado, assim como proteger a saúde da população.

Importação de produtos sujeitos ao controle sanitário

A importação de medicamentos, cosméticos, perfumes, produtos de higiene, alimentos, saneantes, produtos médicos ou produtos de diagnóstico *in vitro* estão sujeitos ao controle sanitário.

RESUMO

- Desde o nascimento das cidades, na Idade Antiga, temos registros das preocupações com a vigilância sanitária. A humanidade não conhecia ainda os processos de contaminação que espalhavam a peste, a cólera, a varíola, a febre tifoide e outras doenças que marcaram a história. Entretanto, mesmo não conhecendo todo o processo de transmissão de doenças, era sabido que a água poderia ser uma via de contaminação e que os alimentos de igual maneira poderiam ser meios de propagação de doenças. Com as populações aglomerando-se em cidades, esses problemas foram crescendo e se tornando mais complexos.
- Entende-se por vigilância sanitária um conjunto de ações capazes de eliminar, diminuir ou prevenir riscos à saúde e de intervir nos problemas sanitários decorrentes do meio ambiente, da produção e da circulação de bens e da prestação de serviços de interesse da saúde, abrangendo: o controle de bens de consumo que, direta ou indiretamente, se relacionem com a saúde, compreendidas todas as etapas de processo, da produção ao consumo; o controle da prestação de serviços que se relacionam direta ou indiretamente com a saúde.
- SUS é o sistema de assistência à saúde proposto pela Reforma Sanitária e criado pela Constituição de 1988 e garante que "a saúde é direito de todos e dever do Estado". O SUS tem níveis federal, estadual e municipal, cada qual com suas atribuições específicas.
- A Agência Nacional de Vigilância Sanitária (Anvisa) realiza a gestão de todo serviço de vigilância sanitária que compete ao nível federal.

- São atribuições da vigilância sanitária, e por conseguinte da Anvisa, a expedição de normas, as ações fiscais, a execução de programas de monitoramento de alimentos, envolvendo análises laboratoriais, o registro e a rotulagem de alimentos, a participação nos comitês do *Codex Alimentarius*, o estabelecimento de sistemas de investigação de surtos e ainda a importação de produtos sujeitos ao controle sanitário.

SUGESTÕES DE LEITURA

BRASIL. Agência Nacional de Vigilância Sanitária. Resolução nº. 17, de 30 de abril de 1999. Regulamento Técnico que estabelece as diretrizes básicas para avaliação de risco e segurança dos alimentos. 1999. Disponível em: <www.anvisa.gov.br/legis/resol/17_99.htm>.

______. Cartilha de Vigilância Sanitária: cidadania e controle social. 2. ed. Disponível em: <www.anvisa.gov.br/institucional/snvs/coprh/cartilha.pdf>.

______. Programa de Análises de Resíduos de Agrotóxicos em Alimentos (PARA). Relatório das atividades de 2010. Gerência Geral de Toxicologia. Brasília, DF, 5 dez. 2011.

Lucchese G. Globalização e regulação sanitária. Os rumos da vigilância sanitária no Brasil [tese]. Rio de Janeiro: Fiocruz; 2001.

QUESTÕES MÚLTIPLA ESCOLHA

1. (Concurso público municipal: Agente de Vigilância Sanitária. São Caetano de Odivelas, PA) São competências da Agência Nacional de Vigilância Sanitária (Anvisa), EXCETO:

   (A) conceder registros, segundo as normas de sua área de atuação.

   (B) estabelecer normas e padrões sobre limites de contaminantes, resíduos tóxicos, metais pesados e outros que envolvam risco à saúde.

   (C) autorizar o funcionamento de empresas de fabricação, distribuição e importação de produtos sob regime de vigilância sanitária.

   (D) registro, captura, apreensão e eliminação de animais que representam risco à saúde do homem.

   (E) monitorar e auditar os órgãos e entidades estaduais, distritais e municipais que integram o Sistema Nacional de Vigilância Sanitária (SNVS).

2. (Concurso público municipal: Agente de Vigilância Sanitária. São Caetano de Odivelas, PA) Consideram-se bens e serviços submetidos ao controle e fiscalização sanitária da Anvisa, EXCETO:

   (A) medicamentos de uso humano.

   (B) cosméticos, produtos de higiene pessoal e perfumes.

(C) órgãos, tecidos humanos e veterinários para uso em transplantes ou reconstituições.

(D) cigarros, cigarrilhas, charutos e qualquer outro produto fumígero, derivado ou não do tabaco.

(E) captura de vetores e reservatórios, identificação e levantamento do índice de infestação.

3. (Concurso público municipal: Agente Comunitário de Saúde. Novo Repartimento, PA) A respeito do Sistema Único de Saúde (SUS) e de acordo com a Constituição Federal de 1988, assinale a alternativa INCORRETA:

(A) Compete ao SUS colaborar na proteção do meio ambiente, nele compreendido o do trabalho.

(B) O SUS deve ser centralizado, com direção do Governo Federal.

(C) Compete ao SUS participar da execução das ações de saneamento básico.

(D) Compete ao SUS executar as ações de vigilância sanitária, epidemiológica e as de saúde do trabalhador.

(E) As instituições privadas poderão participar de forma complementar do Sistema Único de Saúde.

4. (Concurso público estadual: Inspetor em Vigilância Sanitária. Tocantins). Em relação à evolução histórica da Vigilância Sanitária no Brasil, considere as proposições a seguir:

I – No Brasil, ao longo do século XX, a Vigilância Sanitária foi um espaço de relação entre os campos econômico, político e de saúde na negociação de ações de controle de risco sanitário.

II – Os historiadores da saúde pública apontam que as condições políticas do começo do século XX foram as que dificultaram a legitimidade do modelo sanitário adotado, negando legalidade jurídica a todas as medidas de controle.

III – O termo "vigilância sanitária" foi incorporado legalmente pela primeira vez no Regulamento Sanitário Federal de 1923, que estabeleceu as competências do Departamento Nacional de Saúde Pública, criado em 1920.

Está(ão) correta(s) APENAS a(s) proposição(ões):

(A) I.

(B) II.

(C) III.

(D) I e III.

(E) II e III.

5. (Concurso público estadual: Inspetor em Vigilância Sanitária. Tocantins). A Vigilância Sanitária estabelece a sua prática com base no conceito de risco como possibilidade, perigo potencial, ou ameaça de dano ou agravo. Considerando o exposto:

(A) a natureza da ação de proteção da saúde, os objetos de ação de vigilância e o conhecimento multidisciplinar tornam suficientes o enfoque de risco para fundamentar as intervenções sanitárias.

(B) a atuação da Vigilância Sanitária se dá com base em legislação específica, concebendo o risco como fator único do surgimento da doença.

(C) o enfoque de risco deve estar relacionado aos objetos que compõem o espectro de abrangência das ações de Vigilância Sanitária.

(D) o conceito de risco está fora do rol de práticas associadas aos consumidores e cidadãos.

(E) os riscos e danos à saúde relacionados com o consumo de produtos, tecnologias e serviços podem ser decorrentes de ações de Vigilância Sanitária.

6. (Concurso público estadual: Inspetor em Vigilância Sanitária. Tocantins). Considerando os instrumentos de ação em Vigilância Sanitária no Brasil, afirma-se que:

I – a legislação constitui o único instrumento para a ação, em virtude da natureza interventora da Vigilância Sanitária e da necessidade de observância do princípio de legalidade na atuação do Estado;

II – a legislação sanitária se define na Saúde Pública como um instrumento voltado unicamente para o controle da disseminação de doenças contagiosas;

III – a fiscalização sanitária, o laboratório, a vigilância epidemiológica e a monitoração são instrumentos utilizados pela Vigilância Sanitária.

Está(ão) correta(s) APENAS a(s) afirmação(ões)

(A) I.

(B) II.

(C) III.

(D) I e II

(E) I e III.

7. São exemplos de programas de monitoramento da qualidade dos alimentos executados pela Anvisa:

(A) PNCRL – Programa Nacional de Controle de Resíduos em Leite.

(B) PNCRC – Programa Nacional de Controle de Resíduos em Carne.

(C) PNCRM – Programa Nacional de Controle de Resíduos em Mel.

(D) PAMVet – Programa de Análise de Resíduos de Medicamentos Veterinários em Alimentos de Origem Animal.

(E) PRP – Programa de Redução de Patógenos.

QUESTÕES DISCURSIVAS

1. A estruturação do atual modelo de controle sanitário de alimentos no Brasil é fragmentada, o que resulta, em alguns momentos, na desarticulação entre os órgãos de governo, antagonismo e duplicidade de ações. No seu ponto de vista, quais as ações estão sendo desencadeadas para minimizar esses conflitos?

2. O controle sanitário dos alimentos é realizado pelas competências compartilhadas entre o Ministério da Agricultura, Pecuária e Abastecimento (MAPA) e o Sistema Nacional de Vigilância Sanitária

(SNVS). Elabore uma lista dos alimentos que estão sob o âmbito de ação do MAPA e aqueles que estão sob a vigilância do SNVS.

3. Em 2008, foi criado o Centro Integrado de Controle da Qualidade de Alimentos (CQUALI-leite) como uma iniciativa conjunta entre Anvisa, MAPA e DPDC (Departamento de Proteção e Defesa do Consumidor), atualmente Senacon, para coordenar as atividades desses atores, fortalecer medidas preventivas e de controle. Acesse o portal da Anvisa (www.anvisa.gov.br) e descreva as principais ações delineadas por este programa.

REFERÊNCIAS BIBLIOGRÁFICAS

1. BRASIL. Lei nº. 9.782, de 26 de janeiro de 1999. Define o Sistema Nacional de Vigilância Sanitária, cria a Agência Nacional de Vigilância Sanitária. 1999. Disponível em: <www.anvisa.gov.br/htm>.
2. ______. Lei nº 8.078, de 11 de setembro de 1990. Código de Defesa do Consumidor. 1990. Disponível em: <www.in.gov.br>.
3. ______. Agência Nacional de Vigilância Sanitária. RDC nº 175, de 4 de julho de 2003. Dispõe sobre o Regulamento Técnico de boas práticas de fabricação para estabelecimentos industrializadores de amendoins processados e derivados e a lista de verificação das boas práticas de fabricação para estabelecimentos industrializadores de amendoins processados e derivados. Disponível em: <www.anvisa.gov.br/alimentos/bpf.htm>.
4. ______. Agência Nacional de Vigilância Sanitária. RDC nº 275, de 21 de outubro de 2002. Dispõe sobre o Regulamento Técnico de procedimentos operacionais padronizados aplicados aos estabelecimentos produtores/industrializadores de alimentos e a lista de verificação das boas práticas de fabricação em estabelecimentos produtores/industrializadores de alimentos. Disponível em: <www.anvisa.gov.br/alimentos/bpf.htm>.
5. ______. Agência Nacional de Vigilância Sanitária. Relatório Anual 2003 – Programa de Avaliação de Resíduos de Agrotóxicos em Alimentos. Disponível em: <www.anvisa.gov.br>.
6. ______. Agência Nacional de Vigilância Sanitária. Relatórios do Programa de Análise de Resíduos de Medicamentos Veterinários em Alimentos de Origem Animal (PAMVet). Monitoramento de resíduos em leite exposto ao consumo. Gerência Geral de Alimentos. Gerência de Ações de Ciência e Tecnologia de Alimentos. Disponível em: <www.anvisa.gov.br>.
7. ______. Agência Nacional de Vigilância Sanitária. Programa de Monitoramento da Qualidade Sanitária de Alimentos. Disponível em: <www.anvisa.gov.br>. Acesso em: 1 out. 2010.
8. ______. Ministério da Saúde. Portaria SVS nº. 326, de 30 de julho de 1997. Aprova o Regulamento Técnico sobre condições higiênico-sanitárias e de boas práticas de fabricação para estabelecimentos produtores/industrializadores de alimentos. Disponível em: <www.anvisa.gov.br/alimentos/bpf.htm>.
9. ______. Ministério da Saúde. Portaria SVS nº 377, de 26 de abril de 1999. Aprova o Regulamento Técnico referente a café torrado em grão e café torrado e moído. Disponível em: <www.anvisa.gov.br>.
10. ______. Senado Federal. Lei nº. 8.080, de 19 de setembro de 1990. Dispõe sobre as condições para a promoção, proteção e recuperação da saúde, a organização e o funcionamento dos serviços correspondentes. Disponível em: <www6.senado.gov.br/legislacao/ListaPublicacoes.action¿id=134238>.
11. Codex Alimentarius Comission (CAC). Guidelines for the design, operation, assessment and accreditation of food import and export inspection and certification. Disponível em: <www.codexalimentarius.net>.

12. Eduardo MBP, Miranda ICS. Saúde & cidadania: vigilância sanitária. São Paulo: Instituto para o Desenvolvimento da Saúde (IDS). Núcleo de Assistência Médico-Hospitalar (NAMH/FSP), 1998. p. 3.

13. Organização Panamericana da Saúde (Opas). Instituto Panamericano de Proteção de Alimentos (INPPAZ). HACCP: instrumento essencial para inocuidade dos alimentos. Buenos Aires: INPPAZ, 2001.

14. Programa Alimento Seguro (PAS). Análise de riscos na gestão da segurança de alimentos. Brasília, DF, 2004.

15. Serviço Nacional de Aprendizagem Industrial (Senai). Programa Alimentos Seguros. Disponível em: <www.alimentos.senai.br>.

16. Spers EE. Mecanismos de regulação da qualidade e segurança em alimentos. [tese]. São Paulo: Universidade de São Paulo; 2003.

17. World Health Organization (WHO). WHO global strategy for food safety: safer food for better health. Genebra, 2002. Disponível em: <www.who.int/foodsafety/publications/general/global_strategy/en/>.

4 CAPÍTULO

Ações e estratégias da vigilância epidemiológica

- Carla de Oliveira Rosas
- Marcelo Luiz Lima Brandão
- Silvia Maria dos Reis Lopes

CONTEÚDO

OBJETIVOS E PROPOSTA DE APRENDIZAGEM DO CAPÍTULO

Ao completar o estudo deste capítulo, o leitor estará apto a:

- definir vigilância epidemiológica;
- traçar um histórico da vigilância epidemiológica no Brasil;
- definir o termo "surto";
- descrever as doenças de notificação compulsória que podem ser veiculadas por alimentos e água;
- descrever a atuação dos laboratórios centrais de saúde pública (Lacen) na vigilância epidemiológica;
- descrever como a epidemiologia molecular pode ajudar na investigação de surtos.

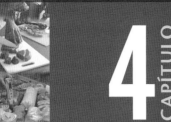

Introdução

Define-se vigilância epidemiológica como um conjunto de ações que permite reunir informações indispensáveis para conhecer, a qualquer momento, o comportamento ou a história natural das doenças, bem como detectar ou prever alterações de seus fatores condicionantes, com a finalidade de recomendar sobre bases firmes as medidas indicadas que levem à prevenção e ao controle de determinadas doenças.

O objetivo deste capítulo é transmitir conceitos de vigilância epidemiológica e suas aplicações na segurança de alimentos, visando à prevenção de riscos à saúde, com ênfase no controle de doenças de transmissão hídrica e alimentar.

O presente capítulo está estruturado em seis seções:

1) Histórico;
2) Doenças de notificação compulsória;
3) Funções da vigilância epidemiológica;
4) Vigilância Epidemiológica das Doenças Transmitidas por Alimentos;
5) Laboratórios Centrais de Saúde Pública;
6) Epidemiologia molecular.

Histórico

No Brasil, a vigilância epidemiológica foi iniciada na década de 1950 com o controle das doenças transmissíveis. Entretanto, tal prática era tão somente utilizada na observação sistemática e ativa de casos suspeitos dessas doenças e de seus contatos. Tratava-se da vigilância de pessoas, com medidas de isolamento ou quarentena.

Em 1975, o Ministério da Saúde (MS) instituiu o Sistema Nacional de Vigilância Epidemiológica (SNVE) mediante a Lei n.° 6.259. Com esta, foi criado também o Sistema de Notificação Compulsória de Doenças, estabelecendo a obrigatoriedade da comunicação de algumas enfermidades e de agravos à saúde.

O Sistema Único de Saúde (SUS) criado pela Lei n.° 8.080 em 1990 incorporou o SNVE e estabeleceu a sua atual definição. Com a reorganização do sistema de saúde brasileiro, caracterizado pela descentralização de responsabilidades, as ações da vigilância epidemiológica passaram a ser iniciadas pelas Secretarias Municipais de Saúde (SMS), podendo desencadear, quando necessário, ações específicas e estratégicas em nível estadual ou federal, com a possível participação de especialistas e centros de referência, inclusive internacionais.

Nesse mesmo ano, foi criado o Sistema de Informação dos Agravos de Notificação ou Sistema Nacional de Agravos Notificáveis (Sinan). O estabelecimento desse sistema de informação teve como objetivo principal sanar as dificuldades do sistema, racionalizando o processo de coleta e transferência de dados relacionados a doenças e agravos de notificação compulsória.

Em 2003, foi instituída a Portaria n.° 2.325 do MS, que ampliou a relação de doenças de notificação compulsória. Essa Portaria determinou também a obrigatoriedade de comunicação às Secretarias Municipais e Estaduais de Saúde (SES) e ao MS da ocorrência de agravos inusitados à saúde, como os surtos de doenças transmitidas por alimentos (DTAs).

Em 2010, foi criada a Portaria n.° 2.472 do MS, que define uma nova e atual relação de doenças, agravos e eventos em saúde pública de notificação compulsória em todo território nacional, revogando a Portaria n.° 2.325 de 2003.

Doenças de notificação compulsória

A lista das doenças de notificação compulsória nacional considera a relevância sanitária da doença para o país. A escolha dessas doenças obedece a alguns critérios, razão pela qual a lista é periodicamente revisada, tanto em função da situação epidemiológica das doenças quanto pela emergência de novos agentes, por alterações no Regulamento Sanitário Internacional[1] e também em virtude de acordos multilaterais entre países. Estados e municípios podem adicionar à lista outras patologias de interesse regional ou local, desde que justificada a sua necessidade.

A atual Portaria especifica as doenças de notificação obrigatória (suspeitas ou confirmadas), além das doenças ou eventos de "notificação imediata" que devem ser informados em no máximo 24 horas após a suspeita inicial (deve ser comunicado por telefone, e-mail, fax ou web às SMS e SES).

Os dados coletados sobre as doenças de notificação compulsória são incluídos no Sinan. Serão abordadas a seguir as doenças de notificação compulsória, aquelas que podem ser veiculadas por alimentos e água.

Botulismo

Doença neuroparalítica grave, não contagiosa, resultante da ação de uma potente toxina produzida pela bactéria *Clostridium botulinum*.

O botulismo alimentar ocorre pela ingestão de toxinas presentes em alimentos previamente contaminados e que foram produzidos ou conservados de maneira inadequada. Raramente ocorrem surtos envolvendo produtos processados industrialmente.

A enfermidade pode variar de duas horas a dez dias, com média de 12 a 36 horas. Quanto maior a concentração de toxina no alimento ingerido, menor o período de incubação. Ocorrem manifestações neurológicas de evolução crítica e elevada letalidade – ptose palpebral, visão turva e dupla, rouquidão, distúrbios da deglutição, flacidez muscular generalizada e outras alterações relacionadas com os nervos cranianos que podem provocar insuficiência respiratória e levar ao óbito por parada cardiorrespiratória.

1 Regulamento Sanitário Internacional (RSI 2005) – Tem como metas prevenir, proteger e controlar a propagação internacional de doenças, de maneira proporcional e restrita aos riscos para a saúde pública, evitando interferências desnecessárias no tráfego e no comércio internacionais.

No caso de botulismo de transmissão alimentar, todos os alimentos suspeitos deverão ser recolhidos imediatamente. Caso esse alimento seja de larga escala de distribuição e tenha origem industrial ou artesanal, toda a área deverá ser rastreada e o consumo do alimento suspeito deverá ser interrompido.

Cólera

Doença infecciosa intestinal aguda, causada pela enterotoxina produzida pela bactéria *Vibrio cholerae*. Pode se apresentar de forma grave, com diarreia aquosa e profusa, com vômitos, dor abdominal e câimbras. Quando não tratado, o quadro pode evoluir para desidratação, acidose e colapso circulatório, com choque hipovolêmico e insuficiência renal.

O modo de transmissão ocorre pela ingestão de água ou alimentos contaminados por fezes ou vômitos de indivíduos doentes ou portadores. O período de incubação varia de algumas horas a cinco dias.

É importante a intensificação de estudos que permitam a detecção precoce de *V. cholerae* toxigênico, bem como avaliar as características genéticas das cepas eventualmente encontradas. Por se tratar de doença de notificação internacional, os primeiros casos ocorridos em uma área específica devem ser prontamente comunicados por telefone, fax ou e-mail às autoridades sanitárias superiores.

Doença de Chagas

A doença de Chagas é uma infecção causada pelo protozoário *Trypanosoma cruzi* que pode ser transmitido ao homem por via vetorial ou clássica através dos triatomíneos (Barbeiro), oral através da ingestão de alimentos contaminados com o *T. cruzi*, por transfusão sanguínea, acidental em laboratório, vertical, de mãe para filho e por transplante de órgão de doador infectado.

A transmissão oral considerada esporádica e circunstancial em humanos está se tornando frequente na região amazônica e é responsável por surtos de doença de Chagas Aguda (DCA). Os casos recentes de DCA estão relacionados ao consumo do suco de açaí fresco, considerado essencial na dieta da população da Região Norte.

O primeiro foco de DCA ocorreu em Santa Catarina, em 2005, provocado pela ingestão de caldo de cana. Entre maio de 2005 e agosto de 2006, foram registrados 15 surtos da doença nos estados do Pará, Amazonas e Amapá pelo consumo do "vinho" do açaí.

A contaminação pelo *Trypanosoma cruzi* acontece de forma acidental, dentro da cadeia produtiva, podendo ocorrer durante a colheita, armazenamento, transporte ou no preparo. A transmissão ao homem se dá pela ingestão do inseto infectado ou de suas fezes, na hipótese de que sejam preparados junto com o alimento.

A doença de Chagas possui duas fases: uma aguda em que predomina o quadro inflamatório com intensa parasitemia. Essa fase tem a duração de 8 a 10 semanas e, após esse período, a doença se torna perene. A fase crônica se estabelece por toda a vida do paciente sem aparecer outras manifestações. Em torno de 70% dos casos apresentam apenas exames de sangue positivos, enquanto o restante dos infectados padece de problemas cardíaco e/ou do aparelho digestivo.

Febre tifoide

Doença bacteriana aguda, causada por *Salmonella typhi*. Essa enfermidade tem distribuição mundial, estando associada a baixos níveis socioeconômicos, condições precárias de saneamento, higiene pessoal e ambiental.

O reservatório do agente etiológico é o homem. O modo de transmissão ocorre, principalmente, de forma indireta, pela ingestão de água e alimentos contaminados com fezes de pacientes ou de portadores.

O período de incubação varia de uma a três semanas, dependendo da dose infectante. As manifestações clínicas consistem de febre, mal-estar, cefaleia, náusea, vômito e dor abdominal, podendo ser acompanhadas de erupção cutânea, bradicardia, esplenomegalia, diarreia e tosse seca.

A febre tifoide não apresenta sazonalidade ou outras alterações cíclicas, bem como distribuição geográfica espacial. Em áreas endêmicas, acomete com mais frequência indivíduos de 15 a 45 anos e sua taxa de ataque diminui com a idade.

Doença de Creutzfeldt-Jakob

Desordem neurodegenerativa de rápida progressão, fatal, cuja etiologia acredita-se ser devido a uma proteína conhecida como príon.

É uma encefalopatia espongiforme transmissível em que predominam demência, mioclonias, sinais piramidais, extrapiramidais e cerebelares, com óbito ocorrendo geralmente após um ano do início dos sintomas e afetando faixas etárias mais elevadas.

Pode ocorrer de três formas:

1) esporádica – que pode ser hereditária;
2) iatrogênica – transmitida por procedimentos médicos;
3) alimentar – variante em humanos relacionada à encefalite espongiforme bovina ("doença da vaca louca"), epidemia ocorrida no Reino Unido.

Hepatites virais

Doenças provocadas por diferentes agentes etiológicos virais, com tropismo primário pelo fígado, que apresentam características epidemiológicas, clínicas e laboratoriais distintas. Sua distribuição é universal e a magnitude varia de região para região, inclusive no Brasil, de acordo com os diferentes agentes etiológicos.

As hepatites virais têm grande importância para a saúde pública, pelo número elevado de indivíduos atingidos e pela possibilidade de complicações das formas agudas e crônicas. Os agentes etiológicos das hepatites virais transmitidas por alimentos e água são os vírus da hepatite A (HVA) e da hepatite E (HVE).

A forma de transmissão desses vírus se dá por via fecal-oral, estando ligada à condição de saneamento básico, qualidade da água e dos alimentos. O período de incubação varia de 14 a 60 dias.

A Organização Pan-Americana da Saúde (Opas) estima que ocorram por ano no Brasil 130 casos de hepatite A por 100 mil habitantes e que mais de 90% da população maior de 20 anos tenha sido exposta ao vírus. Em relação ao HVE, apesar de o país apresentar condições sanitárias deficientes em muitas regiões, ainda não foi descrita nenhuma epidemia causada pelo HVE. Contudo, alguns casos isolados têm sido notificados, demonstrando que há circulação desse vírus.

Funções da vigilância epidemiológica

São funções da vigilância epidemiológica:

- identificar padrões de comportamento de eventos adversos à saúde;
- investigar surtos epidêmicos;
- manter intercâmbio com sistemas de vigilância internacionais;
- oferecer subsídios às autoridades sanitárias para implementação de respostas rápidas dirigidas ao controle de riscos à saúde pública.

Essas funções são realizadas mediante coleta de dados, processamento, análise e interpretação dos dados, recomendação das medidas de controle apropriadas, promoção das ações de controle indicadas, avaliação da eficácia, efetividade das medidas adotadas e divulgação das informações.

Entre as aplicações da vigilância epidemiológica, temos a de detectar epidemias, defeitos congênitos, doenças emergentes, mudanças nos padrões de resistência de micro-organismos aos antimicrobianos, entre outras.

As ações da vigilância epidemiológica devem ser desenvolvidas de modo contínuo, visando ao conhecimento da doença como um todo, de forma que as medidas de intervenção possam ser operacionalizadas com eficácia. Quanto mais claros e abundantes os dados e as informações, melhor será a compreensão do quadro sanitário do local de estudo e, consequentemente, o planejamento adequado das ações e medidas a serem executadas.

Outro ponto-chave da vigilância epidemiológica é sua articulação com outros serviços de saúde pública como delineadora de determinadas áreas de pesquisa científica. Essa articulação se estabelece à medida que a vigilância pode assumir o papel de indutor de linhas de pesquisa que respondam a questões prioritárias ou de emergência em saúde pública. Em contrapartida, a incorporação do conhecimento produzido subsidiará a atualização de recomendações técnicas e normatização de medidas de controle de riscos.

Vigilância Epidemiológica das Doenças Transmitidas por Alimentos

As DTAs são definidas como doenças originadas pela ingestão de alimentos e/ou de água que contenham agentes contaminantes (bactérias, vírus, parasitas, toxinas, príon, produtos químicos, agrotóxicos ou metais tóxicos) em quantidades tais que afetem a saúde do consumidor, em nível individual ou grupos de população.

Segundo a Opas, surto de DTA é o episódio em que duas ou mais pessoas apresentam doença semelhante após ingerirem alimentos, inclusive água, da mesma origem e no qual a evidência epidemiológica ou análise laboratorial aponta os alimentos e/ou água como veículos da doença.

Existem vários mecanismos patogênicos envolvidos com a determinação das DTAs, que podem se manifestar por meio de:

- infecções transmitidas por alimentos: são doenças que resultam da ingestão de alimentos que contêm micro-organismos patogênicos vivos. Exemplos: salmoneloses, hepatite viral do tipo A e toxoplasmose;
- intoxicações ou toxinoses causadas por alimentos: ocorrem quando as toxinas das bactérias ou dos fungos estão presentes no alimento ingerido. Algumas toxinas podem estar presentes de maneira natural no alimento, como no caso de alguns fungos ou peixes. Exemplos: toxina botulínica e toxina estafilocócica;
- toxinfecção causada por alimentos: é uma doença que resulta da ingestão de alimentos com certa quantidade de micro-organismos causadores de doenças, os quais são capazes de produzir ou liberar toxinas após serem ingeridos. Exemplo: *Vibrio cholerae*, *Clostridium perfringens*.

No Brasil, a Vigilância Epidemiológica das Doenças Transmitidas por Alimentos (VE-DTA) foi implantada em 1999, em parceria com a Agência Nacional de Vigilância Sanitária (Anvisa), o Ministério da Agricultura Pecuária e Abastecimento (MAPA) e o Instituto Pan-Americano de Alimentos da Opas. Tem como objetivo reduzir a incidência das DTAs no Brasil, pelo conhecimento do problema e de sua magnitude, com vistas a subsidiar as medidas de prevenção e controle, contribuindo para a melhoria da qualidade de vida da população.

Segundo dados da VE-DTA, no período de 2000 até meados de 2014 ocorreram 9.719 surtos, com acometimento de 192.803 pessoas.

Os surtos de DTA são geralmente de difícil elucidação. Na maioria dos casos, o agente etiológico da doença não consegue ser definido, pois em geral esses agentes se expressam por variadas manifestações clínicas.

A obtenção de amostras dos alimentos envolvidos também constitui um grande complicador, pois em muitos casos são mal-acondicionados, encontrados em quantidades insuficientes ou descartados. Além disso, muitas vezes ocorrem a notificação tardia dos surtos às SMS, a coleta de amostras em tempo inoportuno, o uso de antibiótico pelos doentes antes da coleta de amostras, a não realização de pesquisa de toxinas nos testes de rotina dos laboratórios, e, ainda, o não encaminhamento das cepas isoladas para os laboratórios de referência nacional; tudo isso dificulta o diagnóstico das DTAs.

São conhecidos cerca de 250 agentes etiológicos causadores de DTA que podem se manifestar por meio de distintas síndromes, isoladas ou associadas, como as diarreicas, neurológicas, renais, hemolíticas, ictéricas, respiratórias e sistêmicas. Dentre os agentes mais envolvidos estão *V. cholerae*, *Salmonella* Typhi, *C. botulinum*, *C. perfringens*, outros sorovares de *Salmonella*, estafilococos (enterotoxinas), *Escherichia coli* patogênicas, *Bacillus cereus, Listeria monocytogenes e Campylobacter jejuni.*

A maioria dos casos de DTA é esporádica, o que significa que muitas vezes não se relaciona no tempo e espaço com outros casos, não sendo muitos deles captados pelo sistema de vigilância baseado essencialmente na notificação de surtos. A dificuldade em vigiar as DTAs decorre, fundamentalmente, de que sua principal manifestação é a diarreia, considerada ainda um fato banal tanto pela população quanto por profissionais de saúde; essa manifestação impõe desafios para o seu registro e controle. Assim, sua subnotificação tem sido o fator principal a impedir o conhecimento do verdadeiro impacto das DTAs na população, dificultando consequentemente o conhecimento dos alimentos causadores de doenças.

A investigação epidemiológica deve se iniciar logo após a notificação de casos isolados ou agregados de doenças. Essa investigação é um trabalho de campo, realizado com base nas notificações, que tem por objetivos:

- identificar a fonte de infecção e o modo de transmissão;
- identificar os grupos expostos ao risco e os fatores de risco;
- confirmar o diagnóstico e determinar as principais características epidemiológicas.

O seu propósito final é orientar medidas de controle para impedir a ocorrência de novos casos.

O registro da DTA é feito no formulário denominado "Inquérito Coletivo de Surto de Doença Transmitida por Alimento", que se encontra disponível no Sinan.

A investigação de uma doença veiculada por alimento ou água requer, além de sua condução pela equipe de vigilância epidemiológica, em grande parte dos eventos, especialmente em surtos e epidemias, a participação da vigilância sanitária, do setor da agricultura (defesa animal e vegetal), de saneamento básico, de meio ambiente e de outros.

Os casos de ocorrência de DTA vêm aumentando de modo significativo mundialmente e vários são os fatores que contribuem para a emergência dessas doenças, dentre os quais se destacam o aparecimento de novos patógenos, a reemergência de bactérias patogênicas antigas, bem como o aumento da resistência desses micro-organismos aos antimicrobianos. Esse fato pode ser explicado pelas consideráveis mudanças ocorridas nos procedimentos de produção dos alimentos, nas práticas agrícolas, na criação de animais, nas tecnologias de produção e nas técnicas de conservação.

O panorama das DTAs pelo mundo também sofreu mudanças e tendências pela contribuição de diversos fatores. Entre esses se destacam o rápido crescimento populacional, o aumento do comércio global de alimentos, o aumento do trânsito de pessoas, as mudanças nos hábitos alimentares, o aumento da proporção de indivíduos imunocomprometidos e as mudanças no clima, que podem acarretar o aparecimento de novos vetores.

Esses fatores contribuíram para mudar, inclusive o protótipo de surto, anteriormente identificado como restrito a instituições como escolas, creches ou residências, ou a eventos como festas. Hoje, casos aparentemente isolados, em regiões distintas, podem ser componentes de um mesmo surto causado por um alimento comum não detectado pelos métodos tradicionais da vigilância epidemiológica. Por isso, um caso isolado causado por uma refeição suspeita passa a ter importância epidemiológica, pois pode ser a expressão de um surto.

O aumento da importância das DTAs em saúde pública tornou necessária uma complexa regulamentação das atividades desenvolvidas em todos os pontos da cadeia produtiva. O setor de saúde tem importante parcela de responsabilidade pelo contínuo processo da elaboração de normas e a fiscalização de seu cumprimento, sendo a vigilância epidemiológica um importante instrumento na identificação de grupos e fatores de risco associados às DTAs participando da fundamentação técnica para elaboração e atualização dessas normas.

O controle das DTAs é de extrema importância, pois elas são um problema de saúde pública mundial, tanto nos países desenvolvidos quanto naqueles em desenvolvimento, causando cerca de 1,8 milhão de óbitos por ano.

Vigilância Ativa de Doenças Transmitidas por Alimentos

A Vigilância Ativa de Doenças Transmitidas por Alimentos (VA-DTA) representa um subsistema do sistema de VE-DTA, complementar ao de investigação de surtos e ao monitoramento das doenças diarreicas agudas (MDDA), com vistas a conhecer a incidência dessas doenças na população e a proporção de alimentos responsáveis por elas.

Por sua vez, a investigação de novos casos com base em patógenos isolados ou identificados nos laboratórios permitirá o conhecimento de possíveis novos surtos e do perfil epidemiológico dos patógenos emergentes e reemergentes na população, um dos principais objetivos da VA-DTA.

Nos Estados Unidos, o Centro de Controle e Prevenção de Doenças (CDC) é responsável por gerir a Rede de Vigilância Ativa de Doenças Transmitidas por Alimentos (*FoodNet*), que realiza a vigilância de nove agentes patogênicos transmitidos por alimentos de dez áreas geográficas delimitadas do país. A *FoodNet* coleta dados sobre casos de DTA ao estar em contato com os laboratórios das áreas-chave para obter informações sobre as infecções confirmadas. A *FoodNet* é utilizada para determinar estimativas precisas do ônus das DTAs, monitorar suas tendências e conduzir estudos de caso-controle para DTA esporádica.

No Brasil, o sistema de VA-DTA, atualmente implantado em alguns estados, consiste na ação da vigilância epidemiológica, integrada a vários órgãos envolvidos com a doença e o alimento. Essa ação tem como base a investigação de casos detectados pelos laboratórios clínicos, microbiológicos e de estudos epidemiológicos incorporados à rotina para compreender melhor o perfil das DTAs.

As DTAs que compõem a VA-DTA incluem as infecções causadas pelas bactérias *Salmonella, Shigella, Campylobacter, E. coli* O157:H7 e outros grupos de *E. coli, L. monocytogenes, Yersinia enterocolitica* e víbrios; pelos parasitas *Cryptosporidium, Cyclospora, Giardia* e *Toxoplama gondii* e também pelos vírus *Rotavirus, Adenovirus, Calicivirus, Astrovirus, Coronavirus e Norovirus.* Não se trata de uma vigilância dirigida apenas à ocorrência de surtos, mas à busca ativa de casos decorrentes desses patógenos, contribuindo sobremaneira na detecção de surtos.

Laboratórios Centrais de Saúde Pública

A Coordenação Geral de Laboratórios (CGLAB) da SVS do MS coordena a rede formada pelos Laboratórios Centrais de Saúde Pública (Lacen) em todas as unidades federadas, as quais recebem e processam as amostras clínicas e bromatológicas dos casos e surtos de DTA e exercem um papel fundamental nas investigações.

É função do Lacen o suporte às ações preventivas, corretivas e de estudos epidemiológicos, fornecendo, pela realização de testes laboratoriais, o diagnóstico etiológico. Também devem ser incorporados os dados decorrentes de estudos epidemiológicos especiais, realizados pelos laboratórios de saúde pública em apoio às ações de vigilância.

Cabe ao Lacen manter disponíveis utensílios adequados para a coleta de amostras destinadas às análises (microbiológicas, de resíduos de pesticidas, metais tóxicos e outros); orientar a coleta, o acondicionamento e o transporte das amostras; analisar as amostras comunicando rapidamente os resultados; encaminhar possíveis agentes etiológicos isolados das amostras para laboratórios de referência; elaborar laudos, orientar a interpretação dos resultados das análises, participar das discussões e conclusões da investigação epidemiológica.

Epidemiologia molecular

Os laboratórios de análise clínica e de alimentos, após isolarem um agente etiológico de DTA, devem encaminhar o material para os laboratórios de referência, que complementam a identificação com base em análises moleculares. Os perfis moleculares obtidos fornecem informações importantes para o estudo epidemiológico das DTAs. Esses perfis são comparados com informações existentes em bancos de dados internacionais que possibilitam a rastreabilidade e a interligação de surtos e de casos isolados ocorridos em diferentes regiões.

O banco de dados da PulseNet foi estabelecido no ano de 1995 e trata-se de um programa colaborativo entre o CDC, o U.S. Department of Agriculture's Food Safety and Inspection Service (USDA-FSIS), o Food and Drug Administration (FDA) e o departamento de saúde de dez estados americanos. O PulseNet tem sido utilizado para a avaliação epidemiológica de casos de DTA, facilitando a identificação precoce de surtos de origem comum.

A PulseNet abrange uma rede de laboratórios e de alimentos e de saúde pública que realiza a subtipagem microbiana das bactérias isoladas em amostras humanas e de alimentos.

A subtipagem das cepas bacterianas é feita por meio da eletroforese em gel de campo pulsado (*pulsed field gel etetroforese* – PFGE), possibilitando que casos aparentemente esporádicos sejam associados e identificados como parte de um surto emergente, podendo auxiliar na identificação rápida de uma fonte alimentar causadora de um surto.

Atualmente, a *PulseNet* tem bases de dados para os seguintes organismos: *E. coli* O157 e *E. coli* produtora de toxina Shiga (não-O157), *Salmonella* spp., *Shigella* spp., *L. monocytogenes*, *Campylobacter*, *V. cholerae*, *Yersinia pestis* e *V. parahaemolyticus*.

A *Pulsenet* internacional é uma rede de laboratórios de referência em todo o mundo que utiliza o PFGE e compartilha informações em tempo real. A vigilância resultante fornece alerta precoce de patógenos emergentes e de surtos de doenças transmitidas por alimentos e pela água.

A rede *PulseNet* internacional é composta por *PulseNet* USA, *PulseNet* Canadá, *PulseNet* Europa, *PulseNet* Ásia – Pacífico, *PulseNet* Oriente Médio, *PulseNet* África e *PulseNet* América Latina e Caribe.

Na América Latina, dentre as instituições que têm desempenhado um papel importante na criação e no reforço contínuo da *PulseNet*, estão a Opas e o Instituto Nacional de Enfermidades Infecciosas (Inei). O Inei é responsável pelo suporte técnico em relação aos protocolos PFGE, análise, certificação e programas de controle da qualidade, enquanto a Opas fornece todos os elementos necessários para a comunicação entre os membros, o desenvolvimento e a manutenção de servidores para os bancos de dados regionais e o desenvolvimentos do projeto. Ambas as organizações, junto com o CDC, compartilham as responsabilidades pelo planejamento estratégico e a condução da *PulseNet* América Latina. Participam da rede os laboratórios de referência da Argentina, Bolívia, Brasil, Chile, Colômbia, Costa Rica, Cuba, Guatemala, México, Nicarágua, Paraguai, Peru e Uruguai.

Outra ferramenta utilizada na caracterização de isolados bacterianos e outros organismos é a tipagem de sequências *multilocus*, do inglês *multilocus sequence typing* (MLST). O MLST é uma base de dados que recebe, organiza, compara e disponibiliza informações sobre sequências de DNA de determinados genes-alvo para toda a comunidade científica. O objetivo desse sistema é prover a identificação precisa e de alta discriminação de determinados micro-organismos. A grande vantagem desse sistema é que a diferença entre linhagens é indexada diretamente nas sequências de DNA. Como esses genes evoluem muito lentamente, se tornam ideais para estudos epidemiológicos e de identificação de longo prazo.

Para finalizar, a atuação integrada entre as equipes de vigilância epidemiológica, da vigilância sanitária, dos Lacen e outros laboratórios de análises clínicas é fundamental para uma atuação efetiva no controle das DTAs.

A investigação epidemiológica das DTAs permite que alimentos contaminados envolvidos em surtos sejam identificados e retirados do mercado. Os dados gerados nessas investigações também permitem a determinação da prevalência de doenças em regiões específicas e a identificação das principais classes de alimentos envolvidos. Pela análise dessas informações, ações e medidas de controle podem ser implementadas, de forma a prevenir e controlar novos casos de doenças e agravos à saúde da população.

RESUMO

- Vigilância epidemiológica: conjunto de ações que permite reunir informações indispensáveis para conhecer, a qualquer momento, o comportamento ou a história natural das doenças, bem como detectar ou prever alterações de seus fatores condicionantes, com a finalidade de recomendar, sobre bases firmes, as medidas indicadas que levem à prevenção e ao controle de determinadas doenças.
- Histórico da Vigilância Epidemiológica no Brasil: foi iniciada em 1950, tendo como foco o controle das doenças transmissíveis e o isolamento de doentes como medida de controle principal. Em 1975, foi criado o Sistema Nacional de Vigilância Sanitária (SNVS) e com este foi instituído o Sistema de Notificação Compulsória de Doenças. Em 1990, o SNVS foi incorporado ao SUS, com sua atual definição e com o novo modelo de descentralização de responsabilidades. Em 2003, ocorreu a ampliação do quadro das doenças de notificação compulsória, e em 2014 foi definida a atual relação dessas doenças.
- Vigilância Epidemiológica de Doenças Transmitidas por Alimentos (VE-DTA): sistema de vigilância que tem como objetivo reduzir a incidência das DTAs no Brasil, pelo conhecimento do problema e de sua magnitude, com vistas a subsidiar as medidas de prevenção e controle.
- Doenças de Notificação Compulsória que podem ser veiculadas por alimentos e água: botulismo, cólera, febre tifoide, doença de Creutzfeldt-Jakob e hepatites virais.
- Vigilância Ativa de Doenças Transmitidas por Alimentos (VA-DTA): Subsistema do VEDTA que visa conhecer a incidência e o perfil das DTAs na população. Consiste na ação da vigilância epidemiológica, integrada a vários órgãos envolvidos com a doença e o alimento. Tem como base os casos detectados pelos laboratórios clínicos, microbiológicos e de estudos epidemiológicos.
- Epidemiologia molecular: laboratórios distribuídos nos cinco continentes utilizam e disponibilizam bancos de dados com informações de casos de DTA, assim como perfis moleculares (análises em *pulsed field gel etetroforese* – PFGE) de agentes etiológicos isolados de amostras de material humano e de alimentos. Essas informações facilitam a identificação precoce de surtos de origem comum e ajudam os epidemiologistas nas investigações desses eventos. Temos como exemplo a rede *PulseNet* (EUA) e a *PulseNet* internacional (formada por laboratórios de referência em todo o mundo). Outra ferramenta utilizada na caracterização de isolados bacterianos é a *multilocus sequence typing* (MLST), uma base de dados que recebe, organiza, compara e disponibiliza informações sobre sequências de DNA de determinados genes-alvo de micro-organismos específicos.

SUGESTÕES DE LEITURA

BRASIL. Ministério da Saúde. Secretaria de Vigilância em Saúde. Departamento de Vigilância Epidemiológica. Guia de vigilância epidemiológica. 7. ed. Brasília, 2009.

Forsythe SJ. Microbiologia da segurança dos alimentos. 2.ed. Porto Alegre: Artmed, 2013.

QUESTÕES DISCURSIVAS

1. Defina vigilância epidemiológica e descreva duas de suas funções.
2. Aponte as diferenças da vigilância epidemiológica iniciada no Brasil na década de 1950 com o modelo atual.
3. Quais são as doenças de notificação compulsória veiculadas por alimentos ou água?
4. Dentre as doenças de notificação compulsória veiculadas por alimentos e água encontra-se a cólera. Identifique as características dessa doença que lhe destacam neste grau de importância.
5. Defina surto de DTA.
6. O que é a vigilância ativa das DTAs?
7. Nos últimos anos, o panorama das DTAs sofreu mudanças. Cite algumas dessas mudanças que influenciaram no aumento dos casos de DTA pelo mundo.
8. Qual a função dos Lacen na vigilância epidemiológica das DTAs?
9. Como a epidemiologia molecular pode ajudar na investigação de surtos?
10. Em um caso hipotético de surtos esporádicos de DTA ocorrendo em diferentes regiões do planeta, quais ferramentas epidemiológicas poderiam ser utilizadas para elucidar possíveis correlações entre os casos?

REFERÊNCIAS BIBLIOGRÁFICAS

1. BRASIL. Congresso Nacional. Lei nº. 6.259, de 30 de outubro de 1975. Dispõe sobre a organização das ações de Vigilância Epidemiológica, sobre o Programa Nacional de Imunizações, estabelece normas relativas à notificação compulsória de doenças, e dá outras providências. Diário Oficial da União. Brasília, DF, 31 out. 1975.
2. ______. Congresso Nacional. Lei nº. 8.080, de 19 de setembro de 1990. Regula em todo o território nacional, as ações e serviços de saúde, executados isolados ou conjuntamente, em caráter permanente ou eventual, por pessoas naturais ou jurídicas de direito público ou privado. Diário Oficial da União. Brasília, DF, 20 set. 1990.
3. ______. Ministério da Saúde. Portaria nº 1271, de 06 de junho de 2014. Define a lista nacional de notificação compulsória de doenças, agravos e eventos de saúde pública em todo o território nacional. Diário Oficial da União. Brasília, DF, 09 junho de 2014.
4. ______. Ministério da Saúde. Secretaria de Vigilância em Saúde. Boletim eletrônico epidemiológico. Ano 5, n. 6, 2005. Disponível em: <http://portal.saude.gov.br/portal/arquivos/pdf/bol_epi_6_2005_corrigido.pdf>.
5. ______. Ministério da Saúde. Profissional e gestor: informações técnicas. 2009. Dis-

ponível em: <http://portal.saude.gov.br/portal/saude/profissional/visualizar_texto.cfm?idtxt=31758>.

6. ______. Ministério da Saúde. Secretaria de Vigilância em Saúde. Departamento de Vigilância Epidemiológica. Guia de vigilância epidemiológica. 7. ed. Brasília, DF, 2009. (Série A. Normas e Manuais Técnicos).

7. ______. Ministério da Saúde. Portaria nº. 2.472, de 31 de agosto de 2010. Define as terminologias adotadas em legislação nacional, conforme disposto no Regulamento Sanitário Internacional 2005 (RSI 2005), a relação de doenças, agravos e eventos em saúde pública de notificação compulsória em todo o território nacional e estabelecer fluxo, critérios, responsabilidades e atribuições aos profissionais e serviços de saúde. Diário Oficial da União. Brasília, DF, 1 set. 2010.

8. ______. Agência Nacional de Vigilância Sanitária. Informe Técnico nº 35 de 19 de Junho de 2008. Assunto: Gerenciamento de Risco Sanitário na Transmissão de Doença de Chagas Aguda por Alimentos. Disponível em: http://portal.anvisa.gov.br/wps/portal/anvisa/anvisa/home/alimentos/!ut/p/c4/04_SB8K8xLLM9MSSzPy8xBz9CP0os3hnd0cPE-3MfAwMDMydnA093Uz8z00B_A3cvA_2CbEdFADQgSKI!/?1dmy&urile=wcm%3Apath%3A/anvisa+portal/anvisa/inicio/alimentos/publicacao+alimentos/informes+alimentos/2008-06-19-35

9. Centers For Disease Control And Prevention (USA). PulseNet. Atlanta, 2009. Disponível em: <www.cdc.gov/pulsenet/>.

10. ______. FoodNet – Foodborne Diseases Active Surveillance Network. Atlanta, 2010. Disponível em: <www.cdc.gov/FoodNet/>.

11. Forsythe SJ. Microbiologia da segurança alimentar. Porto Alegre: Artemd, 2002.

12. Graves LM, Swaminathan B. PulseNet standardized protocol for subtyping Listeria monocytogenes by macrorestriction and pulsed-field gel electrophoresis. Int J Food Microbiol. 2001;65:55-62.

13. Maiden MC, et al. Multilocus sequence typing: a portable approach to the identification of clones within populations of pathogenic microorganisms. Proc Natl Acad Sci USA. 1998; 95(6):3140-5.

14. Muñoz F, et al. Las funciones essenciales de la salud pública: un tema emergente en las reformas del sector de la salud. Rev Panam Salud Publica. 2000;8(1/2):126-34.

15. Newll DG, et al. Food-borne diseases: the challenges of 20 years ago still persist while new ones continue to emerge. Int J of Food Micriobiol. 2010;139:S13-S15.

16. Pulsenet International. The International Molecular Subtyping Network for Foodborne Disease Surveillance. Atlanta, 2010. Disponível em: <http://pulsenetinternational.org/>.

17. SÃO PAULO (Estado). Centro de Vigilância Epidemiológica. Vigilância ativa das doenças transmitidas por alimentos: normas e instruções. São Paulo, 2002. Disponível em: <www.cve.saude.sp.gov.br>.

18. SÃO PAULO (Estado). Centro de Vigilância Epidemiológica. Vigilância epidemiológica das doenças transmitidas por alimentos: manual do treinador. São Paulo, 2004. Disponível em: <www.cve.saude.sp.gov.br/htm/hidrica/vedta_curso.html>.

19. Thacker SB, Berkelman RL. Public health surveillance in the United States. Epidemiol Rev. 1988;10:164-90.

20. Waldman EA, Freitas FRM. A vigilância epidemiológica e sua interface com as práticas de vigilância sanitária. In: Costa EA. (Org.). Vigilância sanitária: desvendando o enigma. Salvador: Editora da UFBA, 2008; p. 135-48.

21. World Health Organization. Food and Agricultural Organization. Viruses in food: scientific advice to support risk management activities. Microbiological Risk Assessment Series, 13. Geneva, 2008.

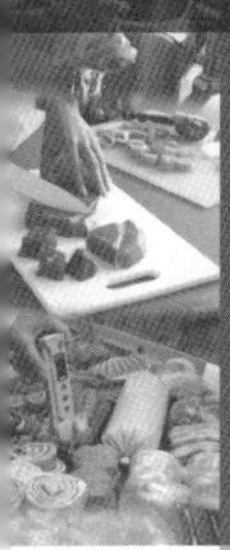

5 CAPÍTULO

As interfaces entre as ferramentas de qualidade e a segurança de alimentos

- Rose Mary Maduro Camboim de Azevedo

CONTEÚDO

OBJETIVOS E PROPOSTA DE APRENDIZAGEM DO CAPÍTULO

Ao completar o estudo deste capítulo, o leitor estará apto a:

- caracterizar as fases da qualidade;
- conceituar o termo qualidade no contexto de suas dimensões;
- descrever, resumidamente, a evolução do conceito de qualidade;
- descrever as ferramentas básicas da qualidade;
- relacionar as ferramentas básicas da qualidade e a segurança de alimentos.

Introdução

Nas últimas décadas observou-se uma mudança nos hábitos e nas preferências alimentares dos consumidores, consequência do aumento da idade média da população e da busca por uma melhor qualidade de vida.

Adicionalmente vem crescendo a conscientização quanto às questões sociais, ambientais e de segurança de alimentos, como a não exploração de mão de obra infantil, a produção ambientalmente correta e sustentável, a redução do uso de agroquímicos e o controle e o rastreamento da cadeia produtiva dos alimentos.

Para as organizações tornou-se um diferencial competitivo demonstrar que seus produtos atendem às exigências quanto a essas questões. Percebe-se que esse diferencial competitivo é estratégico, pois, diante do cenário de economia crescentemente aberta e globalizada, a forma mais efetiva para a conquista de mercados é a competitividade, que depende de fatores como qualidade, produtividade e infraestrutura.

Assim, os novos desafios para área de alimentos estão relacionados à qualidade – intrínseca e percebida – dos produtos, destacando características nutricionais, sensoriais e funcionais, além de aspectos de segurança, incluindo a origem do produto.

Diante do exposto, a proposta deste capítulo é apresentar a fundamentação teórica sobre a qualidade, enfatizando as ferramentas de qualidade e sua interface com a segurança de alimentos.

O presente capítulo está estruturado em três seções, subordinadas ao tema qualidade e segurança de alimentos:

1) Evolução da qualidade;
2) Dimensões da qualidade;
3) Ferramentas da qualidade.

A evolução da qualidade

O conceito de qualidade é conhecido há milênios, porém somente no século XX é que a qualidade surgiu como uma função gerencial. Para demonstrar a evolução da qualidade, Garvin organizou-a em quatro fases distintas: inspeção, controle estatístico da qualidade, garantia da qualidade e gestão estratégica da qualidade. Nos Estados Unidos, essa evolução regular da qualidade foi denominada, por Garvin, "eras da qualidade", as quais de forma resumida são apresentadas a seguir.

Era da inspeção

De acordo com Garvin, nos séculos XVIII e XIX a fabricação de produtos era realizada por artesãos e trabalhadores experientes. A produção era feita em pequena escala e o ajuste de uma peça à outra era feito manualmente. A inspeção, quando feita, só ocorria após os produtos já estarem prontos, para assegurar que estavam em perfeitas condições de funcionamento. Existia uma relação de confiança entre os consumidores e os fabricantes.

Quando a produção passou a ser executada em grande escala é que a inspeção passou a ser necessária, pois não havia mais como encaixar, manualmente, as peças uma nas outras. Era preciso mão de obra qualificada, o que tornava o processo caro e longo.

De acordo com Algarte, a partir da Revolução Industrial ocorreram grandes mudanças na administração das empresas; o processo industrial foi dividido em fases, ocasionando o distanciamento entre o produtor e o consumidor, e originando os primeiros problemas com a qualidade do produto.

Com a Primeira Guerra Mundial houve um aumento na demanda por material bélico e, dessa forma, a falta de qualidade dos produtos cresceu, sendo necessária a criação da figura do inspetor.

Com a publicação da obra *The control of quality in manufacturing*, de G.S. Radford, em 1922, é que a inspeção foi tratada mais especificamente como princípio do controle da qualidade. O enfoque principal do livro era a inspeção e sua função de assegurar a qualidade por meio da verificação. O comprador tinha como interesse principal a verificação do atendimento aos requisitos estabelecidos.

Essa situação se manteve inalterada por muitos anos. O controle da qualidade abrangia então a inspeção e as atividades como a contagem, a classificação pela qualidade e os reparos.

Controle estatístico da qualidade

Em 1931, começou a ser estudada a criação do controle estatístico da qualidade. A obra *Economic control of quality of manufactured product*, de Walter Shewhart, foi publicada naquele ano, apresentando várias técnicas de controle estatístico da qualidade, sendo a mais importante a carta de controle estatístico de processo.

Shewhart trabalhava para a empresa *Bell System* nos Estados Unidos e suas técnicas, junto com as técnicas de dois colegas de trabalho, Dodge e Roming, permitiram a realização da inspeção por amostragem, ao invés da inspeção de 100% dos produtos.

Segundo Garvin

> As técnicas de amostragem partem do princípio de que inspecionar 100% é uma maneira ineficiente de separar os produtos adequados dos inadequados. Uma alternativa clara é verificar um número limitado de um lote de produção e, depois, decidir com base nessa verificação se o lote inteiro é aceitável.

Importante destacar que o uso do controle estatístico possibilitou a identificação de defeitos no processo de produção, evitando que os produtos defeituosos fossem somente identificados após a inspeção.

No final dos anos 1940, o controle da qualidade já estava estabelecido, porém por ser basicamente estatístico, restringiu-se em grande parte à fábrica. Somente nos anos 1950 e início de 1960 é que esse cenário se modificou, após publicação de algumas obras. Essas obras introduziram a era da garantia da qualidade.

Garantia da qualidade

Após a Segunda Guerra Mundial, a qualidade ganhou uma nova dimensão. A garantia da qualidade continuava se preocupando com a prevenção dos problemas, no entanto, os objetivos se expandiram para muito além da estatística. Havia quatro elementos distintos:

1) quantificação de custos da qualidade;
2) controle total da qualidade;
3) engenharia da confiabilidade;
4) zero defeito.

De acordo com Juran (1991), os custos podiam ser divididos em custos evitáveis e custos inevitáveis, considerando um determinado nível da qualidade. Até então, a qualidade era vista como onerosa. Para se obter boa qualidade era preciso gastar muito dinheiro, encarecendo o preço final do produto.

Os custos inevitáveis eram os que se referiam à prevenção, por exemplo, amostragem, inspeção e classificação. Já os custos evitáveis seriam aqueles associados aos defeitos e falhas dos produtos, processamento de reclamações e à insatisfação dos clientes.

Esses custos evitáveis foram considerados por Juran como "ouro da mina", pois poderiam ser reduzidos investindo-se na melhoria contínua da qualidade.

Já o controle total da qualidade foi proposto por Feigenbaum, em 1956, e preconizava a criação de um Departamento de Engenharia da Qualidade para cuidar exclusivamente do assunto.

A contribuição de Feigenbaum refere-se à criação de um sistema eficiente para a integração do desenvolvimento da qualidade, da manutenção da qualidade e dos esforços de melhoramento da qualidade dos diversos grupos em uma organização, permitindo produção e serviços em níveis mais econômicos, que levem em conta a satisfação total do consumidor, mostrando que a qualidade é uma tarefa de todos.

Ao mesmo tempo em que Feigenbaum propôs o "controle total da qualidade", surgia a engenharia da confiabilidade que visava, antes de qualquer coisa, prevenir a ocorrência de defeitos.

A engenharia da confiabilidade surgiu com o objetivo de garantir que um produto apresentasse um desempenho confiável ao longo do tempo.

Os equipamentos e sistemas militares vinham apresentando defeitos e, por isso, surgiu a necessidade de se prestar mais atenção ao desempenho dos produtos ao longo do tempo.

A solução encontrada foi associar os recursos da teoria da probabilidade com métodos formais de desempenho de equipamentos ao longo do tempo.

O conceito de distribuição de probabilidade foi utilizado para realizar a análise da confiabilidade de um produto em função do tempo.

Assim como o controle da qualidade, a engenharia da confiabilidade visava à prevenção dos defeitos.

Zero defeito, ao contrário do controle da qualidade, tinha foco nas relações humanas e nas expectativas de gerenciamento. Surgiu na Martin Company, em 1961, uma empresa que fabricava mísseis. O gerente geral da Martin em Orlando, na Flórida, recebeu um pedido de um míssel para ser entregue ao comando de mísseis do exército americano com apenas um mês de antecedência.

Havia pouco tempo para a inspeção usual e a correção posterior dos erros e, além disso, o gerente havia prometido entregar um míssel perfeito, sem problemas físicos, documentais e com todo o equipamento preparado para operação em dez dias após a entrega. Sendo assim, o gerente solicitou que todos os envolvidos na construção do míssel o fizessem correto da primeira vez. O resultado foi surpreendente, pois eles conseguiram entregar um míssel perfeito.

Essa experiência demonstrou que era preciso investir na motivação e conscientização dos empregados. A gerência então desenvolveu um programa com objetivo de "promover uma vontade, consciente, de fazer o trabalho (qualquer trabalho) certo da primeira vez".

Esse programa foi chamado de zero defeito. Seus principais objetivos eram a motivação e conscientização, dando menos importância à proposta específica e à técnica de soluções de problemas.

A era da garantia da qualidade teve como seu último movimento o zero defeito. A partir desse momento, a área da qualidade passou a se preocupar com as atividades de projeto, engenharia, planejamento e serviços tanto quanto a estatística e o controle de produção.

O Quadro 5.1, adaptado de Garvin (2002), demonstra, de forma resumida, a evolução da qualidade da inspeção até a garantia da qualidade.

Quadro 5.1 – Evolução da qualidade

	Etapas do movimento da qualidade		
Identificação de característica	Inspeção.	Controle estatístico da qualidade.	Garantia da qualidade.
Preocupação básica	Verificação.	Controle.	Coordenação.
Visão da qualidade	Um problema a ser resolvido.	Um problema a ser resolvido.	Um problema a ser resolvido, mas que seja enfrentado proativamente.
Ênfase	Uniformidade dos produtos.	Uniformidade do produto com menos inspeção.	Toda a cadeia de produção, desde o projeto até o mercado, e a contribuição de todos os grupos funcionais, especialmente dos projetistas, para prevenir falhas da qualidade.
Métodos	Aparelhos de medidas e mensuração.	Instrumentos e técnicas estatísticas.	Programas e sistemas.
Papel dos profissionais da qualidade	Inspeção, classificação, contagem e avaliação.	Solução de problemas e aplicação de métodos estatísticos.	Mensuração da qualidade, planejamento da qualidade e projeto de programas.
Quem é o responsável pela qualidade?	O departamento de inspeção.	Os departamentos de fabricação e engenharia.	Todos os departamentos, embora a alta gerência só se envolva perifericamente com os projetos, o planejamento e a execução das políticas da qualidade.
Orientação e abordagem	"Inspeciona" a qualidade.	"Controla" a qualidade.	"Constrói" a qualidade.

Gestão estratégica da qualidade

A gestão estratégica da qualidade surgiu dos novos desafios com os quais as indústrias se depararam: os mercados exigindo novos métodos que garantissem mais produtividade, mais qualidade intrínseca nos produtos, menos defeito, mais flexibilidade na produção, enfim mais competitividade.

Não há livros ou artigos que marquem o início da gestão estratégica da qualidade, porém, de acordo com Garvin, muitos gerentes norte-americanos acreditam que o último desenvolvimento da disciplina tenha sido a garantia da qualidade.

Adicionalmente, atribui-se a incursão dos fabricantes japoneses na economia americana, por meio de produtos com qualidade e confiabilidade superiores, ao efeito de sensibilização da alta gerência para a qualidade dos produtos.

Nesse sentido, a solução foi definir qualidade do ponto de vista do cliente. De acordo com Garvin, a essência dessa nova abordagem foi bem resumida no relatório da Sociedade Americana de Controle da Qualidade (ASQL):

- não são os fornecedores do produto, mas aqueles para quem eles servem – os clientes, usuários e aqueles que os influenciam ou representam – que têm a última palavra quanto até que ponto um produto atende às suas necessidades e satisfaz suas expectativas;
- a satisfação relaciona-se com o que a concorrência oferece;
- a satisfação, relacionada com o que a concorrência oferece, é conseguida durante a vida útil do produto, e não apenas na ocasião da compra;
- é preciso um conjunto de atributos para proporcionar o máximo de satisfação àqueles a quem o produto atende;

A partir desse momento, chega-se a uma reformulação das abordagens tradicionais da qualidade. As metas da qualidade tornaram-se móveis, sendo reformuladas a níveis cada vez mais altos.

A gestão estratégica da qualidade se preocupa com a prevenção dos problemas e com a melhoria contínua, sendo mais ampla do que as etapas antecessoras, porém visualizam-se aspectos do controle estatístico e da garantia da qualidade nessa nova abordagem.

Sistemas de gestão da qualidade

A partir da globalização tornou-se imprescindível uniformizar os sistemas da qualidade adotados pelos diversos países. Foram criadas normas internacionais sobre sistemas da qualidade.

Norma técnica é um documento estabelecido por consenso e aprovado por um organismo reconhecido, que fornece para uso comum e repetitivo, regras, diretrizes ou características para atividades ou seus resultados, visando à obtenção de um grau ótimo de ordenação em um dado contexto.

A *International Organization for Standardization* (ISO), criada em 1947, é uma organização internacional, privada e sem fins lucrativos, da qual participam vários países. A ISO é dividida em 256 Comitês Técnicos (CTs) que cuidam da normalização específica de cada setor da economia, elaborando normas internacionais sobre produtos e serviços.

A Associação Brasileira de Normas Técnicas (ABNT), Fórum Nacional de Normalização, é membro fundador da ISO e representa o Brasil nessa organização.

O CT 176 é o comitê da ISO responsável pelo desenvolvimento das normas de gestão da qualidade. Em 1987, como resultado dos trabalhos desse comitê técnico, foram aprovadas as cinco normas ISO 9000, criadas para facilitar o comércio internacional, já que cada empresa tinha o seu sistema de qualidade próprio.

O padrão normativo ISO 9000 é composto de um conjunto de normas técnicas de processo voltadas à gestão de sistemas da qualidade.

Esse conjunto de normas tem evoluído ao longo dos anos em termos de seu escopo. A versão original foi revista em 1994, e mais tarde, uma nova série, conhecida como versão ISO 9000:2000, foi estabelecida.

São quatro normas fundamentais que compõem o padrão normativo ISO 9000:

1) ISO 9000:2005: Sistemas de gestão da qualidade – Fundamentos e vocabulário: descreve os fundamentos de sistemas de gestão da qualidade e estabelece a terminologia para esses sistemas;
2) ISO 9001:2015 – A ISO 9001 é a norma auditável da família de normas ISO 9000, é com ela que a organização poderá receber um certificado ISO 9001.O certificado é emitido após uma auditoria e atesta que a empresa atende aos requisitos estabelecidos pela norma ISO 9001:2015, ou seja, a empresa possui um sistema de gestão da qualidade estabelecido, documentado, implementado e mantido.
3) ISO 9004: 2010 – Gestão para o sucesso sustentado de uma organização – uma abordagem de gestão da qualidade.

   Esta norma é um guia para as empresas que querem melhorar seu desempenho em gestão da qualidade.
4) ISO 19011:2012 – Esta Norma fornece orientação sobre auditoria de sistemas de gestão, incluindo os princípios de auditoria, a gestão de um programa de auditoria e a realização de auditorias de sistema de gestão, como também orientação sobre a avaliação da competência de pessoas envolvidas no processo de auditoria, incluindo a pessoa que gerencia o programa de auditoria, os auditores e a equipe de auditoria.

O tratamento sistêmico da gestão da qualidade existente em organizações que adotam a ISO 9001, a princípio, garante que as necessidades e expectativas dos clientes, expressas de maneira explícitas ou implícitas, sejam atendidas plenamente.

A criação das Normas ISO 9000 possibilitou também a certificação uniforme de sistemas da qualidade das empresas por organismos de avaliação da conformidade, eliminando a necessidade de as empresas serem avaliadas por cada um dos seus clientes.

De acordo com a norma ISO 17000, a avaliação da conformidade é a demonstração de que requisitos especificados relativos a um produto, processo, sistema, pessoa ou organismos são atendidos.

A certificação é um dos mecanismos de avaliação da conformidade, sendo um conjunto de atividades desenvolvidas por um organismo independente da relação comercial (terceira parte), com objetivo de atestar que determinado produto, processo, sistema ou pessoa atende a requisitos especificados.

No Brasil, o Instituto Nacional de Metrologia, Qualidade e Tecnologia (Inmetro), autarquia federal vinculada ao Ministério do Desenvolvimento, Indústria e Comércio Exterior, é o gestor do Sistema Brasileiro de Avaliação da Conformidade (SBAC), obedecendo às políticas públicas estabelecidas pelo Conselho Nacional de Metrologia, Normalização e Qualidade Industrial (Conmetro).

Na área de avaliação da conformidade, o Inmetro é o único acreditador oficial do estado brasileiro, contando, inclusive, com reconhecimento do International Accreditation Forum (IAF), fórum de reconhecimento multilateral de organismos acreditadores na área de sistemas de gestão, que congrega dezenas de países membros, do qual o Brasil, por meio do Inmetro, é signatário desde 1995.

A certificação de sistemas de gestão difere da certificação de produtos. Enquanto a certificação de sistemas atesta a conformidade do modelo de gestão em relação a requisitos normativos, a certificação de produtos atesta o atendimento das características específicas de um produto.

Alguns sistemas de gestão que podem ser certificados são listados a seguir:

- qualidade - ABNT NBR ISO 9001:2015 - Sistemas de gestão da qualidade;
- ambiental - ABNT NBR ISO 14001:2004 - Sistemas de gestão ambiental;
- segurança de alimentos - ABNT NBR ISO 22.000:2006 - Sistemas de gestão da segurança de alimentos;
- segurança da informação - ABNT NBR ISO/IEC 27001:2013 - Sistemas de gestão de segurança da informação.

Dimensões da qualidade

A definição do termo qualidade é um tema muito debatido e pode gerar confusão dentro de uma organização, portanto, é essencial um melhor entendimento sobre o termo, a fim de que ela possa ter um papel estratégico dentro da empresa.

De acordo com Garvin, o conceito qualidade pode ser desdobrado em oito dimensões. Em geral, é difícil ser forte em todas as dimensões. Um produto ou um serviço pode ser considerado satisfatório em uma ou mais dimensões, sendo, no entanto, não satisfatório em outras. Contudo, em muitos casos as dimensões estão inter-relacionadas.

A seguir, são listadas as oito dimensões ou categorias da qualidade:

1. desempenho - refere-se às características operacionais básicas de um produto. O desempenho é frequentemente uma fonte de discórdia entre clientes e fabricante, principalmente quando o produto final não apresenta o resultado que dele se espera. Exemplo: na televisão seria o som, a nitidez da imagem;

2. características – Garvin define como os "adereços" dos produtos. Pode-se dizer que são as características que complementam o funcionamento básico de um produto ou serviço. Exemplo: lanchinho grátis servido em um salão de beleza;
3. confiabilidade – essa dimensão reflete a probabilidade de um produto falhar ou não funcionar em um determinado tempo. A confiabilidade está intimamente ligada ao desempenho. Exemplo: as máquinas fotográficas japoneses fazem sucesso porque apresentam uma superioridade nessa dimensão, ou seja, não apresentam defeitos constantemente;
4. conformidade – essa dimensão refere-se ao grau em que o projeto e as características operacionais de um produto estão de acordo com os requisitos estabelecidos. De acordo com Garvin, existem duas abordagens diferentes para conformidade: a primeira é atender a especificações; a segunda relaciona conformidade com grau de variabilidade em torno de um alvo ou meta;
5. durabilidade – refere-se à medida da vida útil do produto. Tecnicamente, a durabilidade pode ser definida como o tempo de uso de um produto antes que ele se deteriore. No entanto, se há possibilidade de realizar reparos no produto, terá que optar por trocar o produto ou fazer o conserto. Assim, a vida útil é determinada pelo custo do reparo, por avaliações individuais de conveniência, pela perda de tempo e pelos preços relativos;
6. atendimento – essa sexta dimensão da qualidade refere-se a rapidez, cortesia ou facilidade de reparo. Georges Chetochine, autor do livro *O blues do consumidor*, explica que "hoje em dia, a qualidade do produto não é ruim. O que não é bom é o atendimento, quando você compra um produto, compra junto o atendimento". Dessa forma, o atendimento se tornou preocupação dos consumidores na hora de adquirir um produto, eles não se preocupam apenas com a possibilidade de o produto estragar, mas com o tempo de espera de um reparo, com o relacionamento do pessoal de atendimento e com a pontualidade do atendimento;
7. estética – essa dimensão da qualidade é uma questão de julgamento pessoal e preferência. A estética é a aparência do produto que está relacionado ao padrão de beleza do consumidor;
8. qualidade percebida – é a influência que a marca ou a propaganda tem sobre o consumidor. A reputação de uma marca é um dos principais fatores que contribuem para qualidade percebida. Um histórico de produtos bons aumenta a credibilidade de um fabricante perante o cliente.

As sete ferramentas básicas da qualidade

Diversas ferramentas foram desenvolvidas para auxiliar o controle e o planejamento da qualidade. Essas ferramentas são largamente utilizadas, porque ajudam o profissional a compreender, por meio de dados, os problemas que ocorrem e encontrar soluções adequadas. Kaoru Ishikawa, um dos "gurus" da qualidade, afirma que 95% dos problemas de uma organização podem ser resolvidos utilizando essas ferramentas.

A seguir, são apresentadas algumas dessas ferramentas denominadas as sete ferramentas básicas da qualidade por serem de uso geral na identificação e análise de problemas:

1) carta de controle;
2) fluxograma;
3) folha de verificação;
4) gráfico de Pareto;
5) diagrama de causa e efeito;
6) histograma;
7) diagrama de dispersão.

Essas ferramentas possuem interfaces com a segurança de alimentos e também podem ser usadas para resolver problemas na indústria de alimentos.

Carta de controle ou gráfico de controle

Originalmente desenvolvida pelo americano Shewhart, um dos gurus da qualidade, a carta de controle é utilizada para o acompanhamento dos processos e para documentar a sua variabilidade, identificando as variações anormais (não aleatórias) das variações normais de um processo (aleatórias).

Por meio da carta de controle pode se ter uma visão contínua do processo, facilitando dessa forma a tomada de decisão. Na elaboração da carta de controle devem ser levados em consideração os limites superior e inferior de controle, que indicam a região de variação do processo, nas quais os pontos situados dentro dos limites são considerados sob controle estatístico, conforme demonstrado pela Fig. 5.1.

Fluxograma

É uma das primeiras ferramentas que deve ser utilizada quando se pretende estudar um processo. Apresenta a sequência lógica e de encadeamento de atividades e decisões, de modo a se obter uma visão integrada do fluxo de um processo técnico, gerencial ou administrativo.

Esses diagramas são constituídos por passos sequenciais de ação e decisão, cada um dos quais representado por símbolos padronizados que ajudam a compreender a sua natureza – início, ação, decisão etc. –, conforme demonstrado na Fig. 5.2.

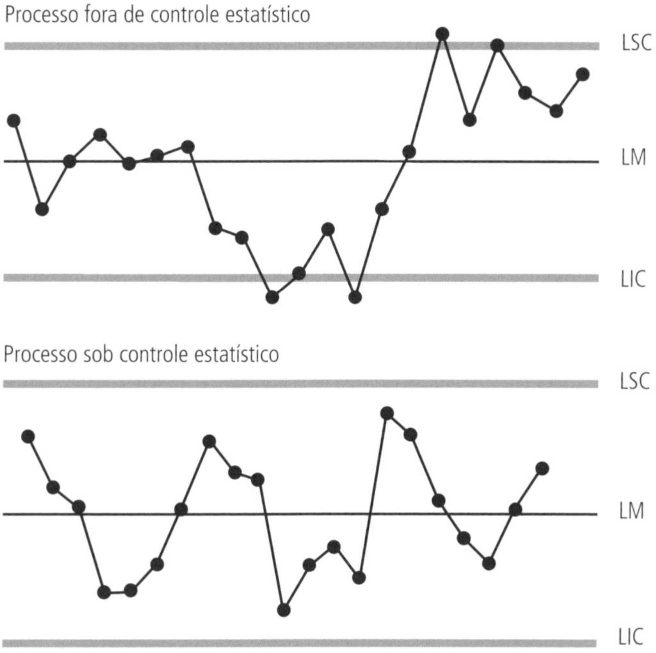

Fig. 5.1. Exemplo de carta de controle.

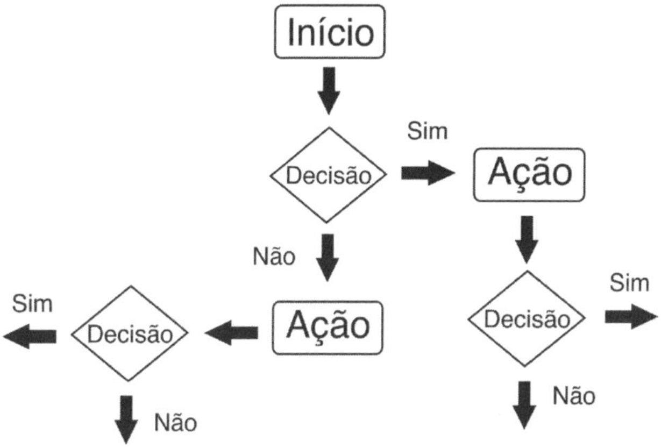

Fig. 5.2. Exemplo de fluxograma.

Folha de verificação

É um quadro usado para quantificar a frequência com que certos eventos ocorrem. A aplicação dessa ferramenta está relacionada com a observação de fenômenos.

Para construir uma folha de verificação, alguns passos devem ser seguidos:

- definir os dados que serão coletados no evento em estudo;

- organizar a folha de verificação de forma clara e completa, para que se obtenham todas as informações necessárias para a avaliação desejada.

O Quadro 5.2, a seguir, exemplifica uma folha de verificação elaborada para avaliação de defeitos no envase de azeitonas verdes.

Quadro 5.2 – Folha de verificação

Tipos de defeito	Frequência	Frequência acumulada	%	% acumulada
Sem vácuo	1.618	1.618	48,28	48,28
Quebrado	693	2.311	20,68	68,96
Sem data de validade	297	2.608	8,86	77,82
Sem rótulo	272	2.880	8,12	85,94
Mal fechado	265	3.145	7,91	93,85
Aberto	117	3.262	3,49	97,34
Rótulo torto	27	3.289	0,81	98,17
Com talos	3	3.292	0,09	98,24
Outros	59	3.351	1,72	100,00
Total	3.351		100	

Adaptado de Bortolotti, S *et al.* Análise da qualidade do produto final no processo de envase de azeitonas verdes. Rio de Janeiro: Campus, 2009.

Gráfico de Pareto

O princípio de Pareto pode ser usado para diferentes tipos de aplicações em termos de qualidade. Sendo assim, uma vez que os problemas da qualidade aparecem normalmente sobre a forma de perdas (itens defeituosos e seus custos), é de extrema importância tentar esclarecer o porquê da sua ocorrência. A análise de Pareto diz que, em muitos casos, a maior parte das perdas que se fazem sentir diz respeito a um pequeno número de defeitos considerados vitais. Os defeitos restantes, que dão origem a poucas perdas, são considerados triviais e não constituem um perigo sério. Entretanto, esse princípio pode também ser aplicado à redução dos custos por defeitos, uma vez que o que se verifica é que uma pequena porção (cerca de 20%) dos produtos defeituosos ou do número de defeitos de uma mesma produção é muitas vezes responsável pela maior parte (cerca de 80%) do custo global dos defeitos.

O gráfico a seguir (Fig. 5.3) foi elaborado com base na folha de verificação apresentada anteriormente, a fim de se estabelecer a ordem em que o tipo de defeito aparece em maior escala. Esse gráfico de barras, além de exibir a característica mais relevante, demonstra a contribuição que cada uma tem em relação ao total.

Diagrama de causa e efeito

Também conhecido como diagrama de Ishikawa ou diagrama espinha de peixe, é uma ferramenta de representação das possíveis causas de um problema. A partir dos grupos básicos de possíveis causas, desdobram-se essas causas até os níveis de detalhes para solução do problema. A Fig. 5.4 apresenta um exemplo de aplicação dessa ferramenta.

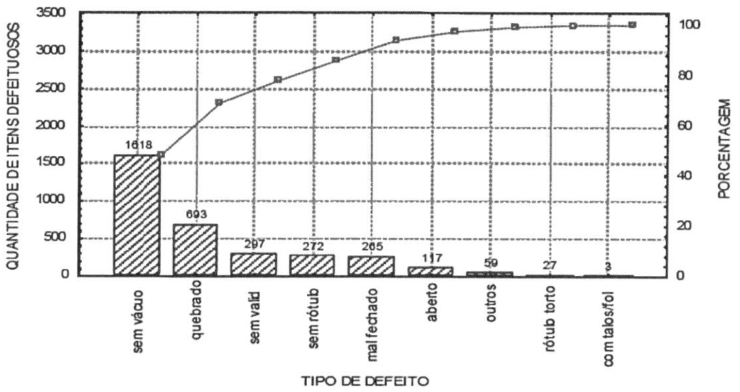

Fig. 5.3. Gráfico de Pareto.

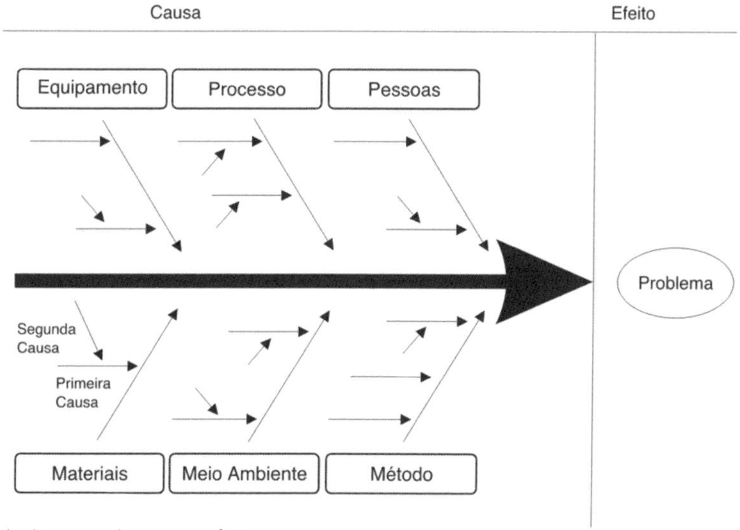

Fig. 5.4. Exemplo de diagrama de causa e efeito.

Histograma

Gráfico de barras que apresenta a distribuição de dados por categoria. É útil para identificar o comportamento de uma variável em um determinado instante.

Para construir um histograma é necessário calcular a amplitude (R), que é a diferença entre o maior e o menor valor encontrado entre os dados. Além da amplitude, também é preciso encontrar o número de classes (K), utilizando a seguinte equação: K= 1+ 3,33log n (equação de Sturges), onde:

K = número de classes
Log n = logaritmo do número de dados
A partir do valor de K e R, determina-se o tamanho da classe (h), sendo:
h = R/K

De acordo com Trindade (2007), quando houver limites especificados, é preciso considerar esses valores para encontrar h. O número mínimo de classes dever ser de 5 e o máximo de 20.

O exemplo a seguir demonstra como um histograma pode ser utilizado para exibir de maneira clara a distribuição de dados.

Foram amostrados em um laticínio 150 sacos de leite contendo por lei 1 litro do alimento. O histograma (Fig. 5.5) construído com base nos dados do Quadro 5.3.

Quadro 5.3 – Frequência de medidas em mL de saco de leite de 1 litro

Classes	Frequência	% cumulativa
856,44	1	0,67%
878,61	1	1,33%
900,77	1	2,00%
922,94	3	4,00%
945,10	19	16,67%
967,27	19	29,33%
989,43	25	46,00%
1011,60	21	60,00%
1033,77	23	75,33%
1055,93	19	88,00%
1078,10	10	94,67%
1100,26	4	97,33%
maior	4	100,00%

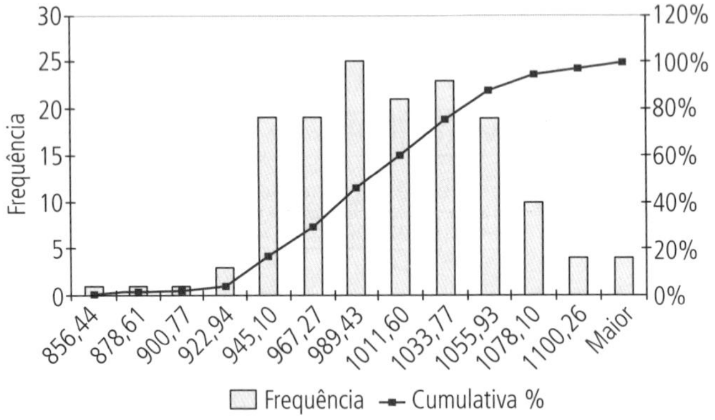

Fig. 5.5. Exemplo de histograma.

Na primeira linha do Quadro 5.3, dos 150 sacos investigados, um deles entra na classe de pesos de zero a 856,44 mL. A frequência que contém 25 sacos de leite é a de 967,27 a 989,43. A última coluna do Quadro demonstra a porcentagem cumulativa de frequências até o tamanho daquela classe. Por exemplo, de todos os sacos da amostra, 16,67% têm volume até 945,10 mL, ou seja, aproximadamente 83% dos sacos têm tamanho maior que 945,10 mL.

Diagrama de dispersão

É utilizado para auxiliar a visualização da alteração sofrida por uma variável quando outra se modifica. Sendo assim, o diagrama de dispersão é usado para se verificar uma possível relação de causa e efeito. Isso não demonstra que uma variável afeta a outra, mas sim se a relação existe e em que intensidade. O diagrama de dispersão é construído de forma que o eixo horizontal represente os valores medidos de uma variável e o eixo vertical represente as medições da segunda variável.

Outras ferramentas da qualidade

No contexto da segurança de alimentos, algumas ferramentas da qualidade podem ser aplicadas como Brainstorming, 5W+2H, Método de Análise e Solução de Problemas (MASP), Metodologia PDCA e Programa 5S. Devido a sua grande aplicabilidade, o texto a seguir descreverá as duas últimas ferramentas.

Metodologia PDCA

A metodologia PDCA consiste em um método gerencial de tomada de decisões para garantir o alcance das metas necessárias à sobrevivência de uma organização.

O modelo PDCA pode ser descrito como se segue:

- *plan* (planejar) – estabelecer os objetivos e processos necessários para gerar resultados de acordo com os requisitos do cliente e com as políticas da organização;
- *do* (fazer) – implementar os processos;
- *check* (checar) – monitorar e medir processos e produtos em relação às políticas, aos objetivos e aos requisitos para o produto e relatar os resultados;
- *act* (agir) – executar ações para promover continuamente a melhoria do desempenho do processo.

As Figs. 5.6 e 5.7 demonstram, respectivamente, o ciclo PDCA e um modelo de um sistema de gestão da qualidade baseado em processo.

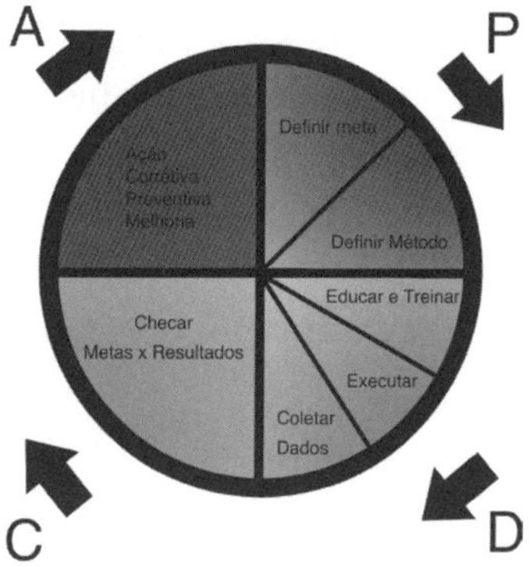

Fig. 5.6. Ciclo PDCA.

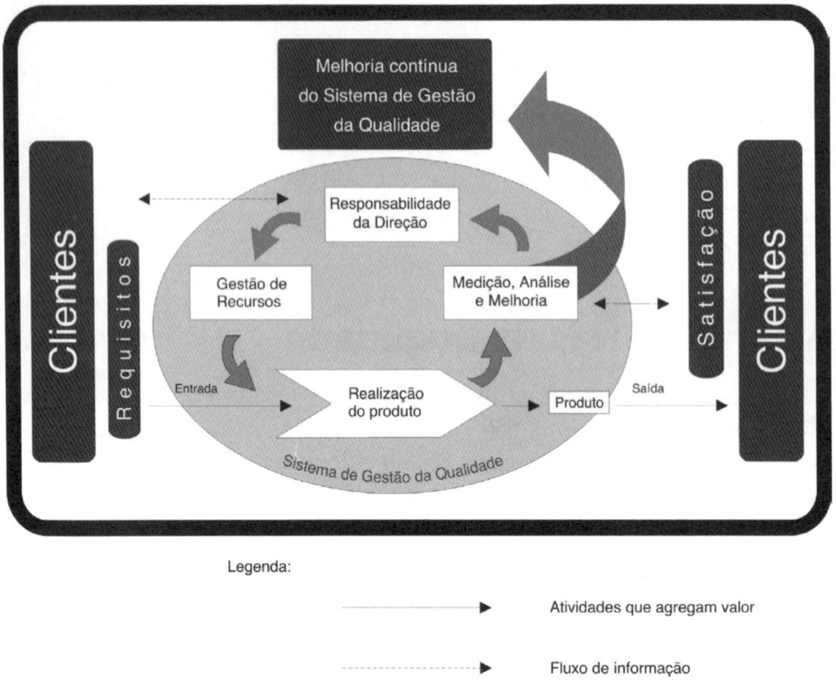

Fig. 5.7. Modelo de um sistema de gestão da qualidade baseado em processo.

Programa 5S

O método 5S foi a base da implantação do sistema de qualidade total nas empresas. Surgiu no Japão, na década de 1950, após a Segunda Guerra Mundial, quando o país vivia a chamada crise de competitividade. Além disso, havia muita sujeira nas fábricas japonesas, sendo necessária uma reestruturação e uma "limpeza".

O Programa 5S não é um instrumento que assegura qualidade à organização; é apenas uma ferramenta associada à filosofia de qualidade que auxilia na criação de condições necessárias à implantação de projetos de melhoria contínua. É um sistema que organiza, mobiliza e transforma pessoas e organizações. No Brasil é também conhecido como *housekeeping*.

A denominação 5S vem das iniciais das cinco palavras de origem japonesa: *seiri*, *seiton*, *seiso*, *seiketsu* e *shitsuke*, que são as máximas da metodologia. Esses termos foram adequados à língua portuguesa na forma de cinco sensos:

- 1º S – *seiri* – senso de utilização – separar o útil do inútil, eliminando o desnecessário;
- 2º S – *seiton* – senso de arrumação – identificar e arrumar tudo, para que qualquer pessoa possa localizar facilmente;
- 3º S – *seiso* – senso de limpeza – manter o ambiente sempre limpo, eliminando as causas da sujeira e aprendendo a não sujar.

- 4º S – *seiketsu* – senso de saúde e higiene – manter o ambiente de trabalho sempre favorável à saúde e à higiene;
- 5º S – *shitsuke* – senso de autodisciplina – fazer dessas atitudes, ou seja, da metodologia, um hábito, transformando os 5S em um modo de vida.

O método 5S visa a combater eventuais perdas e desperdícios nas empresas e indústrias, bem como educar a população e o pessoal envolvido diretamente com o método para aprimorar e manter o sistema de qualidade na produção.

É essencial a alteração no comportamento e nas atitudes do pessoal. A conscientização dos integrantes sobre importância dos conceitos e de como eles devem ser usados facilita a implantação do programa.

A abordagem do programa deve ser aplicada como hábito e filosofia, deste modo, o 5S auxiliará na reorganização da empresa, facilitará a identificação de materiais, o descarte de itens obsoletos e a melhoria na qualidade de vida e no ambiente de trabalho para os membros da equipe. Deve-se dar atenção especial ao descarte, promovendo a retirada de todos os itens da indústria. Cada fase é intimamente ligada à outra, sendo também um "pré-requisito" para a consolidação da fase seguinte. Uma vez iniciado o processo, fica mais fácil dar continuidade à implantação do método. Consequentemente, haverá consolidação do sistema da qualidade e melhoria do desempenho geral no setor.

RESUMO

- Evolução da qualidade em quatro fases distintas: inspeção, controle estatístico da qualidade, garantia da qualidade e gestão estratégica da qualidade.
- Sistemas de gestão da qualidade: o padrão normativo ISO 9000 é composto de um conjunto de normas técnicas de processo voltados à gestão de sistemas da qualidade. São normas consensuais, de caráter prescritivo e aplicáveis em nível internacional.
- Dimensões da qualidade: o conceito da qualidade pode ser desdobrado em oito dimensões. Em geral, é difícil ser forte em todas as dimensões. Um produto ou um serviço pode ser considerado satisfatório em uma ou mais dimensões, sendo, no entanto, não satisfatório em outras. Contudo, em muitos casos as dimensões estão inter-relacionadas.
- Ferramentas da qualidade: diversas ferramentas foram desenvolvidas para auxiliar o controle e o planejamento da qualidade. Essas ferramentas são largamente utilizadas, porque ajudam o profissional a compreender, por meio de dados, os problemas que ocorrem e encontrar soluções adequadas. Por exemplo: gráfico de Pareto, diagrama de causa e efeito. Além dessas ferramentas, é fundamental conhecer a metodologia PDCA; trata-se de um método gerencial de tomada de decisões para garantir o alcance das metas necessárias à sobrevivência de uma organização.

SUGESTÕES DE LEITURA

Algarte W, Quintanilha D. A história da qualidade e o Programa Brasileiro da Qualidade e Produtividade. Rio de Janeiro: Confederação Nacional da Indústria e Conselho Nacional do Senai/Instituto Nacional de Metrologia, Normalização e Qualidade Industrial, 2000.

Chetochine G. O *blues* do consumidor. São Paulo: Pearson, 2007.

Garvin D. Gerenciando a qualidade: a visão estratégica e competitiva. São Paulo: QualityMark, 2002.

QUESTÕES DISCURSIVAS

1. Qual a relação entre controle da qualidade, garantia da qualidade e gestão da qualidade?
2. O que é certificação do sistema de gestão da qualidade e como ela se diferencia da certificação de produtos?
3. Por que conceitos equivocados utilizados para definir qualidade podem ser negativos para gestão de uma empresa?
4. Quais as outras normas existentes sobre sistemas de gestão, além da ISO 9000?
5. Em relação às dimensões da qualidade, mais especificamente, à dimensão "atendimento", e se colocando no papel de um gerente da qualidade de uma empresa no segmento de alimentos, como você estruturaria a área de atendimento ao consumidor? Utilize como base o decreto nº, 6.523, de 31 de julho de 2008.
6. O aumento no número de refeições feitas fora de casa propicia maior perigo alimentar. Comente essa afirmativa, relacionando com a dimensão da qualidade – desempenho.
7. Utilize o diagrama de causa e feito para solucionar o problema de um restaurante que está perdendo seus clientes, pois o atendimento não está bom. Não se esqueça de definir o problema a ser estudado e o que se deseja obter; conhecer e entender o processo; apresentar os fatos conhecidos; organizar as informações obtidas; estabelecer as causas principais e secundárias; e eliminar informações irrelevantes, para então montar o diagrama.
8. O diagrama de causa e efeito é um instrumento básico para apresentação de dados das variações que ocorrem durante o processo produtivo. Em uma UAN (unidade de alimentação e nutrição) verificou-se que os colaboradores apresentavam falhas graves em relação às práticas dos hábitos de higiene. Aplique o diagrama para solucionar/minimizar o problema apresentado. Siga as instruções do exercício anterior.
9. Descreva, detalhadamente, as principais estratégias que você usaria para implementar o programa 5S em uma indústria de batata palha que recebeu reclamação de um consumidor sobre um parafuso encontrado dentro da embalagem.
10. A ferramenta 5 porquês também pode ser aplicada no tratamento das ações corretivas. Para utilizá-la, você deve fazer perguntas abertas, que exijam a emissão de ideias ou sentimentos. Para cada detalhe captado durante as perguntas, é preciso se concentrar na percepção da resposta. A regra é "perguntar 'por que' 5 vezes". Na quarta a quinta resposta obtida certamente a causa raiz do problema será obtida e a reincidência de problemas será evitada. Para treinar o uso dessa ferramenta, considere o seguinte caso: você recebeu no SAC (serviço de atendimento ao consumidor) uma

reclamação sobre a presença de farpas de madeira em um picolé sabor limão. Lembre-se de que essa ferramenta deve ser aplicada junto à equipe de qualidade/segurança de alimentos.

REFERÊNCIAS BIBLIOGRÁFICAS

1. Algarte W, Quintanilha D. A história da qualidade e o Programa Brasileiro da Qualidade e Produtividade. Rio de Janeiro: Confederação Nacional da Indústria e Conselho Nacional do Senai/Instituto Nacional de Metrologia, Normalização e Qualidade Industrial, 2000.
2. Associação Brasileira de Normas Técnicas. ISO/IEC guia 2: normalização e atividades relacionadas – Vocabulário geral. Rio de Janeiro, 2006.
3. ______. NBR ISO 9001. Sistemas de gestão da qualidade – Requisitos. Rio de Janeiro, 2008.
4. ______. NBR ISO 14001. Sistemas de gestão ambiental – Requisitos. Rio de Janeiro, 2004.
5. ______. NBR ISO 22000. Sistemas de gestão da segurança de alimentos – Requisitos para qualquer organização na cadeia produtiva de alimentos. Rio de Janeiro, 2006.
6. BRASIL. Agência Nacional de Vigilância Sanitária. Guia de alimentos e vigilância sanitária. Disponível em: <http://portal.anvisa.gov.br/wps/wcm/connect/3bf37b00417900219453fc7ec1097b48/guia_alimentos_vigilancia_sanitaria.pdf?MOD=AJPERES>.
7. ______. Método 5S – Anvisa-Reblas. Gerência Geral de Laboratório de Saúde Pública. Disponível em: <www.anvisa.gov.br/reblas/procedimentos/metodo_5S.pdf>.
8. Bortolotti S, et al. Análise da qualidade do produto final no processo de envase de azeitonas verdes. Rio de Janeiro: Campus, 2009.
9. Garvin D. Gerenciando a qualidade: a visão estratégica e competitiva. São Paulo: QualityMark, 2002.
10. International Organization for Standardization. Disponível em: <www.iso.org>.
11. Juran JGF. Controle de qualidade – *Handbook*. São Paulo: Makron Books, 1991.
12. Rebello MAFR. Implantação do programa 5S para a conquista de um ambiente de qualidade na biblioteca do hospital universitário de São Paulo. Rev Digital Bibliotecon Cien Info. 2005;3(1):165-82.
13. Samohyl RW. Controle estatístico de processo e ferramentas da qualidade – Gestão da qualidade: teoria e casos. Disponível em: <www.qualimetria.ufsc.br/textos_arquivos/t20053.pdf>.
14. Trindade C, et al. Ferramentas da qualidade: aplicação na atividade florestal. 2. ed. Viçosa: Editora UFV, 2007.

PARTE 2

Programa de Pré-Requisitos

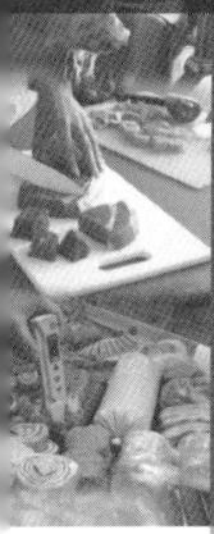

6 CAPÍTULO

Boas práticas de fabricação

- Thadia Turon Costa da Silva

CONTEÚDO

OBJETIVOS E PROPOSTA DE APRENDIZAGEM DO CAPÍTULO

Ao completar o estudo deste capítulo, o leitor estará apto a:

- conceituar o termo boas práticas de fabricação;
- descrever os principais requisitos referentes às boas práticas de fabricação, de acordo com a legislação vigente;
- correlacionar as legislações Portaria SVS/MS nº. 326/97 e RDC Anvisa nº. 216/2004;
- descrever os principais parâmetros de controle relativos aos requisitos das boas práticas de fabricação;
- citar a documentação necessária ao cumprimento das boas práticas de fabricação.

Introdução

O presente capítulo apresentará, de forma comentada, os princípios das boas práticas motivados pela Portaria SVS/MS nº. 326/1997 e pela RDC/Anvisa nº. 216/2004. Esses instrumentos legais foram publicados considerando a necessidade de constante aperfeiçoamento das ações de controle sanitário na área de alimentos, com vistas à proteção da saúde da população e ainda com o intuito de harmonização da legislação nacional de alimentos ao Mercosul.

O primeiro regulamenta as "Condições higiênico-sanitárias e de boas práticas de fabricação para estabelecimentos produtores/industrializadores de alimentos". Seu âmbito de aplicação compreende toda pessoa física ou jurídica que possua pelo menos um estabelecimento no qual sejam realizadas atividades de produção/industrialização, fracionamento, armazenamento e transportes de alimentos industrializados. Já o segundo, com a mesma finalidade, é destinado aos serviços de alimentação, como cantinas, bufês, comissarias, confeitarias, cozinhas industriais, cozinhas institucionais, delicatessens, lanchonetes, padarias, pastelarias, restaurantes, rotisserias e congêneres que realizam atividades de manipulação, preparação, fracionamento, armazenamento, distribuição, transporte, exposição à venda e entrega de alimentos preparados ao consumo.

Dessa forma, ambas se complementam e devem ser cumpridas por estabelecimentos produtores de alimentos. Vale ressaltar que o não cumprimento configura infração de natureza sanitária, sujeitando o infrator às penalidades previstas na Lei nº. 6.437, de 20 de agosto de 1977.

Cabe salientar que as boas práticas de fabricação como instrumento de fiscalização pela Vigilância Sanitária passaram a ser regulamentadas pela Portaria nº. 1.428 do Ministério da Saúde, publicada em 1993 e exigida a partir de 1994.

O presente capítulo está estruturado em duas seções:

1) boas práticas de fabricação e os procedimentos concernentes ao programa;
2) gestão das boas práticas.

Boas práticas de fabricação

Compreendem-se as boas práticas como um conjunto de procedimentos necessários para garantir a qualidade sanitária dos alimentos e a conformidade dos produtos alimentícios com os regulamentos técnicos. Segundo as legislações supracitadas, esses procedimentos estão relacionados ao projeto dos prédios e instalações e aos programas de qualidade da água, controle de pragas, higiene das instalações, equipamentos e utensílios, manutenção preventiva dos equipamentos, manejo de resíduos, higiene pessoal e capacitação, que serão abordados a seguir.

Projeto dos prédios e instalações

Permitir fluxo linear do processo desde o recebimento da matéria-prima até a expedição do produto acabado ou a distribuição para o consumo e selecionar os revestimentos e equipamentos que facilitem as operações de higienização são os princípios básicos para a construção ou reforma dos prédios e instalações para produção de alimentos seguros.

No entanto, a preocupação com fatores da ambiência como iluminação, ventilação, cor, ruídos, temperatura, umidade, que podem propiciar condições favoráveis ou interferir na produtividade e saúde do trabalhador, também deve ser observada.

Os edifícios e instalações devem ser projetados de forma a permitir a separação, por salas, áreas ou setores, possibilitando um fluxo de pessoas, alimentos e resíduos diferenciado. Recomenda-se a previsão da área para recepção, sala de armazenamento de matéria-prima, ingredientes e embalagens distintas das áreas de produção, armazenamento e expedição de produto final. O Quadro 6.1 reúne alguns requisitos, citados na legislação sanitária, a serem observados nas edificações de estabelecimentos produtores de alimentos.

Quadro 6.1 – **Requisitos a serem observados nas edificações para produção de alimentos**

Tipo de construção
• Construção sólida e sanitariamente adequada. • Construção em bloco isolado possibilitando expansão e adaptações. • Construção voltada para o nascente, proporcionando melhor iluminação e conforto térmico. • Materiais que possam ser higienizados ou desinfetados adequadamente e que não transmitam substância indesejável ao alimento. • Evitar a utilização de madeira, a menos que a tecnologia utilizada faça seu uso imprescindível e que seu controle demonstre que não se constitui uma fonte de contaminação. • Fechamento automático para portas externas e das áreas de processo e armazenamento de alimentos. • Telas milimétricas, com malha de 2 milímetros, para impedir o acesso de animais sinantrópicos, nas aberturas externas das áreas de armazenamento e preparação de alimentos, inclusive o sistema de exaustão. • Telas removíveis para facilitar a limpeza periódica. • Ralos sifonados e grelhas com dispositivo que permitam seu fechamento. • Sistema de drenagem dimensionado adequadamente, sem acúmulo de resíduos. • Drenos, ralos sifonados e grelhas colocados em locais adequados de forma a facilitar o escoamento e proteger contra a entrada de baratas, roedores etc. • Caixas de gordura e de esgoto com dimensão compatível ao volume de resíduos, localizadas fora da área de processo e armazenamento de alimentos.
Localização
• Em zonas isentas de odores indesejáveis, fumaça, pó e outros contaminantes. • Evitar áreas sujeitas a inundações, propensas à infestação de pragas, de difícil acesso e remoção de resíduos sólidos e líquidos. • Em andar térreo para facilitar o acesso de matéria-prima, fornecedores e a remoção de resíduos.
Iluminação
• Suficiente para garantir boa visibilidade sem alterar as características sensoriais dos alimentos. • Distribuída uniformemente pelo ambiente evitando ofuscamentos, sombras, reflexos fortes e contrastes excessivos. • Proteção contra explosão e quedas acidentais das luminárias localizadas sobre a área de preparação dos alimentos.
Temperatura e umidade
• Manutenção da temperatura e umidade adequadas com aberturas de janelas, sistema de exaustão e de refrigeração com uso de aparelhos de ar condicionado. Estes são apropriados, pois captam, filtram e resfriam o ar, ao mesmo tempo em que promovem uma desumidificação do ambiente. • Não é permitido o uso de ventiladores e equipamentos climatizadores para resfriamento de ambientes mediante sistema de aspersão de neblina.
Ventilação
• Todas as aberturas para ventilação (janelas, basculantes etc.) providas de sistema de proteção para evitar a entrada de agentes contaminantes. • Garantir renovação do ar de forma a evitar o calor excessivo e a manutenção do ambiente livre de fungos, gases, fumaça, pós, partículas em suspensão, condensação de vapores, dentre outros que possam comprometer a qualidade higiênico-sanitária do alimento. • O fluxo de ar não deve incidir diretamente sobre os alimentos. A direção da corrente de ar nunca deve ir de um local sujo para um limpo.

continuação

Revestimentos
• Piso, parede, teto e bancadas de trabalho (manipulação de alimentos) devem ser de material resistente ao trânsito e às operações de higienização, ser de material liso, impermeável, lavável e fácil de higienização. • Mantidos íntegros, conservados, livres de rachaduras, trincas, goteiras, vazamentos, infiltrações, bolores, descascamentos, dentre outros, e não devem transmitir contaminantes aos alimentos.
Instalações elétricas
• Embutidas em eletroductos, internos ou externos às paredes, de forma a permitir a higienização dos ambientes.
Instalações sanitárias
• Completamente separados dos locais de manipulação de alimentos e não devem ter acesso direto nem comunicação com esses locais. • Lavatórios supridos de produtos destinados à higiene pessoal, como papel higiênico, sabonete líquido inodoro antisséptico ou sabonete líquido inodoro, e produto antisséptico e toalhas de papel não reciclado ou outro sistema higiênico e seguro para secagem das mãos. • Coletores dos resíduos dotados de tampa e acionados sem contato manual. • Avisos sobre a obrigatoriedade e a forma correta de lavar as mãos após o uso do sanitário.
Armazenamento de resíduos
• Dimensão compatível com as quantidades geradas e com a frequência da coleta. • Revestida com material sanitário e ser provida de ponto de água e ralo ligado à rede de esgoto. • Protegido da chuva, sol, acesso de animais e de pessoas estranhas à atividade. • Preferencialmente refrigerada.
Lavatórios
• Exclusivos para a higiene das mãos, em posições estratégicas em relação ao fluxo de preparo dos alimentos e em número suficiente de modo a atender todas as áreas. • Providos de sabonete líquido inodoro antisséptico ou sabonete líquido inodoro e produto antisséptico, toalhas de papel não reciclado ou outro sistema higiênico e seguro de secagem das mãos e coletor de papel, acionado sem contato manual. • Providas de tubulações sifonadas que transportem as águas residuais até o local de deságue.
Equipamentos
• De materiais que não transmitam substâncias tóxicas, odores, nem sabores aos alimentos. • Mantidos em adequado estado de conservação. • Resistentes à corrosão e a repetidas operações de limpeza e desinfecção. • *Design* higiênico, superfícies lisas, impermeáveis, laváveis, isentas de rugosidades, frestas e outras imperfeições. • Evitar o uso de madeira e de outros materiais que não possam ser higienizados adequadamente, a menos que se tenha a certeza de que seu uso não será uma fonte de contaminação.

Programa de qualidade da água

Os estabelecimentos produtores de alimentos devem usar, exclusivamente, água potável, tanto nas etapas do processo como nos procedimentos de higienização. Esta pode ser proveniente do sistema de abastecimento ou de solução alternativa. A Portaria MS nº. 2.914/2011 dispõe sobre os procedimentos de controle e de vigilância da qualidade da água para consumo humano e seu padrão de potabilidade. Em seus anexos são descritos os valores máximos permitidos para substâncias químicas que representam risco à saúde (inorgânicas, orgânicas, agrotóxicos, desinfetantes e produtos secundários da desinfecção), cianotoxinas, radioatividade, além dos padrões microbiológicos (*Escherichia coli*: ausência em 100 ml) e organolépticos da água para consumo humano. O controle da potabilidade da água deve ser realizado a cada seis meses por laboratório especializado que conceda laudo comprovante da potabilidade da água.

O reservatório de água deve ser edificado e/ou revestido de materiais que não comprometam a qualidade da água, estar livre de rachaduras, vazamentos, infiltrações, descascamentos, dentre outros defeitos, e em adequado estado de higiene e conservação, devendo estar devidamente tampado. A higienização deve ocorrer em um intervalo máximo de seis meses, devendo ser mantidos registros da operação, como o certificado de limpeza e desinfecção dos reservatórios de água realizados por empresa especializada e com registro no Inea (Instituto Estadual do Ambiente) e dentro do prazo de validade.

O programa de controle de qualidade da água tem como finalidade garantir a potabilidade da água que entra em contato direto ou indireto com os alimentos. O Quadro 6.2 apresenta as medidas de controle, os procedimentos de monitoramento e os registros necessários para a execução do programa.

Quadro 6.2 – Requisitos necessários ao controle da potabilidade da água

Medidas de controle
Utilização de água submetida a processo de cloração. Manutenção ou substituição de encanamentos. Manutenção ou substituição dos reservatórios. Sistemática de higienização de reservatórios, semestral, ou quando necessário, por metodologias oficiais. Pintura diferencial de canos, facilitando o acesso e manutenção.
Procedimentos de monitoramento
Análise laboratorial de amostras de água. Relatório municipal da qualidade da água. Inspeção de drenos e encanamentos. Inspeção de reservatórios (ver lista de verificação). Relatório e controle de higienização de reservatórios. Dosagem local de valores de cloro residual livre.
Registros
Certificado de limpeza e desinfecção dos reservatórios de água realizados por empresa registrada no Inea. Comprovante de potabilidade da água atestado por laudos laboratoriais. Registro de inspeção aos reservatórios, encanamentos e procedimentos de limpeza. Registro de controle de troca e limpeza do sistema de filtragem da água.

Exemplo de lista de verificação das condições dos reservatórios de água

Reservatório	Cisternas	1ª.	2ª.	3ª.	Caixa d'água	1ª.	2ª.	3ª.
Capacidade								
Tipo de material	Concreto							
	Outros							
Situação em relação ao terreno	Elevada							
	Apoiada							
	Semienterrada							
	Enterrada							
Condições da cobertura	Sim							
	Não							
Presença de detritos	Sim							
	Não							
Presença de vetores ou outros animais nocivos	Sim							
	Não							
	Não							
Integridade: presença de rachaduras e fendas	Sim							
	Não							

Programa de controle integrado de pragas

As pragas são atraídas pela presença de alimento, água e abrigo, o que torna os estabelecimentos manipuladores de alimentos inquestionáveis polos de atração. Portanto, as medidas de controle devem estar pautadas no manejo e na proteção adequados do alimento, da água e eliminação dos possíveis acessos e abrigos. Estes constituem os 4A do controle de pragas (acesso, alimento, abrigo e água).

Os princípios básicos para a redução de infestações são a ênfase nos procedimentos de higienização do ambiente e dos equipamentos e a adoção de barreiras físicas. Entende-se que o programa de controle não pode contemplar somente a desinsetização e desratização, limitando-se a aplicações de inseticidas. Este deve atuar como complementação necessária, mas nunca poderá substituir as boas práticas de higiene. Logo, o programa de controle integrado de pragas deve atender às exigências técnicas relacionadas não só à segurança do alimento, como também à saúde do trabalhador e à proteção ambiental. O Quadro 6.3 destaca as principais pragas em unidades produtoras de alimentos, os acessos e as medidas preventivas e corretivas.

Quadro 6.3 – **Requisitos para o programa de controle integrado de pragas**

Principais pragas
• Insetos rasteiros: baratas. • Insetos voadores: moscas. • Roedores.
Acesso das pragas
• Janelas sem proteção. • Portas sem molas. • Ralos de pias e de pisos. • Fendas na estrutura do prédio. • Caixas de papelão ou de madeira. • Aberturas na soleira de portas. • Mercadorias infestadas.
Medidas de controle e monitoramento
• Fechamento automático de portas internas e externas. • Uso de protetores de borracha para vedar frestas de portas. • Uso de telas milimétricas em janelas e outras aberturas. • Vedação de buracos, rachaduras e aberturas nos revestimentos de piso, paredes e teto. • Uso de cortina de ar com velocidade e angulação adequados. • Uso de ralos sifonados. • Procedimentos de higienização dos ambientes e equipamentos. • Correto armazenamento e proteção de matérias-primas e alimentos preparados. • Tratamento adequado do lixo. • Prevenção de vazamentos. • Uso de lâmpadas de sódio nas entradas das áreas externas para diminuir a atração de insetos voadores. • Ausência de vegetação próxima às áreas de produção. • Ausência de áreas de sucatas e entulhos. • Pátio e estacionamento sem acúmulo de resíduos. • Uso de madeiras adequadamente tratadas. • Inspeção de áreas internas e externas da edificação à procura de pragas ou seus vestígios.
Medidas de controle
Tratamento com agentes químicos, físicos ou biológicos. Armadilhas luminosas (eletrocutores ou placas adesivas) nas entradas das áreas. Desinsetização e desratização.

De acordo com a RDC nº. 18 da Anvisa, de 29 de fevereiro de 2000, ao contratar empresas prestadoras de serviço de desinsetização e desratização, os responsáveis técnicos das unidades devem estar atentos a alguns requisitos:

- empresa prestadora com credenciamento para tal atividade;
- aplicação sob supervisão direta de profissional tecnicamente competente que saiba identificar, avaliar e intervir nos perigos potenciais que os ingredientes ativos utilizados representam para a saúde;
- permitir somente o uso de ingredientes ativos autorizados no Brasil, com registro na Anvisa, rotulados com informações sobre sua toxidade e emprego, e adequado ao uso pretendido;
- solicitar à empresa o estabelecimento de procedimentos pré- e pós-tratamento, a fim de evitar a contaminação dos alimentos, equipamentos e utensílios;
- informações necessárias nos certificados de prestação de serviço:
  - identificação da empresa, CNPJ, endereço e número do registro para a atividade;
  - tipo de serviço prestado;
  - local e data;
  - produto utilizado e concentração;
  - equipamentos de aplicação;
  - responsável pela aplicação;
  - mapa de posicionamento de iscas;
  - prazo de validade.

Higienização de instalações, equipamentos, móveis e utensílios

O programa de higienização deve contemplar todas as áreas, equipamentos, móveis e utensílios com as técnicas descritas nos procedimentos operacionais padronizados (POP) do estabelecimento. A área de processo deve ser higienizada quantas vezes forem necessárias e imediatamente após o término do trabalho. Essa regra vale também para equipamentos, utensílios e outras superfícies que tiveram contato com o alimento.

Os procedimentos de higienização compreendem duas etapas – a limpeza e a sanificação (Fig. 6.1) –, que podem ser realizadas pela combinação ou não de métodos físicos e métodos químicos. Na utilização de métodos químicos é necessário o uso de saneantes como os detergentes, que terão ação na etapa de lavagem/limpeza, e os sanificantes ou desinfetantes usados para operação de redução do número de micro-organismos em nível que não comprometa a qualidade higiênico-sanitária do alimento. O conhecimento dos materiais e das características dos componentes residuais dos equipamentos ou áreas a serem higienizadas possibilita a escolha da técnica e do tipo de agente de limpeza a ser empregado.

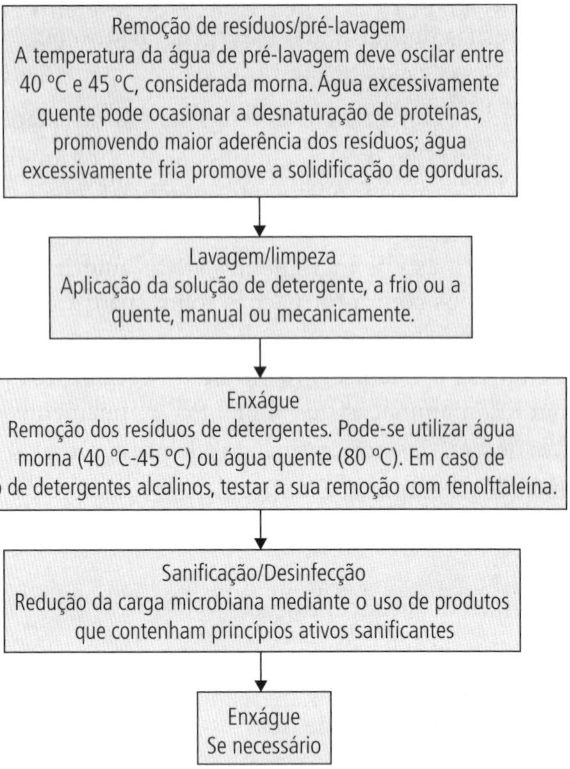

Fig. 6.1. Etapas da higienização.

Para melhor compreensão da higienização de equipamentos é necessário, inicialmente, conceituar o termo sujidade. Sujidades são substâncias como poeira, depósitos, resíduos de alimentos ou qualquer outro material que deve ser removido de uma superfície na operação de limpeza. Além dos resíduos de alimentos, as deposições podem conter sais de cálcio e magnésio originários da água dura[1], óleo de lubrificação e ingredientes insolúveis. Na indústria de alimentos, os principais componentes residuais dos equipamentos, sua solubilidade e o tipo de detergente encontram-se no Quadro 6.4.

Quadro 6.4 – Principais sujidades, solubilidade e detergente adequado

Natureza do resíduo	Solubilidade	Tipo de detergente
Carboidratos, ácidos orgânicos, sal	Hidrossolúvel	Detergente alcalino suave
Proteína	Solúvel em álcalis Ligeiramente solúvel em ácidos	Detergente alcalino suave ou cáustico
Gordura	Solúvel em álcalis	Detergente alcalino suave ou cáustico
Minerais	Solúveis em ácidos	Detergente ácido

Fonte: Adaptado de: Katsuyama, 1993.

1 Água dura: a que contém em solução um teor elevado (superior a 150 mg/L) de sais de cálcio e magnésio. A dureza da água tem como consequência a formação de depósitos calcários.

De acordo com as informações dadas, pode-se exemplificar que, para a remoção de sujidades em uma indústria de frutas, um detergente neutro ou de baixa alcalinidade seria adequado; para a indústria de carnes, em razão da alta quantidade de resíduos proteicos e gordura, a aplicação de um detergente alcalino seria recomendada; para a indústria de leite e cervejarias, sugere-se a aplicação de um detergente alcalino e um detergente ácido, de forma a impedir incrustações pela formação da pedra de leite e pedra de cerveja.

Inúmeros fatores afetam o desempenho da solução detergente, dentre eles:

- concentração do princípio ativo – a eficiência aumenta com o incremento na concentração, até um limite, acima do qual a eficiência estaciona, com aumento de custo e poder corrosivo;
- período de contato do detergente com o resíduo – a remoção dos resíduos pode ser facilitada pelo aumento do tempo de contato, até um limite a partir do qual não haverá mais benefício;
- temperatura da solução – soluções de detergente a quente promovem menor ligação dos resíduos às superfícies, menor viscosidade da solução, maior turbulência e maior solubilidade dos resíduos;
- agitação ou turbulência – a ação mecânica garante uma melhor remoção dos resíduos.

Na sequência do procedimento geral de higienização, a sanificação visa assegurar a máxima destruição dos contaminantes remanescentes nas superfícies após o término da limpeza. É importante considerar que:

- a sanificação só deve ser efetuada antes do uso do equipamento;
- a limpeza deve ser realizada imediatamente após o uso do equipamento;
- quanto mais eficaz e completa for a limpeza, mais eficiente será a sanificação;

Existem inúmeras alternativas para uso de sanificantes na indústria de alimentos. Os agentes químicos são os mais utilizados, embora a maioria tenha sua ação antimicrobiana prejudicada pela presença de matéria orgânica. Os compostos clorados, compostos iodóforos, quaternário de amônia, ácido peracético e peróxido de hidrogênio são exemplos de agentes sanificantes. O Quadro 6.5 resume as principais características dos agentes sanificantes.

O cloro recebe maior destaque dentre os agentes sanificantes por seu baixo custo e facilidade de obtenção. Os compostos à base de cloro são bactericidas com amplo espectro de ação, que reagem com as proteínas de membrana de células microbianas, interferindo no transporte de nutrientes e promovendo a perda de componentes celulares. As concentrações mais indicadas para uso se situam na faixa de 50 a 100 ppm. Vários fatores contribuem para a perda da efetividade do cloro: presença de matéria orgânica, estocagem inadequada da solução e principalmente o pH da solução.

O Quadro 6.6 relaciona os principais compostos clorados e o percentual de cloro residual total (CRT).

Quadro 6.5 – Principais características dos agentes sanificantes

Sanificantes	Concentração de uso	pH efetivo	Tempo de contato (min.)	Temperatura (°C)	Aspecto de atividade
Quaternário de amônio	> 200 ppm	9,5-10,5	10-15	Ambiente	Efetivo contra bactérias Gram-positivas, bolores e leveduras.
Compostos inorgânicos de cloro	100 ppm	6,5-7,5	10-15	Ambiente (não usar acima de 40 °C)	Efetivo contra bactérias Gram-positivas e Gram-negativas.
Iodóforo	35-100 ppm de iodo ativo	4-5	10-15	Ambiente (não usar acima de 40 °C)	Efetivo contra bactérias Gram-positivas e Gram-negativas.
Ácido peracético	75-1.000 ppm	< 8	10-15	Não exceder 30 °C	Efetivo contra bactérias Gram-positivas e Gram-negativas, bolores, leveduras e vírus.
Peróxido de hidrogênio	0,3%-6,0%	2-6	5-20	Maior que 40 °C	Efetivo contra bactérias Gram-positivas.

Fonte: Adaptado de: Manual de Higiene e Sanitização para as Empresas de Alimentos, 2000.

Quadro 6.6 – Principais compostos clorados e percentuais de CRT

Compostos clorados	Percentual de cloro residual total
Inorgânicos	
Hipoclorito de sódio	1-10
Hipoclorito de cálcio	70-72
Hipoclorito de lítio	30-35
Dióxido de cloro	17
Orgânicos	
Cloramina T	24-26
Dicloramina T	56-60
Dicloro dimetil hidantoína	66
Dicloroisocianurato de sódio	70

Fonte: Adaptado de: Andrade e Macêdo, 1994.

Das soluções de cloro, as mais conhecidas são as águas sanitárias. Esses produtos disponíveis no comércio nada mais são que soluções diluídas de hipoclorito de sódio. A legislação em vigor estabelece um valor mínimo de 2% e máximo de 2,5% em cloro ativo nessas soluções. No comércio também se encontram soluções com concentrações de 10% de CRT. Os produtos orgânicos geralmente são comercializados na forma de pó e apresentam melhor estabilidade ao armazenamento do que os compostos clorados inorgânicos. Também são mais estáveis em solução aquosa, o que implica uma liberação mais lenta de ácido hipocloroso e, consequentemente, permanecem efetivos por períodos de tempo maiores. Quando o cloro é adicionado em água, quimicamente, tem-se a reação:

$$Cl_2 + H_2O \rightleftharpoons HClO + HCl$$

Em temperatura normal, essa reação se completa em poucos segundos. A ação desinfetante do cloro é controlada pelo ácido hipocloroso que se dissocia instantaneamente segundo a reação:

$$HClO \rightleftharpoons H^+ + ClO^-$$

O ácido hipocloroso (HClO) é a forma mais ativa como germicida. Isso se deve à semelhança de sua fórmula química com a água, ao seu baixo peso e tamanho molecular e, principalmente, à ausência de carga elétrica. Essas características o fazem apresentar elevada capacidade de penetração no interior da célula. Já o íon hipoclorito (ClO^-), resultado do fenômeno de dissociação cujo nível é maior ou menor em função do pH do meio, tem sua capacidade de desinfecção quase nula. A sua incapacidade em transpor a membrana celular do micro-organismo deve-se ao fato de ter carga elétrica negativa. Assim, pode-se afirmar que a eficiência desinfetante do cloro diminui significativamente à medida que o pH aumenta. Em pH acima de 8,5, a concentração de HClO em solução é tão pequena que a ação sanificante não é eficiente.

Deve-se implementar a monitorização do teor de cloro residual, pelo uso de *kits* colorimétricos e do pH da solução, para que se tenha um controle rápido na eficiência da sanificação. Caso haja algum desvio dos parâmetros adotados, deve-se tomar como ações corretivas um reforço na cloração ou ajuste do pH.

No Quadro 6.7 são mencionadas algumas causas frequentes de falhas no processo de higienização, bem como as medidas de controle adequadas.

Quadro 6.7 – Falhas no procedimento de higienização e as respectivas medidas de controle

Causa	Efeito	Detecção	Controle
Limpeza deficiente	Remoção incompleta de resíduos.	Visual	Controlar a concentração do detergente, ação mecânica, ação térmica, selecionar detergente adequado à natureza da sujidade.
Água muito quente (> 60 °C)	Coagulação de proteínas.	Visual	Adequar a temperatura da água.
Água muito fria	Gordura não é removida.	Visual	Adequar a temperatura da água.
Incrustações nos equipamentos	Depósito de minerais nos equipamentos.	Visual	Usar detergentes ácidos periodicamente. Água muito dura: neste caso, abrandar a água.
Intervalo muito longo entre as limpezas	Acúmulo de resíduos de difícil remoção, possível formação de biofilmes[2].	Visual e testes microbiológicos	Reduzir o intervalo de tempo entre as higienizações.
Tempo de contato muito curto do sanificante	Eficiência é reduzida.	Testes microbiológicos no equipamento	Modificar o procedimento. O tempo de contato deve ser de 15 a 20 minutos, de acordo com o sanificante.
Sanificante muito diluído	Eficiência da sanificação é reduzida; possível adaptação do micro-organismo.	Testes microbiológicos no equipamento.	Fornecer instruções detalhadas do preparo; uso de dosadores; monitorar o preparo da solução.
Umidade residual no equipamento	Multiplicação microbiana se houver resíduo aderente.	Visual	O equipamento deve ter uma drenagem adequada. Providenciar a secagem da superfície.

Fonte: Adaptado de: ICMSF, 1988.

[2] Biofilmes são complexos ecossistemas microbiológicos formados por proteínas, lipídios, carboidratos, sais minerais e vitaminas. No biofilme, os micro-organismos adquirem maior resistência à ação de agentes químicos e físicos e consequentemente à ação dos sanificantes. Ver ref. Oliveira e Oliveira, 2008.

Os produtos saneantes utilizados devem ter o registro no Ministério da Saúde e ser adequados para o uso. Os números de registro definitivos têm 13 dígitos, sendo o primeiro dígito responsável pela classificação do produto, e, nesse caso, o número de registro de saneantes (produtos de limpeza) começa com o número 3, conforme mostra a Fig. 6.2.

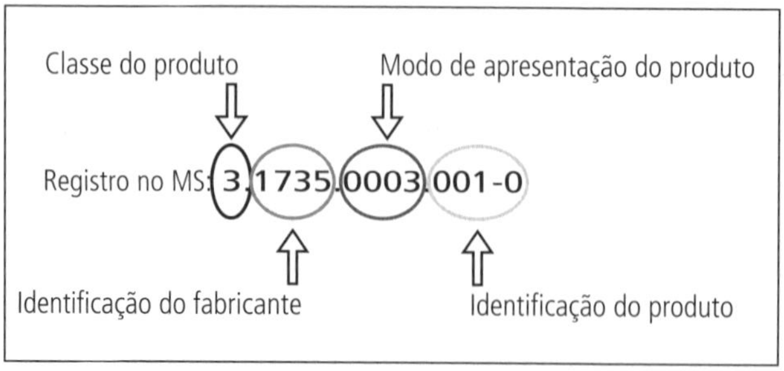

Fig. 6.2. Registro de saneantes no Ministério da Saúde.

As principais categorias de produtos saneantes utilizados por produtores de alimentos são detergentes desengordurantes, detergentes desincrustantes (ácidos e alcalinos), desinfetantes para indústrias alimentícias, desinfetantes para hortifrutícolas. A diluição, o tempo de contato e o modo de uso/aplicação dos produtos saneantes devem obedecer às instruções recomendadas pelo fabricante.

A RDC/Anvisa nº. 184 de 22 de outubro de 2001 estabelece as informações obrigatórias dos rótulos de produtos saneantes:

- marca ou nome;
- categoria do produto, baseada em seu uso principal;
- número de Cadastro Nacional da Pessoa Jurídica titular do produto;
- nome e endereço da empresa titular e/ou distribuidor e/ou importador do produto;
- nome do responsável técnico e número do registro no seu Conselho Profissional;
- país de origem do produto;
- indicação quantitativa relativa a peso ou volume;
- instruções de uso (devem ser claras e simples);
- lote ou partida e data de fabricação;
- prazo de validade;
- composição;
- instruções para a armazenagem do produto, quando estas forem necessárias;
- precauções de uso necessárias para prevenir o usuário dos riscos de ingestão, inalação, irritabilidade da pele e/ou olhos e inflamabilidade do produto, quando for o caso, além das frases: "Conserve fora do alcance das crianças e dos animais domésticos" e "Antes de usar, leia as instruções do rótulo";
- é proibido o uso de expressões como: "Não tóxico", "Seguro", "Inócuo", "Não prejudicial", "Inofensivo", ou outras indicações similares;

- número de autorização de funcionamento da empresa junto ao Ministério da Saúde ou o número de registro do produto e um número de telefone de emergência (saneantes de risco II);
- a frase: "Produto notificado na Anvisa/MS".

Manejo dos resíduos

A Política Nacional de Resíduos Sólidos, Lei nº. 12.305/2010, define rejeitos como resíduos sólidos aqueles que, depois de esgotadas todas as possibilidades de tratamento e recuperação por processos tecnológicos disponíveis e economicamente viáveis, não apresentam outra possibilidade que não a disposição final ambientalmente adequada.

Os principais resíduos em áreas produtoras de alimentos, em ordem decrescente, são resíduo orgânico alimentar; plástico; papel ou papelão; papel úmido; lata; madeira; pano; borracha. As medidas de gestão do resíduo sólido estão associadas a reeducação ambiental, redução na fonte geradora, reutilização e encaminhamento para a reciclagem, relacionando-as às atividades administrativas de planejamento, coordenação e controle. Essas medidas têm como finalidade adequar os estabelecimentos produtores de alimentos à legislação sanitária e ambiental, com repercussão na redução de desperdício de alimentos, água e energia e contribuição para a minimização dos problemas ambientais.

Os resíduos devem ser retirados das áreas de trabalho, todas as vezes que sejam necessárias, no mínimo uma vez por dia. Imediatamente depois da remoção dos lixos, os recipientes utilizados para o seu armazenamento e todos os equipamentos que tenham entrado em contato com os lixos devem ser limpos e desinfetados. Os coletores de resíduos devem ser identificados e íntegros, de fácil higienização e transporte, em número e capacidade suficientes e dotados de tampas acionadas sem contato manual.

Higiene pessoal e requisitos sanitários

O objetivo é garantir que aqueles que entram em contato direto ou indireto com os alimentos não os contaminem. As estratégias para alcançar essa finalidade são o monitoramento da saúde do trabalhador, os cuidados de higiene pessoal, o uso adequado do uniforme e a adoção de condutas que possam prevenir ou minimizar os riscos.

Ao ser admitido, o trabalhador deve ser encaminhado a realizar o controle de saúde, por meio dos exames admissionais constantes do Programa de Controle Médico de Saúde Ocupacional, de caráter obrigatório pelo Ministério do Trabalho, mediante a Norma Regulamentadora NR-7. Esse controle deve ser realizado pela avaliação do médico do trabalho, pautada na natureza do trabalho a ser realizado. O controle de saúde tem como objetivo avaliar e prevenir as doenças adquiridas no exercício de cada profissão. A informação de apto ou não para o cargo, assim como a avaliação médica e os exames realizados, deve constar no Atestado de Saúde Ocupacional. Este deve ser mantido no local de trabalho e disponível às autoridades sanitárias quando solicitado comprovante de avaliação de saúde dos manipuladores. Além dos exames admissionais, devem ser realizados os exames periódicos, de retorno ao trabalho, na mudança de função, e o demissional.

O médico do trabalho, em parceria com o responsável técnico, deve solicitar ainda exames laboratoriais complementares que possam ajudar na prevenção da contaminação do alimento, como parasitológico, cultura de fezes e hemograma. É necessário que manipuladores de alimentos sejam afastados do trabalho até que obtenha alta médica, nos casos de constatação ou suspeita de enfermidade que possa resultar na transmissão de perigos aos alimentos, mesmo que sejam portadores sãos, bem como aqueles que apresentem feridas infectadas, infecções cutâneas ou diarreias. O Quadro 6.8 resume os requisitos referentes aos uniformes, equipamentos de proteção individual (EPI) e apresentação dos funcionários.

Quadro 6.8 – **Requisitos referentes à uniformização, EPI e apresentação dos funcionários**

Uniformes
Trocados diariamente, usados exclusivamente nas dependências internas do estabelecimento, compatíveis à atividade realizada, conservados e limpos.
Apresentação do funcionário
Cabelos presos e protegidos por redes ou toucas, unhas curtas e sem esmalte ou base. Não permitido o uso de barba, objetos de adorno pessoal e maquiagem. Roupas e objetos pessoais devem ser guardados em armários no vestiário dos funcionários.
Equipamentos de proteção individual
EPI para proteção dos olhos – óculos de segurança contra respingos.
EPI para proteção auditiva – protetor auditivo circum-auricular de inserção ou semiauricular.
EPI protetor de tronco – vestimentas de segurança que ofereçam proteção ao tronco contra riscos de origem térmica e umidade proveniente de operações com uso de água. (Aventais impermeáveis e capotes térmicos.)
EPI para proteção dos membros superiores – luvas de segurança para proteção das mãos contra agentes térmicos, cortantes e perfurantes.
EPI para proteção dos membros inferiores – calçados de segurança para proteção dos pés e pernas contra umidade proveniente de operações com uso de água.

Higienização das mãos

A microbiota das mãos pode ser dividida em transitória e residente. A microbiota transitória, que coloniza a camada superficial da pele, sobrevive por curto período de tempo e é passível de remoção pela higienização simples das mãos, com água e sabonete, por meio de fricção mecânica. É adquirida por contato direto em superfícies, ambiente, produtos e equipamentos contaminados. A microbiota residente, que está aderida às camadas mais profundas da pele, é mais resistente à remoção apenas por água e sabonete. Dessa forma, a higienização das mãos tem como finalidade a remoção de sujidade, suor, oleosidade, pelos, células descamativas e microbiota da pele, diminuindo o risco de contaminação do alimento e a prevenção de contaminação cruzada. É importante lembrar que o uso de luvas não substitui a necessidade de higienização cuidadosa das mãos. O Quadro 6.9 detalha a técnica correta de higienização das mãos.

Todos os funcionários e visitantes devem realizar o procedimento correto de higienização das mãos nas situações descritas a seguir:

- sempre que houver risco de contaminação cruzada;
- sempre que entrar na área de produção;
- utilizar o sanitário;

- tossir, espirrar ou assoar o nariz;
- usar materiais de limpeza;
- recolher lixo e outros resíduos;
- recolher algum material que tenha caído no piso;
- houver interrupção de algum procedimento;
- iniciar um novo procedimento;
- antes de colocar as luvas;
- executar alguma operação que leve à contaminação das mãos.

Quadro 6.9 – **Técnica correta de higienização das mãos**

1	Abrir a torneira e molhar as mãos, evitando encostar-se no lavatório.
2	Aplicar na palma da mão quantidade suficiente de sabonete líquido para cobrir toda a superfície das mãos (seguir a quantidade recomendada pelo fabricante).
3	Ensaboar as palmas das mãos, friccionando-as entre si.
4	Esfregar a palma da mão direita contra o dorso da mão esquerda entrelaçando os dedos e vice-versa.
5	Entrelaçar os dedos e friccionar os espaços interdigitais.
6	Esfregar o dorso dos dedos de uma mão com a palma da mão oposta, segurando os dedos, com movimento de vai-e-vem e vice-versa
7	Esfregar o polegar direito, com o auxílio da palma da mão esquerda, utilizando-se movimento circular e vice-versa.
8	Friccionar as polpas digitais e unhas da mão esquerda contra a palma da mão direita, fechada em concha, fazendo movimento circular e vice-versa.
9	Esfregar o punho esquerdo, com o auxílio da palma da mão direita, utilizando movimento circular e vice-versa.
10	Enxaguar as mãos, retirando os resíduos de sabonete. Evitar contato direto das mãos ensaboadas com a torneira.
11	Secar as mãos com papel toalha descartável, iniciando pelas mãos e seguindo pelos punhos. No caso de torneiras com contato manual para fechamento, sempre utilize papel toalha.
12	Desprezar o papel toalha em lixeira com tampa de acionamento por pedal.

Fonte: Brasil, 2007.

Capacitação

O programa de capacitação dos manipuladores em higiene deve ser descrito, incluindo informações como carga horária, conteúdo programático, metodologia e recursos utilizados, os responsáveis pela capacitação e a frequência de sua realização, mantendo-se em arquivo os registros da participação nominal com assinatura de todos os funcionários. Os temas devem versar sobre as atividades realizadas, incluindo conteúdos relacionados às boas práticas, como contaminantes de alimentos, doenças transmitidas por alimentos, higiene pessoal e manipulação higiênica dos alimentos.

Controle dos alimentos

As substâncias que podem estar presentes nos alimentos, representando um potencial risco à saúde humana, são as advindas da produção primária, processamento e estocagem, como acrilamida, nitrosaminas, toxinas de fungos (micotoxinas) e de outros micro-organismos, células viáveis de patógenos, metais tóxicos, dioxinas, pesticidas, resíduos de drogas veterinárias, aditivos adicionados nos alimentos em quantidades inadequadas e outros.

Esses perigos devem ser controlados de forma a garantir a saúde do consumidor. Alguns dos perigos mencionados podem ser gerenciados por meio das boas práticas agrícolas, por exemplo, os pesticidas, as drogas veterinárias, as micotoxinas. No âmbito das boas práticas de fabricação, considera-se aspecto-chave o controle de tempo e temperatura. O controle inadequado da temperatura do alimento é uma das causas mais comuns de doenças transmitidas por alimentos ou deterioração de alimentos. Esses controles incluem o tempo e a temperatura de resfriamento, cocção, processamento e armazenamento. É de suma importância que todos os equipamentos utilizados para a conservação de alimentos tenham termômetros de fácil visualização para o monitoramento e registro da temperatura. O controle da temperatura deve ser realizado em toda a cadeia produtiva e devem-se considerar:

- a natureza do alimento (atividade de água, pH e carga microbiana inicial);
- o tempo de armazenamento do produto;
- os tipos de embalagens;
- o uso do produto, por exemplo por cozimento/processamento adicional ou prontos para consumo.

O Quadro 6.10 exemplifica tempo e temperaturas para preparo de alimentos; no entanto, no processamento industrial, etapas específicas como processamento térmico, irradiação, secagem, resfriamento devem ser realizadas de forma a reduzir, prevenir ou eliminar os perigos, inclusive pelo controle do tempo e temperatura.

As matérias-primas e os ingredientes caracterizados como produtos perecíveis devem ser expostos à temperatura ambiente somente pelo tempo mínimo necessário para a preparação do alimento, a fim de não comprometer a qualidade higiênico-sanitária do alimento preparado. Quando as matérias-primas e os ingredientes não forem utilizados em sua totalidade, devem ser adequadamente acondicionados e identificados com, no mínimo, as seguintes informações:

- designação do produto;
- data de fracionamento;
- prazo de validade após a abertura ou retirada da embalagem original.

Quadro 6.10 – Exemplos de combinação de tempo e temperatura para alimentos

Tratamento térmico (cocção)	Mínimo de 70 °C ou combinações seguras de tempo e temperatura.
Óleos e gorduras para fritura	Máximo de 180 °C.
Descongelamento	Temperatura inferior a 5 °C.
Alimentos preparados	Conservação a quente: • superior a 60 °C por, no máximo, 6 horas. Conservação sob refrigeração: • inferior a 5 °C por, no máximo, 5 dias*.
Resfriamento	Reduzida de 60 °C a 10 °C em até 2 horas.
Congelamento	Temperatura igual ou inferior a -18 °C por, no máximo, 90 dias*.
Alimentos a serem consumidos crus	Higienização com desinfecção a fim de reduzir a contaminação superficial.

*Manter alimento embalado e identificado com designação, data de preparo e prazo de validade.

Os micro-organismos patogênicos podem ser transferidos de um alimento para outro por contato direto ou por meio de manipuladores de alimentos, superfícies de contato ou ar.

Os alimentos crus devem ser claramente separados no espaço ou no tempo de produtos alimentícios prontos para consumo, por procedimento de limpeza e desinfecção. Superfícies, mãos, utensílios, equipamentos e móveis devem ser higienizados cuidadosamente após o manuseio de alimentos crus, especialmente carne.

Matéria-prima/ingredientes

O estabelecimento não deve aceitar matéria-prima ou insumo que contenha contaminantes que não possam ser reduzidos a níveis aceitáveis por meio de processos normais de classificação e/ou preparação ou fabricação. Por esse motivo, uma das práticas imprescindíveis é a seleção de fornecedores, pautada nos critérios relacionados a seguir:

- as instalações de processamento do fornecedor aprovadas em auditorias efetuadas, indicando condições operacionais adequadas e a existência de programa de controle de qualidade do processo;
- o fornecedor deve ter elevado conceito profissional no mercado, comprovado por laudos analíticos retrospectivos que demonstrem a qualidade e segurança do produto oferecido;
- os lotes devem ser encaminhados à indústria devidamente codificados e acompanhados de laudo ou certificado comprovando o atendimento às especificações definidas em contrato;
- confirmação dos resultados nos laudos submetidos por análises efetuadas na etapa de verificação.

O armazenamento de insumos, matérias-primas e produtos terminados deve ser sobre estrados ou prateleiras e separados das paredes para permitir a correta higienização do local (Quadro 6.11). A adoção de rotatividade adequada pode assegurar a proteção contra contaminação, deterioração e perdas da qualidade nutricional. Recomenda-se a implementação do sistema FIFO (*first in, first out*) ou PEPS (primeiro que entra, primeiro que sai). No caso de devolução de produtos, estes devem ser identificados e colocados em setor adequado a tal fim por um período, até que se determine seu destino.

Quadro 6.11 – Especificações para armazenamento de matéria-prima e/ou ingredientes nas despensas

Produtos em estrados	No mínimo, a 10 cm de distância da parede No mínimo, 60 cm do forro Com separação entre as pilhas
Produtos em prateleiras	No mínimo 25 cm de distância do piso

Embalagens e informações ao consumidor

É considerada embalagem o artigo que está em contato direto com alimentos, destinado a contê-los, desde a sua fabricação até a sua entrega ao consumidor, com a finalidade de protegê-los de agente externos, de alterações e de contaminações, assim como de adulterações. Estas devem ser fabricadas em conformidade com as boas práticas de fabricação para que, nas condições normais ou previsíveis de emprego, não produzam migração para os alimentos de componentes indesejáveis, tóxicos ou contaminantes que possam representar risco para a saúde humana ou ocasionar uma modificação inaceitável na composição dos alimentos ou nas características sensoriais destes. Materiais plásticos, materiais metálicos, películas de celulose regenerada, elastômeros e borrachas, vidro, ceras e parafina podem ser utilizados para embalagens em contato com alimentos.

O *design* da embalagem deve permitir a rotulagem necessária, pois os rótulos são o meio de comunicação entre os produtos e os consumidores. Logo, as indicações no rótulo devem ser completas, verdadeiras e esclarecedoras quanto às características do produto.

Para a elaboração dos rótulos, os produtores de alimentos devem considerar o direito do consumidor à informação adequada e clara sobre os diferentes produtos e serviços, com especificação correta de quantidade, características, composição, qualidade e preço, bem como sobre os riscos que apresentem, conforme disposto no artigo 6º. do Código de Defesa do Consumidor.

A resolução RDC/Anvisa nº. 259, de 20 de setembro de 2002, vai ao encontro do código de defesa do consumidor, especificando a rotulagem obrigatória em alimentos e definindo que todo alimento, embalado na ausência do cliente, a ser comercializado, independentemente de sua origem, deve seguir as normas de rotulagem. A Fig. 6.3 apresenta as informações obrigatórias no rótulo de alimentos.

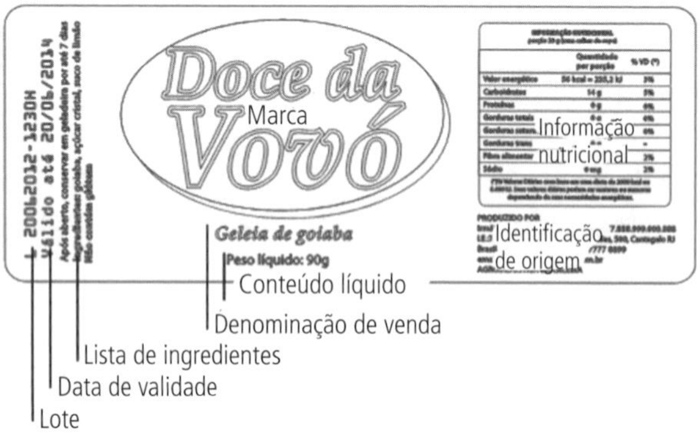

Fig. 6.3. Exemplo de rótulo de alimento com as informações obrigatórias de acordo com a RDC/Anvisa nº. 259/2002. Fonte: Silva, 2011.

Para a comercialização de alimentos para fins especiais (por exemplo, alimentos para nutrição enteral, alimentos com alegações de propriedades funcional e/ou de saúde), é obrigatório o registro na Anvisa. O Ministério da Agricultura, Pecuária e Abastecimento (MAPA) é o responsável pelo registro e inspeção de produtos de origem animal, como carnes (bovina, suína, aves, pescados e seus derivados), ovos, leite e seus derivados e mel, por meio do serviço de inspeção federal, estadual e municipal (respectivamente, S.I.F., S.I.E. e S.I.M.), além do registro de bebidas e vinagres. Os demais alimentos são dispensados da obrigatoriedade do registro tanto na Anvisa quanto no MAPA. Porém, cabe ressaltar que todo alimento deve ser produzido de acordo com o padrão de identidade e qualidade (PIQ) ou regulamento técnico específico e demais diretrizes estabelecidas e aprovadas pela autoridade competente.

Gestão das boas práticas

Sugere-se, como ferramenta gerencial das boas práticas, com a finalidade de tomada de decisões e melhoria contínua, a utilização do ciclo PDCA composto das seguintes etapas:

- planejar – definir as metas a serem alcançadas; definir o método para alcançar as metas propostas;
- desenvolver – executar as tarefas exatamente como foi previsto na etapa de planejamento; coletar dados que serão utilizados na próxima etapa de verificação do processo, sendo essenciais a educação e a capacitação no trabalho;
- checar – verificar se o executado está conforme o planejado, ou seja, se a meta foi alcançada, dentro do método definido; identificar os desvios na meta ou no método;
- agir corretivamente – caso sejam identificados desvios, é necessário definir e implementar soluções que eliminem as suas causas; caso não sejam identificados desvios, é possível realizar um trabalho preventivo, identificando aqueles passíveis de ocorrer no futuro, suas causas, soluções etc.

A gestão das boas práticas deve seguir a mesma dinâmica estabelecida para outros setores, baseada nos seguintes princípios:

- definição de padrões;
- descrição de procedimentos;
- monitoramento dos processos;
- registros/documentação dos respectivos processos – que consistem de anotações em planilha e/ou formulário específico apresentando data e identificação do funcionário responsável pelo seu preenchimento;
- verificação ou avaliação dos processos por meio dos registros;
- tomada de ações corretivas e preventivas.

Para verificar as boas práticas de fabricação, sugere-se aplicar uma lista de verificação. Os dados resultantes devem ser tabulados e analisados para identificar as não conformidades. O Quadro 6.12 reúne a documentação necessária ao cumprimento das boas práticas. É necessário que esses documentos estejam acessíveis aos funcionários envolvidos e disponíveis à autoridade sanitária. Os procedimentos operacionais assinalados serão mais bem descritos no capítulo sobre procedimento padrão de higiene operacional.

Quadro 6.12 – Registros ou documentação comprobatória das boas práticas

Licença de funcionamento ou alvará sanitário
Manual de Boas Práticas de Fabricação
POP e planilhas de registro do programa de higienização das instalações, equipamentos e utensílios Fichas técnicas dos produtos de higienização de uso profissional Laudo microbiológico de controle da higienização de superfícies
POP de controle de potabilidade da água Laudo da potabilidade da água Certificado de limpeza e desinfecção dos reservatórios de água
POP sobre programa de saúde e higiene dos manipuladores Atestado de Saúde Ocupacional de todos os funcionários Laudo microbiológico de mãos dos manipuladores Comprovantes de capacitação
POP do programa de controle integrado de vetores e pragas urbanas Certificado de desinsetização e desratização
POP do programa de manutenção preventiva e calibração de equipamento Ordem de serviço de manutenção/calibração dos equipamentos Planilha de controle de temperatura dos equipamentos de conservação de alimentos Comprovantes de limpeza, manutenção e troca de filtros dos componentes dos equipamentos de climatização Comprovantes de higienização e manutenção dos elementos filtrantes e dos sistemas de filtragem da água
POP de seleção das matérias-primas, ingredientes e embalagens Documentos de auditorias e cadastro dos fornecedores Ficha técnica de produtos Laudo microbiológico de alimentos Fichas técnicas dos produtos alimentícios fabricados, contemplando a composição do produto acabado Metodologia utilizada para elaboração da informação nutricional apresentada na rotulagem Laudos de migração das embalagens primárias para alimentos

RESUMO

- As boas práticas de fabricação abrangem um conjunto de medidas que devem ser adotadas pelas indústrias de alimentos a fim de garantir a qualidade sanitária e a conformidade dos produtos alimentícios com os regulamentos técnicos. A legislação sanitária federal regulamenta essas medidas em caráter geral, aplicável a todo o tipo de indústria de alimentos, e em caráter específico, voltadas às indústrias que processam determinadas categorias de alimentos.
- A legislação específica se aplica aos seguintes produtos: água mineral natural e água natural, amendoins processados e derivados, frutas e hortaliças em conserva, gelados comestíveis, palmito em conserva, sal destinado ao consumo humano.
- O âmbito de aplicação da Portaria SVS/MS nº. 326/97 envolve os estabelecimentos nos quais sejam realizadas atividades de produção/industrialização, fracionamento, armazenamento e transportes de alimentos industrializados.
- Os requisitos das boas práticas contemplados na Portaria SVS/MS nº. 326/97 referem-se a localização, vias de acesso interno, edifícios e instalações, equipamentos e utensílios, requisitos de higiene do estabelecimento, higiene pessoal e requisito sanitário, requisito de higiene na produção e controle de alimentos.

- O âmbito de aplicação da RDC Anvisa nº. 216/04 engloba cantinas, bufês, comissarias, confeitarias, cozinhas industriais, cozinhas institucionais, delicatéssens, lanchonetes, padarias, pastelarias, restaurantes, rotisserias e congêneres.
- Os requisitos sanitários constantes da RDC Anvisa nº. 216/04 referem-se a edifícios, instalações, equipamentos, móveis e utensílios, higienização de instalações, controle integrado de vetores e pragas urbanas, abastecimento de água, manejo de resíduos, manipuladores, matérias-primas, ingredientes e embalagens, preparo do alimento, armazenamento e transporte do alimento preparado, exposição do alimento preparado, documentação e registro, responsabilidades.

SUGESTÕES DE LEITURA

Andrade NJ, Macedo JAB. Higienização na indústria de alimentos. São Paulo: Varela, 1996. 182p.

Brasil. Agência Nacional de Vigilância Sanitária. RDC nº. 216 de 15 de setembro de 2004. Dispõe sobre regulamento técnico de boas práticas para serviços de alimentação. Diário Oficial da União. Brasília, DF, 16 set. 2004.

_____. Portaria MS/SVS n.º 326 de 30 de julho de 1997. Aprova o regulamento técnico sobre condições higiênico-sanitárias e de boas práticas de fabricação para estabelecimentos produtores/industrializadores de alimentos. Diário Oficial da União. Brasília, DF, 1 ago. 1997.

Codex Alimentarius. Food Hygiene Basic Texts. 4. ed. Disponível em:
<www.fao.org/docrep/012/a1552e/a1552e00.pdf>.

Sociedade Brasileira de Ciência e Tecnologia de Alimentos. Manual de higiene e sanitização para empresas de alimentos – HSEA. Campinas: SBCTA/Profiqua, 2000. (Série Qualidade).

QUESTÕES DISCURSIVAS

1. O que você considera fundamental para o sucesso de implementação do programa de BPF nas indústrias de alimentos?
2. Descreva resumidamente os pontos importantes a serem considerados relativos ao requisito do Programa de BPF "Controle integrado de pragas". Como você procederia para avaliar a sua implementação?
3. Para a sanificação de equipamentos, uma indústria de suco adquiriu uma solução concentrada de NaClO (hipoclorito de sódio) a 10%. Qual quantidade deve ser retirada dessa solução concentrada para a diluição em 25 l de água, sabendo-se que a concentração de cloro indicada é 100 ppm (partes por milhão)? Por que é recomendado o controle do pH dessa solução?
4. Um pequeno laticínio vem apresentando perdas econômicas pela devolução dos lotes de leite integral pasteurizado. Detectaram-se falhas no processo de higienização, pela alta contagem de *Escherichia coli* (bactéria Gram-negativa) no produto final. Pede-se que:

- elabore um plano de higiene para o tanque de estocagem de leite cru, enfocando produtos (detergentes e sanificantes) e sujidades a serem removidos, método de limpeza, instruções de trabalho (procedimento geral de limpeza e sanificação), frequência da higienização e procedimentos de monitorização da higienização.

5. Por que na etapa de pré-lavagem deve-se usar água à temperatura máxima de 50 °C?
6. Explique por que a operação de limpeza deve ser realizada antes da etapa de aplicação do sanificante.
7. Para a higienização de equipamentos pelo método CIP (*cleaning in place*) de uma indústria de bebidas, mais especificamente cervejas, a equipe de supervisores optou por detergente alcalino a quente e, após enxágue, o uso de quaternário de amônio. Critique o procedimento adotado, com base nos seus conhecimentos sobre higienização.
8. A mídia divulgou casos de *recall* envolvendo bebidas à base de soja e leite achocolatado. Em ambos os produtos havia resíduos de soda cáustica, que podem provocar danos graves aos consumidores, se ingerida. Partindo-se do princípio de que na fabricação desses produtos o método de limpeza adotado é o CIP, descreva quais devem ser as medidas de controle adequadas para prevenir esse tipo de contaminação química.
9. Com o objetivo de monitorar a higiene das mãos dos colaboradores, uma indústria adotou o método de bioluminescência (consultar capítulo sobre programa de pré-requisitos), porém, a gerência observou que, apesar de todas as medidas adotadas, os resultados do teste eram positivos. Chamado a opinar, qual seria a solução que você apresentaria para o problema?
10. Descreva, em linhas gerais, os itens referentes à manipulação de alimentos abordados na RDC nº. 216/04. No caso de esses manipuladores necessitarem de treinamento, quais são os conteúdos obrigatórios pela legislação?

REFERÊNCIAS BIBLIOGRÁFICAS

1. BRASIL. Agência Nacional de Vigilância Sanitária. Informe Técnico nº. 8, de 30 de dezembro de 2003. Nova tabela de material de embalagem em contato com os alimentos.
2. ______. Agência Nacional de Vigilância Sanitária. Ministério da Saúde. Higienização das mãos. Brasília, 2007.
3. ______. Agência Nacional de Vigilância Sanitária. RDC nº. 18, de 29 de fevereiro de 2000. Dispõe sobre normas gerais para funcionamento de empresas especializadas na prestação de serviços de controle de vetores e pragas urbanas. Diário Oficial da União. Brasília, DF, 3 mar. 2000.
4. ______. Agência Nacional de Vigilância Sanitária. RDC nº. 23, de 15 de março de 2000. Dispõe sobre o manual de procedimentos básicos para registro e dispensa da obrigatoriedade de registro de produtos pertinentes à área de alimentos. Diário Oficial da União. Brasília, DF, 16 mar. 2000.
5. ______. Agência Nacional de Vigilância Sanitária. RDC nº. 27, de 6 de agosto de 2010. Dispõe sobre as categorias de alimentos e embalagens isentos e com obrigatoriedade de registro sanitário. Diário Oficial da União. Brasília, DF, 9 ago. 2010.
6. ______. Agência Nacional de Vigilância Sanitária. RDC nº. 91, de 11 de maio de 2001. Aprova o Regulamento Técnico – Critérios gerais e classificação de materiais para embalagens e equipamentos em contato com alimentos, constante do Anexo desta Resolução. Diário Oficial da União. Brasília, DF, 13 jun. 2001.

7. ______. Agência Nacional de Vigilância Sanitária. RDC nº. 184, de 22 de outubro de 2001. Altera a Resolução nº. 336, de 30 de julho de 1999 e aprova o Anexo I: Norma geral para rotulagem de produtos saneantes domissanitários. Diário Oficial da União. Brasília, DF, 23 out. 2001.
8. ______. Agência Nacional de Vigilância Sanitária. RDC nº. 275 de 21 de outubro de 2002. Dispõe sobre regulamento técnico de procedimentos operacionais padronizados aplicados aos estabelecimentos produtores/industrializadores de alimentos e a lista de verificação das boas práticas de fabricação em estabelecimentos produtores/industrializadores de alimentos. Diário Oficial da União. Brasília, DF, 6 nov. 2002.
9. _____. Ministério da Saúde. Portaria n.º 89, de 25 de agosto de 1994, da Secretaria de Vigilância Sanitária. Determina que o registro dos produtos saneantes domissanitários "água sanitária" e "alvejante" categoria congênere a detergente alvejante e desinfetante para uso geral seja procedido de acordo com as normas regulamentares anexas a presente. Diário Oficial da União. Brasília, DF, 26 ago. 1994.
10. _____. Ministério da Saúde. Portaria nº. 259, de 20 de setembro de 2002. Aprova o regulamento técnico sobre rotulagem de alimentos embalados. Diário Oficial da União. Brasília, DF, 23 set. 2002.
11. _____. Ministério da Saúde. Portaria nº. 2.914, de 12 de dezembro de 2011. Dispõe sobre os procedimentos de controle e de vigilância da qualidade da água para consumo humano e seu padrão de potabilidade. Diário Oficial da União. Brasília, DF, 14 dez. 2011.
12. ______. Presidência da República. Decreto nº. 3.510, de 16 de junho de 2000. Altera dispositivos do regulamento aprovado pelo Decreto 2.314, de 4 de setembro de 1997, que dispõe sobre a padronização, a classificação, o registro, a inspeção, a produção e a fiscalização de bebidas. Diário Oficial da União. Brasília, DF, 16 jun. 2000.
13. ____. Presidência da República. Lei nº. 8.078, de 11 de setembro de 1990. Dispõe sobre a proteção do consumidor e dá outras providências. Diário Oficial da União. Brasília, DF, 12 set. 1990.
14. ____. Presidência da República. Lei nº. 12.305, de 2 de agosto de 2010. Institui a Política Nacional de Resíduos Sólidos; altera a Lei nº. 9.605, de 12 de fevereiro de 1998; e dá outras providências. Diário Oficial da União. Brasília, DF, 3 ago. 2010.
15. Colares LGTE, Figueiredo VO. Gestão de resíduos sólidos gerados na produção de refeições. Rev Nutr Pauta. 2012;114:19-24.
16. Darezzo HM, Rocha ES, Benedetti BC, et al. Avaliação do grau de redução da microbiota presente em alface americana (*Lactuca sativa*) em linha de processamento comercial. In: Anais do II Encontro Nacional sobre Processamento Mínimo de Frutas e Hortaliças. Viçosa-MG, novembro de 2000.
17. Figueiredo RM. SSOP: padrões e procedimentos operacionais de sanitização. PRP: programa de redução de patógenos: manual de procedimentos e desenvolvimento. São Paulo: Manole; 1999.
18. Jardim ANO, Caldas ED. Exposição humana a substâncias químicas potencialmente tóxicas na dieta e os riscos para saúde. Quim Nova. 2009;32(7):1898-909.
19. Katsuyama AM (ed.). Principles of food processing sanitation. 2. ed. Washington, DC: The Food Processors Institute; 1993.
20. Macedo JAB. Águas e águas. Belo Horizonte: Ortofarma; 2000.
21. Marston EV. Fresh-cult fruit: maximizing quality. Cut Edge. 1995;9:3-5.
22. Oliveira KMP, Oliveira TCRM. Biofilmes microbianos e resistência aos sanitizantes: uma revisão. Rev Hig Alim. 2008;22(161):54-9.
23. Rubim C. Gestão de negócios em Unidade de Alimentação e Nutrição (UAN): uma visão estratégica. Nutr Prof. 2007;3(16):12-6.
24. SÃO PAULO. Secretaria Municipal de Saúde. Portaria nº. 2.619, de 6 de dezembro de

2011. Aprova o regulamento de boas práticas e de controle de condições sanitárias e técnicas das atividades relacionadas à importação, exportação, extração, produção, manipulação, beneficiamento, acondicionamento, transporte, armazenamento, distribuição, embalagem e reembalagem, fracionamento, comercialização e uso de alimentos – incluindo águas minerais, águas de fontes e bebidas, aditivos e embalagens para alimentos. Diário Oficial da Cidade, São Paulo, 6 dez. 2011.

25. Segurança e Medicina no Trabalho. Lei nº. 6.514 de 22 de dezembro de 1977 – Normas regulamentadoras. 54. ed. São Paulo: Atlas, 2006.

26. Serviço Nacional de Aprendizagem Industrial. Elementos de apoio para o sistema APPCC. Projeto APPCC Indústria. Convênio CNI/Senai/Sebrae. 2. ed. Brasília: Senai/DN; 2000. (Série Qualidade e Segurança Alimentar).

27. Silva Jr. EA. Manual de controle higiênico-sanitário em alimentos. 6. ed. São Paulo: Varela; 2007.

28. Silva TTC, Couto SMG, Sabaa-Srur AUO, et al. Cartilha do agricultor orgânico: rotulagem de alimentos. Rio de Janeiro: EdUFRJ; 2011.

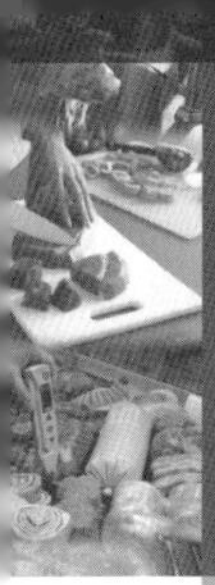

7 CAPÍTULO

Boas práticas de transporte, armazenamento e distribuição

■ Felipe Machado Trombete

CONTEÚDO

OBJETIVOS E PROPOSTA DE APRENDIZAGEM DO CAPÍTULO

Ao completar o estudo deste capítulo, o leitor estará apto a:

- descrever os requisitos necessários para o cumprimento das boas práticas no transporte de matérias-primas alimentícias;
- compreender a importância da aplicação das boas práticas no armazenamento dos alimentos;
- relacionar as condições de armazenamento com a manutenção da qualidade dos alimentos;
- descrever os requisitos necessários para o cumprimento das boas práticas na distribuição dos alimentos preparados;
- discorrer sobre as principais barreiras de prevenção à deterioração e contaminação do alimento durante o transporte, armazenamento e distribuição.

Introdução

O agronegócio brasileiro se destaca no cenário mundial e demonstra forte potencial competitivo no mercado internacional. Consequentemente, cada vez mais o controle de toda a cadeia produtiva agroindustrial tem sido imposto como exigência para a manutenção da segurança dos alimentos.

Dessa forma, é cada vez mais frequente a implantação das boas práticas nos diversos setores alimentícios, visando à produção de alimentos seguros sob o ponto de vista químico, físico, biológico e, ainda, com características nutricionais e sensoriais esperadas pelos consumidores.

Sendo o transporte, armazenamento e distribuição das matérias-primas e dos alimentos processados etapas de grande importância na industrialização dos alimentos, fazem-se necessárias a aplicação das boas práticas em tais etapas visando à obtenção de alimentos que não ofereçam riscos à saúde dos consumidores.

Neste capítulo, são abordados os principais requisitos exigidos pelos órgãos de fiscalizações, como o Ministério da Agricultura, Pecuária e Abastecimento (MAPA) e pela Agência Nacional de Vigilância Sanitária (Anvisa), que devem ser respeitados para o cumprimento das boas práticas de transporte, armazenamento e distribuição de alimentos.

O presente capítulo está estruturado em cinco seções:

1) uma visão geral das boas práticas de distribuição alimentar;
2) boas práticas no transporte das matérias-primas;
3) boas práticas no armazenamento dos alimentos;
4) boas práticas na distribuição dos alimentos preparados;
5) teoria dos obstáculos aplicada na manutenção da qualidade dos alimentos durante o transporte, armazenamento e distribuição.

Deve ser ressaltado que os requisitos gerais apresentados neste capítulo são complementados pelas legislações estaduais, distrital e municipais, de forma a se adaptarem às realidades locais. Dessa forma, as empresas que realizam atividades relacionadas à distribuição alimentar, seja transporte, armazenamento ou comercialização, devem estar de acordo com as legislações aplicáveis ao setor.

Uma visão geral das boas práticas de distribuição alimentar

Denominam-se boas práticas de distribuição alimentar o conjunto de ações que visam à melhoria dos processos de distribuição dos alimentos, com objetivo de garantir a comercialização de produtos seguros, até o momento em que este chega às gôndolas nos pontos de comercialização.

Portanto, a aplicação dessas práticas ocorre desde o momento em que as matérias-primas são transportadas, armazenadas e transformadas, até serem distribuídas aos consumidores.

Na Fig. 7.1 são apresentadas as principais etapas da distribuição alimentar, as quais serão discutidas nas seções posteriores. Em síntese, devem-se verificar na recepção, no armazenamento, no processamento e na distribuição das matérias-primas ou dos alimentos já processados as seguintes informações:

- no transporte e recepção – devem-se avaliar visualmente as condições higiênicas do alimento e do interior do veículo, conferindo se o alimento encontra-se organizado de forma adequada e sob temperatura ideal, caso seja utilizado frio ou calor. Devem-se observar as informações de rotulagem e integridade da embalagem e os documentos que acompanham a entrega, determinando-se então a aprovação ou rejeição do alimento. Para determinados alimentos, no momento da recepção são exigidas análises químicas rápidas e laudo de análises microbiológicas para atestar a qualidade do produto e só então aprová-lo;
- no armazenamento – esta é uma das etapas mais importantes, pois o alimento pode permanecer por longos períodos de tempo. Dessa forma, estes devem ser organizados em locais com condições adequadas à estocagem, livre de pragas e materiais estranhos ao processo, tendo-se o controle de temperatura e umidade, quando necessários;

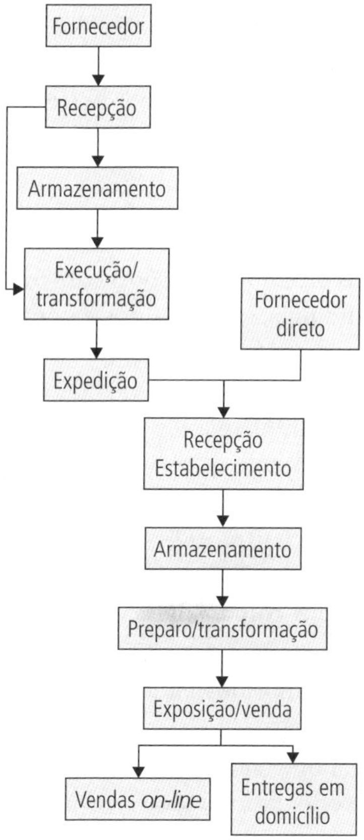

Fig. 7.1. Atividades da distribuição alimentar.
Adaptado de APED, 2010.

- no processamento ou transformação – nesta etapa deve-se observar o cumprimento de todas as ações previstas no manual de boas práticas de fabricação do estabelecimento;
- na distribuição do alimento processado – nesta etapa observam-se a ordem de expedição dos produtos, as condições e informações necessárias à embalagem, as condições do transporte até os pontos de entrega, bem como os locais de exposição do alimento nas gôndolas, realizando o controle das condições ambientais, quando necessário.

Todas as empresas que exerçam atividades ligadas a quaisquer desses setores de distribuição deverão garantir elevados níveis higiênico-sanitários em todas as operações, de forma a preservar a qualidade e garantir a segurança do alimento.

Ressalta-se a importância da saúde do manipulador de alimentos, que deve realizar exames médicos frequentemente e, se constatado ser possuidor de doença infectocontagiosa, não deverá exercer funções nas quais possa oferecer risco de contaminação ao alimento. Neste caso, o manipulador deve ser afastado temporariamente do trabalho e submeter-se a tratamento adequado até o desaparecimento desse risco.

Da mesma forma, sempre que o manipulador perceber quaisquer alterações em seu estado de saúde, como vômito, diarreia, febres, dores abdominais, feridas, entre outros, este deve informar o profissional responsável para que seja afastado de suas atividades, de modo a prevenir a transmissão de agentes patogênicos ao alimento.

Boas práticas no transporte das matérias-primas

Os procedimentos adotados durante o transporte das matérias-primas alimentícias desde a zona rural até os centros urbanos, ou ainda, dos alimentos industrializados até os pontos de comercialização, são fundamentais para a manutenção das características sensoriais, nutricionais e microbiológicas dos alimentos.

A esse conjunto de procedimentos que visam manter a integridade e a qualidade do produto transportado pelo cumprimento de requisitos higiênicos e sanitários, dá-se o nome de boas práticas de transporte.

As falhas nas boas práticas de transporte podem significar deterioração e risco de veiculação de doenças transmitidas por alimentos – DTAs. Assim, esses procedimentos são fixados pelos órgãos de fiscalização, como Anvisa e MAPA.

Muitos desses requisitos são comuns para diferentes grupos de alimentos, no entanto, existem aqueles que devem ser cumpridos para o transporte de produtos específicos, por exemplo, carnes e gelados comestíveis.

Deve ser ressaltado também que não há restrições quanto ao sistema de transporte, no entanto, pelo fato de o modal rodoviário predominar na matriz de transporte do Brasil, os procedimentos e as recomendações para o transporte, presentes nos manuais de boas práticas, são comumente voltados para o uso de caminhões e outros veículos rodoviários de menor capacidade.

A portaria SVS/MS nº. 326/1997 e a RDC nº. 216/2004, ambas da Anvisa, determinam que todos os veículos de transporte de alimentos, sejam estes *in natura* ou industrializados, devem estar em condições adequadas ao tipo de alimento transportado e permitir que os procedimentos de higienização sejam realizados de forma fácil e completa.

Essas condições irão depender do tipo de alimento, sendo diferenciados principalmente pela necessidade ou não do controle de parâmetros ambientais no interior do veículo, como temperatura e umidade.

Alguns procedimentos obrigatórios no transporte das matérias-primas alimentícias são apresentados a seguir:

- o veículo deverá ser exclusivo ao transporte de alimentos, não sendo permitido o transporte conjunto de pessoas ou animais;
- o veículo deve estar higienizado de forma adequada ao tipo de alimento transportado, com cobertura para proteção da carga (em caminhões graneleiros permite-se o uso de lonas) e não deve apresentar evidência de vetores e pragas urbanas ou a presença destes;
- o veículo de transporte deve realizar as operações de carga e descarga afastado dos locais de fabricação dos alimentos com o objetivo de evitar a contaminação do ar pelos gases de combustão;
- no caso de matérias-primas refrigeradas, o veículo deverá apresentar instrumentos calibrados que permitam a verificação da temperatura ao longo do trajeto;
- o sistema de refrigeração utilizado, quando necessário, não deverá oferecer risco de contaminação ao alimento e deverá garantir a temperatura adequada para este durante todo o percurso;
- as superfícies que estão em contato direto com os alimentos devem ser higienizadas frequentemente, e os produtos de limpeza e/ou desinfecção, quando utilizados, deverão ser devidamente removidos.

Para a correta higienização dos veículos, recomenda-se a utilização de um "plano de higienização", constando o passo a passo dos processos de limpeza e desinfecção; quais os instrumentos de limpeza e higienização deverão ser utilizados; quais as concentrações e o tempo de contato desses agentes; e qual a frequência da realização desses procedimentos.

O transporte das matérias-primas de origem animal, como carcaças e peças inteiras, deverá preferivelmente ser realizado com o auxílio de dispositivos de suspensão, como barras e ganchos de fácil higienização.

Para o transporte de carnes deve-se ainda verificar o cumprimento de normas específicas, como a origem e estado de salubridade mediante a apresentação de documentos legais, avaliação das condições dos materiais de acondicionamento, embalagem e temperatura, sendo esta última variável de acordo com o tipo de carne, tamanho das peças e se o produto é refrigerado ou congelado.

É muito importante que nos estabelecimentos varejistas, após o recebimento dos alimentos conservados pelo frio, sejam estes refrigerados ou congelados, ocorra o armazenamento imediato nas câmaras específicas, visando à manutenção das características dos produtos.

A avaliação da temperatura durante o transporte e no momento da recepção é muito importante e indica se o tratamento frigorífico foi realizado adequadamente pelos fornecedores ou distribuidores.

Recomenda-se ainda que o veículo contendo as matérias-primas circule apenas o tempo necessário entre o local de carregamento e local de entrega, devendo este ser inspecionado em ambas as etapas.

Esses procedimentos de inspeção, carga e descarga, bem como as instruções de transporte aos motoristas, deverão estar contidos no manual de boas práticas de fabricação do estabelecimento produtor de alimentos.

Boas práticas no armazenamento dos alimentos

Dos setores que envolvem a distribuição alimentar, o sistema de armazenagem pode ser considerado o mais importante por ser uma etapa estratégica do abastecimento.

No Brasil, a questão logística da armazenagem de alimentos é bastante complexa e ainda há necessidade de muitas melhorias.

Visto que a tendência da produção do agronegócio brasileiro é de expansão, faz-se necessário o aprimoramento em termos quantitativos e qualitativos desse setor.

Neste contexto, destaca-se o papel da Companhia Nacional de Abastecimento (Conab), a qual é coordenada pelo MAPA e atua desenvolvendo estudos de localização e volume dos estoques públicos e privados de alimentos, levantamento dos custos de produção agropecuária e expectativa de plantio e colheita.

Na prática, isso significa a aquisição dos produtos agrícolas, formação de estoques em armazéns convencionais, graneleiros, frigoríficos e portuários, com venda nos momentos adequados para a regularização do mercado consumidor.

De acordo com a Companhia, a capacidade de armazenagem da produção agrícola nacional é de cerca de 136 milhões de toneladas de alimentos.

No entanto, ressalta-se que a capacidade de expansão da agricultura brasileira está próxima do seu limite em razão da falta de infraestrutura para escoar a produção e também pela incapacidade de armazenar de forma adequada a safra nacional. É deficiente também a disponibilização de espaços para eventuais produtos importados de forma a atender satisfatoriamente a demanda interna.

Além dessas questões logísticas, é fundamental que durante o armazenamento sejam respeitadas as condições ideais de armazenagem das matérias-primas e dos produtos elaborados, de forma a manter a integridade e a qualidade destes.

A esse conjunto de práticas, determinadas por legislações específicas, dá-se o nome de boas práticas de armazenamento, as quais se aplicam nas fases de colheita, limpeza, secagem e principalmente na armazenagem do alimento em si.

Nesta etapa, os principais fatores para a preservação da qualidade do alimento a ser controlado são tempo, temperatura e umidade relativa (UR) do ambiente, estando este estocado a granel, em silos ou armazéns herméticos ou ainda em sacarias.

Os alimentos considerados perecíveis, como os de origem vegetal, necessitam de curto período de armazenamento e controle da atmosfera de armazenagem, pela manipulação da temperatura ou dos gases constituintes da câmara de estocagem.

O uso do frio durante o armazenamento é feito por meio de refrigeração ou congelamento. No primeiro utilizam-se temperaturas entre 0 °C e 10 °C, promovendo uma extensão do período de conservação do alimento.

Já no congelamento, são empregadas temperaturas inferiores a 0C, o que inibe com eficiência o desenvolvimento da maioria dos micro-organismos e a ação de enzimas, uma vez que pela formação de cristais de gelo é reduzida a atividade de água do produto.

O armazenamento utilizando a modificação dos gases atmosféricos, denominado de atmosfera modificada, é muito aplicado para frutas e vegetais frescos por prolongar a qualidade do alimento.

Com a modificação da atmosfera ocorre redução das taxas de metabolismo nas frutas e hortaliças *in natura*, redução de micro-organismos aeróbios, redução dos processos oxidativos e, portanto, extensão do tempo de armazenamento e manutenção da qualidade. Os gases mais utilizados nesse processo são o oxigênio (O_2) e o dióxido de carbono (CO_2), e a proporção utilizada irá depender do alimento armazenado.

Já os alimentos não perecíveis, como os grãos de cereais e sementes oleaginosas, por possuírem baixa umidade e baixa atividade de água, não necessitam de refrigeração e podem ser armazenados por longos períodos de tempo.

Uma massa de grãos armazenada pode ser considerada um sistema complexo, constituído por fatores abióticos, como a presença de oxigênio e outros gases atmosféricos, e fatores bióticos, como os insetos, fungos e outros organismos presentes.

Assim, as boas práticas de armazenagem envolvem principalmente a manipulação dos fatores extrínsecos e intrínsecos ao alimento, visando à manutenção da sua qualidade.

De acordo com a Portaria nº. 326/1997 e a RDC 216/2004 da Anvisa e a Portaria 368/1997 do MAPA, as matérias-primas devem ser armazenadas em condições cujo controle garanta a proteção contra a contaminação e deterioração, de forma a reduzir ao mínimo as perdas da qualidade nutricional.

Desse modo, as principais exigências a serem cumpridas com o objetivo de atingir tais propósitos são apresentadas a seguir:

- o local do armazenamento deverá ser adequado e organizado conforme o tipo e o volume de alimento estocado e não deverá promover ou agregar substâncias físicas, químicas ou biológicas que coloquem em risco a saúde do consumidor;
- os alimentos deverão estar sobre estrados distantes do piso, ou sobre paletes bem conservados e limpos, ou outro sistema aprovado, afastados das paredes e distantes do teto, de forma que permita apropriada higienização, iluminação e circulação de ar;
- os estrados, caixas e materiais danificados devem ser retirados da área de armazenamento e reparados, se conveniente. Caso estejam em estado muito precário de conservação, deverão ser descartados e retirados;

- o empilhamento de caixas e outros suportes deverá ser bem alinhado, em blocos regulares, os menores possíveis, e atender às recomendações do fabricante;
- as instruções sobre empilhamento, quando existentes, devem ser rigorosamente respeitadas.
- deve-se adotar o sistema PVPS (primeiro que vence, primeiro que sai) para matéria-prima, produto ou embalagem, respeitando a ordem de entrada e prazo de validade destes;
- materiais estranhos ao processo, estragados ou tóxicos não deverão estar presentes na área de estocagem;
- a rede de frio, quando necessária, deverá estar adequada ao volume e aos diferentes tipos de matérias-primas e ingredientes, devendo ser verificadas temperatura e umidade mediante o uso de instrumentos comprovadamente calibrados;
- na estocagem de grãos e sementes deve-se observar a realização correta do processo de limpeza de forma a garantir a uniformidade da massa estocada, promovendo aeração homogênea;
- o depósito e os equipamentos envolvidos no processo de armazenagem deverão estar limpos de forma a evitar focos de infestações por insetos e contaminação por fungos;
- deve-se prevenir a armazenagem simultânea de lotes infestados por insetos e pragas com não infestados;
- o processo de inspeção e determinação de umidade, bem como a calibração dos instrumentos de medição, deverá ser registrado em planilhas específicas, devidamente datadas e assinadas;
- os funcionários responsáveis pela inspeção e determinação da umidade devem ser comprovadamente treinados;
- as embalagens utilizadas deverão estar acondicionadas em espaço adequado;
- os produtos finais aguardando resultado analítico ou em quarentena e aqueles aprovados deverão estar separados e devidamente identificados;
- os produtos com danificações na embalagem, avariados, com prazos de validade vencidos, devolvidos ou recolhidos do mercado deverão estar identificados e armazenados em local separado e de forma organizada.

Na recepção do alimento destinado à armazenagem, deve ser realizada uma inspeção de acordo com as instruções presentes no manual de boas práticas do estabelecimento, documentando todos os dados de identificação e condições gerais obtidos visualmente ou com auxílio de instrumentos.

No armazenamento de grãos e sementes oleaginosas, o teor de umidade é o principal fator a ser controlado durante todo o tempo em que o alimento estará armazenado.

Quando a UR do ar atmosférico presente no interior do local de estocagem é maior que a UR de equilíbrio do alimento, ocorrerão a absorção de água e o aumento de sua atividade de água, possibilitando o desenvolvimento de micro-organismos e a consequente deterioração do produto.

Os valores ideais de UR no local do armazenamento variam de acordo com o alimento. No entanto, existem aqueles que têm legislações específicas que determinam o teor máximo no qual podem ser comercializados, conforme apresentado no Quadro 7.1. Nestes, o controle da umidade ambiental deverá ser feito rigorosamente.

Quadro 7.1 – Valores máximos de umidade permitidos para a comercialização de determinados alimentos

Alimento	Teor máximo de umidade
Sal refinado	0,2%
Açúcar de primeira classe	0,4%
Coco ralado desidratado	4,0%
Café torrado	5,0%
Amendoim cru descascado	8,0%
Amendoim cru com casca	11%
Farinhas, amido de cereais e farelos	13%
Fécula de mandioca	18%
Queijo ralado	20%
Fécula de batata	21%

No armazenamento de grãos e sementes oleaginosas, é necessário realizar o monitoramento diário da UR do ar e da temperatura de armazenamento, de forma a garantir que o teor de umidade do produto não ultrapasse os valores máximos permitidos pela legislação.

Essa maior preocupação deve-se ao risco de formação de toxinas fúngicas no produto, denominadas micotoxinas.

As micotoxinas são metabólitos secundários tóxicos, de baixo peso molecular, produzidas por diversos gêneros de fungos filamentosos, como *Aspergillus, Penicillium* e *Fusarium.* São considerados os contaminantes naturais de maior importância nos alimentos em virtude dos efeitos tóxicos aos humanos e animais e também pela alta ocorrência, principalmente nos cereais.

A formação de micotoxinas no alimento está diretamente relacionada com o valor de atividade de água. Valores acima de 0,80 possibilitam o desenvolvimento de fungos micotoxigênicos, principalmente os do gênero *Aspergillus,* que são grandes produtores de aflatoxinas.

Em atividade de água maior que 0,90, esses fungos filamentosos são capazes de sintetizar as micotoxinas em altas concentrações, contaminando e inviabilizando o consumo do alimento.

O controle da umidade e da temperatura visando à prevenção da formação de micotoxinas também é muito importante no armazenamento de castanhas, principalmente a castanha-do-brasil.

Após a queda natural dos ouriços (fruto da castanheira que pode conter até 25 castanhas), estes permanecem em contato direto com o solo da floresta, favorecendo a contaminação pelos fungos micotoxigênicos. Se durante o armazenamento da castanha houver umidade suficiente e temperatura adequada ao desenvolvimento fúngico, o produto se tornará contaminado e impróprio para consumo.

Portanto, a melhor forma de armazenar as castanhas visando à prevenção da contaminação por micotoxinas é utilizando embalagem a vácuo, já que em condições de anaerobiose não ocorre o desenvolvimento dos fungos filamentosos. Do contrário, não é recomendado que sejam ensacadas durante o armazenamento, devendo permanecer em ambiente limpo e arejado para que sejam constantemente revolvidas e assim reduzido o teor de umidade.

O controle da umidade também é essencial durante armazenamento de açúcar e sal. Quando ocorre a migração de água do ambiente para tais produtos, estes apresentam aspecto "melado" e, do contrário, quando estes são armazenados em ambientes de baixa UR, ocorre a perda de água para o ambiente e a formação de grandes cristais. Ambos são defeitos tecnológicos do armazenamento e o tempo de estocagem também é considerado um fator crítico.

Boas práticas na distribuição de alimentos preparados

Neste tópico são abordados, em especial, os requisitos necessários para distribuição dos alimentos preparados, que são definidos como aqueles manipulados e preparados em serviços de alimentação e expostos à venda embalados ou não, crus ou cozidos.

O regulamento técnico de boas práticas para serviços de alimentação (RDC nº. 216, de 15 de setembro de 2004) dispõe sobre os requisitos básicos necessários ao armazenamento e transporte desses alimentos, sendo as principais exigências apresentadas a seguir:

- os alimentos preparados mantidos na área de armazenamento ou aguardando o transporte devem estar identificados (constando no mínimo a designação do produto, a data de preparo e o prazo de validade) e protegidos contra contaminantes;
- o armazenamento e o transporte, desde a distribuição até a entrega ao consumidor, deverão ocorrer em condições de tempo e temperatura que não comprometam sua qualidade higiênico-sanitária, sendo necessário o monitoramento da temperatura durante essas etapas;
- se o transporte for demorado, o alimento deve ser mantido em caixas térmicas apropriadas e transportado na temperatura especificada no rótulo;
- os veículos de transporte do alimento preparado devem estar higienizados, sendo adotadas medidas a fim de garantir a ausência de vetores e pragas urbanas;
- o veículo deverá ser dotado de cobertura para proteção do produto e possuir revestimento interno impermeável, resistente a corrosão e de fácil higienização;
- não deverão ser transportados outros produtos que comprometam a qualidade higiênico-sanitária do alimento preparado;
- quando se faz necessário o uso de refrigeração, deverão estar presentes no veículo de transporte instrumentos calibrados que permitam a verificação da temperatura ao longo do trajeto.

A verificação da temperatura no transporte de produtos congelados e refrigerados é de grande importância e existem valores máximos exigidos para determinados alimentos, presentes em legislações específicas. Por exemplo, no transporte de gelados comestíveis é permitida temperatura menor ou igual a -12ºC.

O transporte de alimentos preparados pertencentes a grupos diferentes, como vegetais e produtos a base de carnes, é permitido, desde que as condições do transporte atendam às especificidades de cada alimento e não ocorra o contato entre eles, evitando-se assim a contaminação cruzada.

Outro ponto de grande importância para conservação do alimento é o tempo de descarregamento até o local de sua exposição ao consumidor, que deve ser realizado o mais breve possível, principalmente quando se utiliza a conservação pelo frio ou calor. Se o percurso for demorado, esse alimento deverá estar condicionado em caixas isotérmicas devidamente higienizadas.

Ressalta-se que todos os procedimentos para a distribuição dos alimentos preparados deverão estar presentes no manual de boas práticas do estabelecimento.

Teoria dos obstáculos aplicada na manutenção da qualidade dos alimentos durante o transporte, armazenamento e distribuição

A teoria das barreiras (ou teoria dos obstáculos), proposta por Leistner (1994), constitui um modelo teórico de inibição da atividade microbiana e pode ser aplicada para a manutenção da qualidade dos alimentos durante as etapas de transporte, armazenamento e distribuição.

Para tanto, entende-se que cada barreira é composta por um conjunto de ações que devem ser executadas corretamente, seguindo os princípios das boas práticas. Do contrário, quando não são respeitadas as condições higiênico-sanitárias em quaisquer das etapas da distribuição alimentar, a própria barreira poderá constituir um ponto de contaminação para o alimento.

A seguir são apresentados os obstáculos necessários para a prevenção da contaminação e manutenção da qualidade dos alimentos, os quais estão ilustrados na Fig. 7.2.

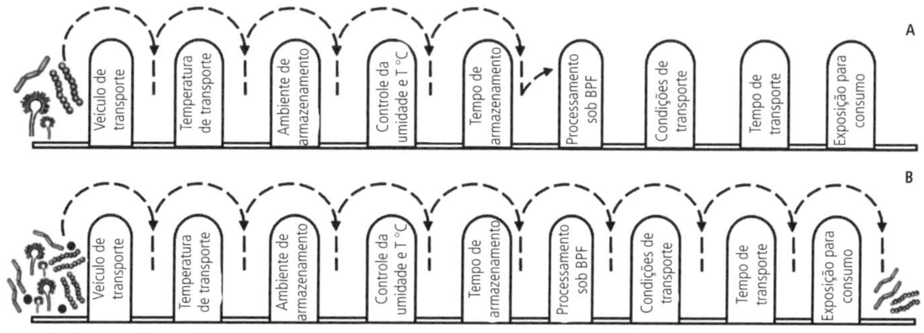

Fig. 7.2. Modelo teórico baseado na teoria dos obstáculos de Leistner contendo as principais barreiras para a inibição da atividade microbiana durante transporte, armazenamento e distribuição de alimentos.

Nota-se que em A cada fator contribui com a mesma importância até a completa inibição dos micro-organismos. Dessa forma, o alimento está livre de contaminação e seguro sob o ponto de vista microbiológico.

No esquema B, o alimento apresenta uma alta contagem microbiana inicial e os obstáculos não são capazes de eliminar esses agentes. Nesse caso, o alimento estará contaminado, apresentando risco de veicular doenças.

Para melhor esclarecer, os parâmetros de controle apresentados na Fig. 7.2 serão descritos abaixo:

- veículo de transporte – cumpre os requisitos de boas práticas de transporte de alimentos e matérias-primas, encontrando-se em condições adequadas para manutenção da integridade e qualidade do produto transportado;
- temperatura de transporte – o veículo possui adequado sistema de controle da temperatura, o qual se mantém constante ao longo do trajeto e não oferece risco de contaminação ao alimento;
- ambiente de armazenamento – o armazenamento cumpre os requisitos de boas práticas de armazenamento de alimentos;
- controle da umidade e temperatura – o local de armazenamento é arejado, permite ventilação e controle da porcentagem de UR do ambiente. O alimento encontra-se adequadamente estocado, não estando em contato direto com as paredes e o chão. Quando necessário, o uso do frio é constante e adequado ao volume de alimento armazenado;
- tempo de armazenamento – é o mais curto possível e respeita a ordem de entrada e saída no estoque, sendo o primeiro que entra o primeiro que sai;
- processamento obedecendo às boas práticas de fabricação – o processamento cumpre os requisitos de boas práticas de fabricação de alimentos;
- condições de transporte do alimento preparado – cumpre os requisitos de boas práticas de transporte de alimentos preparados;
- tempo de transporte – é o mais curto possível entre o momento da expedição e a recepção pelo estabelecimento comercial;
- exposição para consumo – o local de exposição oferece condições adequadas e mantém a integridade e a qualidade do alimento.

RESUMO

- A implantação das boas práticas nas etapas de transporte, armazenamento e distribuição dos alimentos tem por objetivo a manutenção da segurança química, física, biológica e, a preservação das características nutricionais e sensoriais do alimento.
- As boas práticas de transporte são definidas como um conjunto de procedimentos que visam manter a integridade e a qualidade do alimento transportado mediante o cumprimento de requisitos higiênicos e sanitários. As condições ideais para o transporte

podem variar de acordo com o tipo de alimento. No geral, o veículo deverá seguir todas as recomendações estruturais, ambientais, de higienização, empilhamento dos produtos e procedimentos de carga e descarga.

- Já para o cumprimento das boas práticas de armazenamento, devem ser observadas as legislações específicas para cada alimento, quando existentes. O local deverá estar livre de pragas urbanas e materiais estranhos ao processo, e o alimento deverá ser estocado em local arejado e devidamente adequado, permitindo principalmente o controle da umidade do ar.
- Os alimentos preparados são definidos com aqueles manipulados e preparados em serviços de alimentação e expostos à venda, podendo estar embalados ou não, crus ou cozidos. Para o cumprimento das boas práticas para o transporte desses alimentos, devem-se observar a adequação de requisitos relacionados ao veículo de transporte, o tempo do trajeto até os pontos de entrega e as condições as quais o alimento ficará exposto para comercialização.
- Os requisitos gerais para o estabelecimento das boas práticas nas referidas etapas são complementados por legislações específicas de forma a se adaptarem às realidades locais. Portanto, as empresas que realizam atividades relacionadas à distribuição alimentar, seja o transporte, armazenamento ou comercialização, devem estar em acordo com as leis aplicáveis ao setor.

SUGESTÕES DE LEITURA

Associação do Povo Indígena Zoró (Apiz). Programa Integrado da Castanha. Boas práticas de coleta, armazenamento e comercialização da castanha-do-Brasil. Cuiabá: Defanti, 2008. Disponível em: <http://ouroverdeamazonia.com.br/cartilha_castanha.pdf>.

Assis L. Alimentos seguros: ferramentas para gestão e controle de produção e distribuição. São Paulo: Senac, 2011.

BRASIL. Agência Nacional de Vigilância Sanitária. Cartilha sobre boas práticas para serviços de alimentação. RDC nº. 216/2004. 3. ed. Disponível em: <www.anvisa.gov.br/divulga/public/alimentos/cartilha_gicra_final.pdf>.

Companhia Nacional de Abastecimento (Conab). Armazenagem agrícola no Brasil. Brasília, 2005. Disponível em: <www.conab.gov.br/OlalaCMS/uploads/arquivos/7420aabad201bf8d9838f446e17c1ed5.pdf>

Ferrari Filho E et al. Qualidade de grãos de trigo submetidos a diferentes condições de armazenamento. Pesq Agropec Gaúcha, 2012;18(1):25-35.

QUESTÕES DISCURSIVAS

1. Explique, com suas palavras, a importância das boas práticas no transporte de alimentos e quais são as principais exigências para o transporte das matérias-primas.

2. Descreva as características que o veículo destinado ao transporte de alimentos deve possuir.
3. Quais as principais exigências a serem cumpridas para aplicação das boas práticas durante o armazenamento dos alimentos?
4. Explique a importância do controle da umidade no armazenamento dos alimentos e qual a relação desse parâmetro com a contaminação do amendoim e da castanha-do-Brasil por micotoxinas?
5. Calcule o peso final de 10 toneladas de milho, quando este for submetido a uma redução de umidade de 22% para 13% (% em base úmida).
6. Descreva os procedimentos corretos para o transporte dos alimentos preparados.
7. No Brasil, as perdas pós-colheita de hortaliças são estimadas em torno de 35%. As causas das perdas estão, com frequência, associadas a um sistema inadequado de colheita, bem como às condições de transporte, armazenamento e manipulação até o produto atingir o consumidor. Cite cinco medidas que você adotaria para minimizar essas perdas pós-colheita.
8. Historicamente, o Brasil foi um importador tradicional da maçã argentina. Até o início da década de 1980, essa fruta era considerada um produto de luxo. Pesquise quais foram as principais medidas adotadas pelos produtores brasileiros, na cadeia produtiva da maçã (variedades Gala e Fuji), que modificaram esse cenário.
9. A IN nº. 08/2005 do MAPA estabelece que a farinha de trigo deve ter uma umidade final de 15%. Sabe-se que nas etapas de moagem do grão de trigo e consequente produção da farinha, vários parâmetros devem ser controlados de forma a atingir os níveis exigidos pela legislação. Elabore um fluxograma com as etapas de moagem do trigo e aponte os principais itens de controle de processo, no tocante à umidade.
10. Comente a afirmativa: "O Brasil não tem meios suficientes para um armazenamento a frio satisfatório, o que se torna um empecilho à comercialização de frutas e hortaliças."

REFERÊNCIAS BIBLIOGRÁFICAS

1. Associação Brasileira das Indústrias de Alimentação (Abia). Orientação para transportadores e pontos de venda sobre o armazenamento, transporte e manuseio de alimentos embalados. São Paulo, 2010. Disponível em: <www.abia.org.br/anexos2012/CAC.pdf>.
2. Associação da Hotelaria, Restauração e Similares de Portugal (AHRESP). Ministério da Agricultura, do Mar, do Ambiente e do Ordenamento do Território. Regulamentação alimentar. Código de boas práticas para o transporte de alimentos. Lisboa, 2010.
3. Associação Portuguesa de Empresas de Distribuição (Aped). Código de boas práticas da distribuição alimentar. Comissão de produtos alimentares e segurança alimentar. Lisboa, 2010.
4. Bertin B, Mendes F. Segurança de alimentos no comércio: atacado e varejo. São Paulo: Senac, 2011.
5. BRASIL. Ministério da Saúde. Secretaria de Vigilância Sanitária. Portaria SVS/MS nº. 326, de 30 de julho de 1997. Regulamento técnico sobre as condições higiênico-sanitárias e de boas práticas de fabricação para estabelecimentos produtores/industrializadores de alimentos. Diário Oficial da União. Brasília, DF, 1º. ago. 1997.
6. _______. Ministério da Agricultura, Pecuária e Abastecimento. Portaria nº. 368, de 4 de setembro de 1997. Regulamento técnico sobre as condições higiênico-sanitárias e de boas práticas de fabricação para estabelecimentos elaboradores/industrializadores de

alimentos. Diário Oficial da União. Brasília, DF, 5 set. 1997.

7. _______. Ministério da Saúde. Agência Nacional de Vigilância Sanitária. RDC nº. 275, de 21 de outubro de 2002. Regulamento técnico de procedimentos operacionais padronizados aplicados aos estabelecimentos produtores/industrializadores de alimentos. Diário Oficial da União. Brasília, DF, 22 out. 2002.

8. _______. Ministério da Saúde. Agência Nacional de Vigilância Sanitária. RDC nº. 172, de 4 de julho de 2003. Regulamento técnico de boas práticas de fabricação para estabelecimentos industrializadores de amendoins processados e derivados e a lista de verificação das boas práticas de fabricação para estabelecimentos industrializadores de amendoins processados e derivados. Diário Oficial da União. Brasília, DF, 5 jul. 2003.

9. _______. Ministério da Saúde. Agência Nacional de Vigilância Sanitária. RDC nº. 216, 15 de setembro de 2004. Regulamento técnico de boas práticas para serviços de alimentação. Diário Oficial da União. Brasília, DF, 16 set. 2004.

10. _______. Ministério da Saúde. Agência Nacional de Vigilância Sanitária. RDC nº. 266, de 22 de setembro de 2005. Regulamento técnico para gelados comestíveis e preparados para gelados comestíveis. Diário Oficial da União. Brasília, DF, 23 set. 2005.

11. Leistner L. Food design by hurdle technology and HACCP. Kulmbach: Adalbert Raps Foundation, 1994.

12. Macedo SHM. Cuidados no transporte de alimentos. Nutri Prof. 2010;1(1):30-34.

13. SÃO PAULO. Secretaria Municipal de Saúde. Portaria nº 1.210, de 2 de agosto de 2006. Regulamento técnico de boas práticas na produção de alimentos. Diário Oficial da Cidade, São Paulo, 3 ago. 2006.

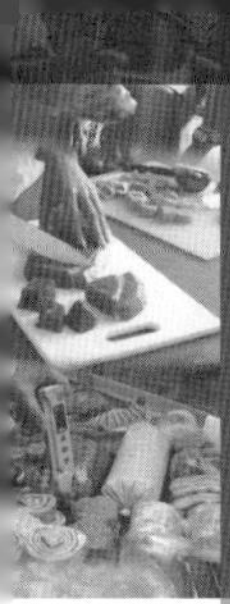

CAPÍTULO 8

Programa de Pré-Requisitos Operacional

- Judith Regina Hajdenwurcel
- Denise R. Perdomo Azeredo

CONTEÚDO

OBJETIVOS E PROPOSTA DE APRENDIZAGEM DO CAPÍTULO

Ao completar o estudo deste capítulo, o leitor estará apto a:

- contextualizar o Programa de Pré-Requisitos;
- descrever a importância do Programa de Pré-Requisitos para a implementação do sistema APPCC;
- conceituar o Programa de Pré-Requisitos operacionais;
- diferenciar o Programa de Pré-Requisitos e o Programa de Pré-Requisitos Operacionais;
- descrever o Programa de Pré-Requisitos Operacionais conforme preconizado pela legislação estadunidense;
- diferenciar os termos PPHO, POP no âmbito da legislação brasileira;
- citar a legislação pertinente a PPHO e a POP;
- descrever os requisitos da documentação referente ao sistema de gestão da segurança de alimentos;
- elaborar um procedimento padrão de higiene operacional.

Introdução

A definição de pré-requisitos é bastante abrangente e inter-relaciona elementos do sistema de gestão e procedimentos gerais de qualquer indústria de alimentos que objetiva a obtenção de produtos seguros. Nesse contexto, podem ser apontados como pré-requisitos do sistema a Análise de Perigos e Pontos Críticos de Controle (APPCC), as boas práticas de fabricação (BPF), procedimentos operacionais padronizados ou procedimento padrão de higiene operacional (PPHO), controle estatístico de processo (CEP), Programa de Qualidade Assegurada para fornecedores, estabelecimento de um Programa de Manutenção Preventiva e de Calibração de Instrumentos e Equipamentos, estabelecimento de procedimentos de rastreamento e recolhimento, gestão de pessoas, gestão de sistema da qualidade e gestão de crises.

É importante compreender que o sistema APPCC constitui uma ferramenta de controle do processo e não do ambiente onde este ocorre. Neste aspecto, o Programa de Pré-Requisitos gerencia os perigos concernentes à área fabril, enquanto o APPCC gerencia os perigos relativos a matéria-prima, ingredientes e etapas do processo. Um exemplo simples permite o melhor esclarecimento dessa questão: a contaminação cruzada é gerenciada pelo Programa de Pré-Requisitos enquanto o micro-organismo patogênico é gerenciado pelo sistema APPCC.

O Programa de Pré-Requisitos Operacionais, designado pelas siglas SSOP, PPHO ou POP (a sigla irá depender da instituição que a define), consiste em exigências inegociáveis das boas práticas. O controle dessas condições é fundamental para o sucesso da implementação do APPCC.

A proposta deste capítulo é apresentar as diferentes abordagens do Programa de Pré-Requisitos, no contexto nacional e internacional, enfocando os aspectos operacionais e a legislação pertinente.

O presente capítulo está estruturado em cinco seções:

1) Programa de Pré-Requisitos;
2) Programa de Pré-Requisitos Operacionais;
3) comparação entre as exigências do PPHO e do POP;
4) requisitos de documentação;
5) elaboração dos procedimentos operacionais.

Programa de Pré-Requisitos

A principal dificuldade encontrada na elaboração e implementação de um sistema de gestão da segurança de alimentos reside em compreender o âmbito de ação do sistema APPCC e do Programa de Pré-Requisitos. As siglas, os termos e a abrangência desses procedimentos podem realmente gerar confusão, dificultando ou mesmo inviabilizando a adoção do sistema.

A indústria de alimentos sempre necessitou gerenciar programas básicos com o objetivo de produzir produtos seguros e atender aos regulamentos técnicos. Esses são denominados Programas de Pré-Requisitos e constituem o alicerce para a efetiva implementação do sistema APPCC.

A norma NBR ABNT ISO 22000:2006 estabelece os requisitos específicos de segurança de alimentos para a cadeia produtiva. Uma dessas exigências é que as organizações estabeleçam, implementem e mantenham Programas de Pré-Requisitos para auxiliar no controle de perigos relacionados à segurança de alimentos. Segundo a norma, o programa constitui as condições básicas e atividades necessárias para manter um ambiente higiênico ao longo da cadeia produtiva de alimentos, adequado para a produção, manuseio e provisão de alimentos seguros para o consumo humano. A ABNT ISO/TS 22002-1:2012, antiga PAS 220:2008, desenvolvida pela *British Standards Institution* (BSI), apoia a NBR ISO 22000 e estabelece os requisitos pormenorizados para adequada implementação do programa. Essa especificação acrescenta outros aspectos considerados relevantes para as operações de processamento, como retrabalho, procedimento de recolhimento de produtos, armazenamento, informações e alertas aos consumidores, inspeção dos alimentos, biovigilância e bioterrorismo.

Para o *National Advisory Committee on Microbiological Criteria for Foods* (NACMCF), o Programa de Pré-Requisitos compreende os procedimentos, incluindo as BPF, que mantêm as condições operacionais promovendo a base do sistema APPCC. Os itens contemplados no programa do NACMCF são listados no Quadro 8.1.

Quadro 8.1 – **Programa de Pré-Requisitos do NACMCF**

Exemplo de Programa de Pré-Requisitos, de acordo com o NACMCF
Instalações: o estabelecimento deve ser localizado, construído e mantido de acordo com os princípios do *design* sanitário. Deve haver um fluxo de produção linear, de forma a minimizar a contaminação cruzada entre a matéria-prima e o produto final, ou ainda entre produtos crus e cozidos.
Controle de fornecedores: todos os fornecedores devem possuir um programa efetivo de gestão de alimentos seguros. Este item deve ser objeto de verificação do sistema APPCC.
Especificações: deve haver um documento contendo todas as especificações de ingredientes, matérias-primas, produtos e materiais de embalagem.
Equipamentos: todos os equipamentos devem ser construídos e instalados de acordo com os princípios de *design* sanitário. A manutenção preventiva e a calibração devem obedecer a um cronograma estabelecido e o procedimento documentado.
Limpeza e sanificação: todos os procedimentos de limpeza e sanificação dos equipamentos e das instalações devem ser realizados de acordo com o delineado em documento específico.
Higiene pessoal: todos os colaboradores e visitantes que tiverem acesso à área de processamento devem obedecer aos requisitos de higiene pessoal.
Treinamento: todos os colaboradores devem ser treinados nos seguintes requisitos: higiene pessoal, BPF, procedimentos de limpeza e sanificação, uso adequado de equipamentos de proteção individual (EPI) e o seu papel no desenvolvimento do programa APPCC.
Controle de produtos tóxicos: procedimentos documentados devem ser delineados de forma a assegurar a separação adequada dos produtos tóxicos. Como produtos tóxicos entendem-se detergentes, sanificantes, fumigantes, pesticidas ou iscas utilizadas na área interna ou externa ao processamento.
Recebimento, estocagem e expedição: todas as matérias-primas e produtos devem ser estocados sob condições sanitárias e ambientais adequadas no que tange aos parâmetros de temperatura e umidade.
Rastreabilidade e recolhimento: todas as matérias-primas e produtos finais devem ter seu lote codificado e um sistema de recolhimento implementado para permitir a recuperação do produto, caso seja necessário.
Controle de pragas: um programa efetivo de controle de pragas deve ser implementado.

Muitas indústrias consideram que os princípios gerais de higiene do *Codex Alimentarius* (CCA) representam a base para o Programa de Pré-Requisitos. De fato, a higiene dos alimentos representa a maior atividade do Comitê desde o seu estabelecimento. Como esta é mais bem controlada na etapa de produção e processamento, o principal objetivo do CCA tem sido as práticas de higiene em vez dos padrões microbiológicos do produto acabado. Seus princípios gerais para as práticas contêm dez seções:

1) objetivos dos princípios gerais para a higiene dos alimentos;
2) alcance, uso e definições deste documento;
3) produção primária;
4) estabelecimento de projetos e instalações;
5) controle de operações;
6) estabelecimento de manutenção e sanificação;
7) estabelecimento de higiene pessoal;
8) transporte;
9) informações e avisos ao consumidor;
10) treinamento.

A Organização Mundial de Saúde também adota os pré-requisitos dos princípios gerais de higiene do CCA, que constituem as práticas e condições necessárias antes e durante a implementação do sistema APPCC, essenciais à segurança do alimento.

De acordo com a Agência Canadense de Inspeção de Alimentos (*Canadian Food Inspection Agency*), antes da implementação do APPCC, o estabelecimento deve elaborar e desenvolver o Programa de Pré-Requisitos com o objetivo de controlar a introdução de perigos[1] no produto, por meio do ambiente de trabalho e das práticas operacionais. A Agência Canadense assume como pré-requisitos o transporte, a aquisição, o recebimento, a estocagem e a expedição, os equipamentos de processo, a sanificação e o controle de pragas. Interessante notar que outros itens são aderidos e denominados pré-requisitos operacionais: Programa de Controle de Alergênicos, Aditivos Alimentares e Nutrientes (vitaminas, minerais e aminoácidos), uso de sistemas de embalagens com atmosfera controlada e controle de coadjuvantes alimentares.

Programa de Pré-Requisitos Operacionais

A norma NBR ABNT ISO 22000:2006 define Programa de Pré-Requisitos operacionais como medida de controle, identificado pela análise de perigos, essencial para controlar a probabilidade da introdução, contaminação ou proliferação de perigos à segurança de alimentos no produto ou no ambiente de processo. Essa medida de controle é gerenciada por um programa estabelecido pela Organização (item 7.5 da norma), o qual deve ser monitorado para verificar sua implementação. Nesse aspecto, é importante esclarecer que

[1] Perigo pode ser definido como qualquer contaminação de origem biológica, química e física ou condição do alimento.

essa medida deve ser classificada quanto à necessidade de gerenciamento pelo Programa de Pré-Requisitos Operacional ou pelo plano APPCC. Para a adequada implementação dos pré-requisitos operacionais, além das atividades de monitorização, devem ser aplicadas as devidas ações corretivas, e os dados resultantes devem ser registrados e documentados. Portanto, deve-se atentar que, para a gestão dos pré-requisitos operacionais, são utilizados os princípios do sistema APPCC: estabelecimento de procedimentos de monitorização, das ações corretivas, dos procedimentos de verificação e registro.

Os itens críticos concernentes às boas práticas podem ser vistos como pertencentes ao Programa de Pré-Requisitos Operacionais e, de acordo com a legislação brasileira, são denominados POP ou Procedimento Padrão de Higiene Operacional (PPHO). Cabe notar que as BPF e os procedimentos operacionais resultam na construção de uma base sólida para a efetiva implementação do sistema APPCC. Na linguagem da norma NBR ABNT ISO 22000:2006, as BPF e todos os termos dela decorrentes (Boas Práticas de Higiene, Boas Práticas de Produção, Boas Práticas de Distribuição, Boas Práticas de Comercialização etc.) são designados como Programa de Pré-Requisitos ou PPR, e os procedimentos operacionais reconhecidos como PPRO.

Programa de Pré-Requisitos Operacionais segundo a legislação estadunidense

O Programa de Pré-Requisitos Operacionais, requerido pelo FDA[2] (1995) e pelo USDA-FSIS[3] (1996), é denominado SSOP, sigla em inglês para *Sanitation Standard Operating Procedures*, ou Procedimento Padrão de Higiene Operacional (PPHO). Constituem procedimentos escritos que a indústria deve usar para manter as condições higiênicas no ambiente fabril, servem de ferramenta de treinamento dos colaboradores, previnem a recorrência de problemas relacionados aos aspectos sanitários, auxiliam no monitoramento da rotina da produção, incentivam o planejamento adequado das atividades operacionais e demonstram conformidade aos clientes e autoridades sanitárias.

Os procedimentos denominados SSOP são preconizados pelo FDA para produtos pesqueiros e pelo USDA-FSIS para carnes, aves, ovos e produtos derivados.

Para operacionalizar o SSOP, devem-se usar listas de verificação (*check-lists*) com o objetivo de monitorar, documentar as ações corretivas, as verificações e registrar os dados obtidos. Cabe notar que o SSOP possui caráter mandatório, inclusive para empresas que queiram exportar para os Estados Unidos.

O documento do FDA para produtos pesqueiros preconiza que os processadores devem descrever oito SSOP, conforme listados no Quadro 8.2.

2 Food and Drug Administration.
3 United States Department of Agriculture – Food Safety Inspection Service.

Quadro 8.2 – Sanitation Standard Operating Procedures (SSOP) de acordo com o FDA

SSOP 1. **Potabilidade da água:** a água que entra em contato com alimento, com as superfícies e é utilizada para a fabricação de gelo deve ser de uma fonte potável segura.
SSOP 2. **Higienização das superfícies em contato com os alimentos:** as superfícies de contato com o alimento devem ser construídas com material à prova de corrosão e de fácil limpeza e sanificação; devem ser efetivamente lavadas e desinfetadas. Isto também se aplica a luvas e vestimentas de trabalho.
SSOP 3. **Prevenção contra a contaminação cruzada:** deve-se prevenir toda contaminação cruzada por objetos, materiais e superfícies que possam levar à contaminação da matéria-prima para o produto final.
SSOP 4. **Higiene pessoal:** manter instalações para lavagem de mãos e serviços sanitários em boas condições de manutenção, providos de solução detergente e sanificante. Estabelecer procedimentos e requisitos de higiene pessoal a serem adotados por todos os colaboradores e visitantes que manipulam os produtos alimentícios.
SSOP 5. **Prevenção contra contaminação do produto:** proteção do alimento, materiais de embalagem e superfícies que entram em contato com o alimento contra contaminação por lubrificantes, praguicidas, produtos de limpeza, sanificantes e outros agentes contaminantes.
SSOP 6. **Agentes tóxicos:** rotular, armazenar e utilizar os agentes químicos tóxicos de forma apropriada.
SSOP 7. **Saúde dos operadores:** controlar a saúde dos colaboradores de forma a evitar contaminação microbiológica dos alimentos, materiais de embalagem e das superfícies de contato com o alimento.
SSOP 8. **Controle integrado de pragas:** excluir todo os tipos de pragas da planta do processo de alimentos.

Os processadores de pescado devem possuir um documento que descreva os oito SSOP. Para cada requisito devem ser estabelecidos os procedimentos e a política da empresa, os procedimentos de monitorização, as ações corretivas aplicáveis e os registros. As cópias desse documento devem estar disponíveis e acessíveis a todos os colaboradores, inclusive como instrumento para sua capacitação.

De acordo com o USDA-FSIS, os SSOP devem ser divididos em procedimentos pré-operacionais e operacionais. O estabelecimento dos procedimentos pré-operacionais de higienização deve resultar na limpeza das instalações, equipamentos e utensílios antes de iniciar a produção, ficando livres de solo, restos de tecidos, substâncias químicas ou outras tóxicas que possam contaminar as carnes e os produtos cárneos. Estes devem descrever a rotina de higienização diária para prevenir a contaminação direta do produto ou adulteração. Os seguintes procedimentos pré-operacionais adicionais podem ser incluídos:

- descrição dos procedimentos de desmontagem dos equipamentos e montagem após a limpeza;
- uso de detergentes e sanificantes de acordo com as instruções do rótulo;
- procedimentos de higienização;
- os sanificantes utilizados para reduzir a carga microbiana a níveis aceitáveis.

O estabelecimento de procedimentos de higienização operacional deve resultar em um ambiente sanitário adequado para o preparo, a estocagem e o manuseio da carne e devem incluir, quando aplicável:

- a limpeza de utensílios e equipamentos durante a produção, nos intervalos e quando ocorre a troca de produtos;
- a higiene dos empregados, hábitos de higiene pessoal e limpeza do avental e luvas,
- manuseio do produto em áreas sujas e limpas.

Na documentação preconizada pelo USDA-FSIS, para dar suporte à implementação do SSOP, devem-se identificar todos os empregados da indústria, citando o cargo que cada um ocupa e sua responsabilidade na implementação e manutenção do programa. Os empregados identificados devem monitorar e avaliar sua efetividade e realizar as ações corretivas, quando necessário. Essas ações consistem em assegurar a disposição adequada dos produtos que podem estar contaminados, restaurar as condições sanitárias da planta de processo e instituir medidas que previnam a reincidência. A avaliação pode ser conduzida pelo uso de testes sensoriais (por exemplo, odor, aparência, textura, firmeza, cor), aspectos químicos (a medição do teor de cloro livre) e microbiológicos (por meio de *swab* de superfícies e equipamentos). Considerando esta última alternativa, é importante ponderar que testes microbiológicos não devem ser usados na atividade de monitorização, uma vez que requerem um determinado tempo de incubação para que o micro-organismo em questão possa se multiplicar. Além disso, as superfícies podem estar temporariamente sanificadas, mas ainda com a presença de resíduos que resultarão na multiplicação microbiana. A monitorização necessita de respostas rápidas, do tipo aceita e rejeita, para que possa ser efetiva. Neste sentido deve-se considerar a aplicação do teste de bioluminescência.

A bioluminescência detecta a adenosina trifosfato (ATP) total que pode estar associada à presença de micro-organismos ou resíduos de produtos aderidos à superfície do equipamento. O ATP é um composto químico presente em todas as células vivas (micro-organismos, plantas, animais, sujidades de natureza orgânica etc.). Os níveis presentes no interior das células vivas podem ser medidos por uma reação com o complexo enzimático (luciferina-luciferase). O produto dessa reação é a luz e sua intensidade é diretamente proporcional à quantidade de ATP presente na amostra. A quantidade de luz liberada na reação é medida em unidades relativas de luz (URL) mediante um instrumento denominado luminômetro, que informa o resultado em minutos. Essa medida é muito eficaz para determinação da eficiência da limpeza na indústria alimentícia, em termos de ausência de material orgânico. Uma superfície completamente limpa, em que não há resíduo de alimento e micro-organismo, não terá níveis detectáveis de ATP. O monitoramento da higienização com luminômetro é considerado uma tecnologia adicional de controle e não pode substituir as contagens tradicionais de microbiologia. Esses dados não têm uma correspondência direta, mas seguem a mesma tendência, ou seja, quando os níveis de ATP presente nos equipamentos diminuem, a contagem de bactérias também é menor.

Programa de Pré-Requisitos Operacionais segundo a legislação brasileira

O Departamento de Inspeção de Produtos de Origem Animal (DIPOA) da Secretaria de Defesa Agropecuária, do Ministério da Agricultura, Pecuária e Abastecimento (MAPA), por meio da Resolução n° 10 de 22/05/2003, instituiu o programa genérico de Procedimento Padrão de Higiene Operacional (PPHO), a ser implementado nos estabelecimentos de leite e derivados, sendo compulsório a partir de janeiro de 2004. Essa resolução define PPHO como procedimentos descritos, desenvolvidos, implantados e monitorizados, consolidando a forma rotineira pela qual o estabelecimento industrial evitará a contaminação direta ou cruzada e a adulteração do produto, preservando sua qualidade e integridade por meio da higiene antes, durante e depois das operações industriais.

O MAPA adotou o modelo do FDA para produtos pesqueiros acrescentando ao PPHO mais um procedimento, o de registro, totalizando nove itens gerenciados por esse programa. Cabe considerar que o conceito estabelecido pelo SSOP já previa a implementação dos registros. O plano PPHO deve ser escrito e assinado pela administração geral e seu responsável técnico, que passam a se responsabilizar pela sua implantação e fiel cumprimento. A implementação do PPHO ainda inclui treinamento e capacitação pessoal, condução dos procedimentos antes, durante e após as operações, monitorizações e avaliações rotineiras dos procedimentos e de suas eficiências, revisão das ações corretivas em situações de desvios e alterações tecnológicas dos processos industriais.

Em 2003, a circular nº. 369 de 2 de junho, da Divisão de Controle do Comércio Internacional (DCI) e do DIPOA, estabeleceu as instruções para elaboração e implantação dos sistemas PPHO e APPCC nas indústrias habilitadas à exportação de carnes.

Nesta circular, o MAPA adota os conceitos preconizados pelo USDA-FSIS e divide o plano PPHO em atividades pré-operacionais e operacionais. Os procedimentos pré-operacionais devem estar claramente separados dos operacionais em suas descrições e estar perfeitamente identificados. O PPHO pré-operacional abrange os procedimentos de limpeza e sanificação executados antes do início das atividades do estabelecimento, ou seja, incluem desde a higienização realizada após o encerramento da produção até as atividades imediatamente anteriores ao seu início. O PPHO operacional inclui a limpeza, sanificação de equipamentos e utensílios durante a produção e nos intervalos entre turnos, inclusive nas paradas para descanso e almoço. Deve descrever ainda os procedimentos de higiene executados pelos funcionários a partir da entrada na área de produção. Ambos os procedimentos devem conter:

- data e assinatura do indivíduo com maior autoridade no estabelecimento, garantindo a implementação do PPHO. O Programa deve ser assinado na implantação e a cada alteração realizada;
- nome do responsável pelos procedimentos executados em cada seção (obs.: não é necessário que seja especificado o nome do funcionário, pode ser pela denominação da função em que ele atue);
- procedimentos de limpeza e sanificação das instalações e equipamentos;
- procedimentos de monitoria; estabelecimento das ações corretivas, medidas preventivas e registros.

Em 2005, por meio da Circular nº175 de 16 de maio, o DIPOA estabelece os Programas de Autocontrole que serão sistematicamente submetidos à verificação oficial de sua implantação e manutenção. Esses programas incluem o PPHO, o APPCC e, num contexto mais amplo, as BPF. Em razão de acordos internacionais existentes, nessa Circular são estabelecidos os elementos de inspeção comuns às legislações de todos os países importadores, particularmente do setor de carnes.

Em outubro de 2002, foi publicada pela Anvisa a Resolução – RDC nº 275 de 21 de outubro, que aprova o regulamento técnico dos POP, no qual foram definidos pré-requisitos a serem controlados como:

- higienização das instalações, equipamentos, móveis e utensílios;
- controle da potabilidade da água;
- higiene e saúde dos manipuladores;
- manejo dos resíduos;
- manutenção preventiva e calibração de equipamentos;
- controle integrado de vetores e pragas urbanas;
- seleção de matérias-primas, ingredientes e embalagens;
- programa de recolhimento de alimentos.

Conforme a RDC n. 275/02, os POP são procedimentos escritos de forma objetiva, que estabelecem instruções sequenciais para a realização de operações rotineiras e específicas na produção, no armazenamento e no transporte de alimentos. Os POP devem ser aprovados, datados e assinados pelo responsável legal, técnico, responsável pela operação, ou proprietário do estabelecimento. Esse responsável deve assumir o compromisso de implementação, monitoramento, avaliação e registro referentes aos POP.

Os seguintes dados são exigidos pela referida legislação e sempre devem constar de um POP: frequência das operações, nome, cargo ou função dos responsáveis pela execução de um procedimento e, quando aplicável, a relação dos materiais necessários, assim como os EPI. Para implantação dos POP, deve-se treinar previamente os funcionários na execução dos procedimentos e estes devem estar acessíveis para os executores e autoridades sanitárias.

Cabe registrar que a RDC n. 275/02 possibilitou a padronização das diferentes listas de verificação utilizadas nas auditorias pelos Centros de Vigilância Sanitária em diversos estados do país, facilitando os trabalhos de inspeção.

Comparação entre as exigências do PPHO e do POP

De forma geral, observa-se que os PPHO são mais voltados para os procedimentos de higienização, enquanto os POP são mais abrangentes, envolvendo diferentes aspectos do controle sanitário de alimentos. O Quadro 8.3 compara as exigências dos procedimentos adotados pelo MAPA e pela Anvisa.

Quadro 8.3 – Diferenças das abordagens do PPHO e POP

PPHO Não exige	POP Não exige
• Manejo de resíduos. • Manutenção preventiva e calibração de equipamentos. • Seleção de matérias-primas, ingredientes e embalagens. • Procedimento de recolhimento.	• Prevenção contra a contaminação cruzada. • Proteção contra contaminantes e adulterantes do alimento. • Identificação e estocagem adequadas de substâncias químicas e agentes tóxicos.

Fonte: Lopes, 2004 (adaptado).

O PPHO 4 "Higiene dos empregados" e PPHO 7 "Saúde dos empregados" foram reunidos no POP como "Higiene e saúde dos manipuladores".

O PPHO 2 "Condições e higiene das superfícies de contato com o alimento" equivale aos POP "Higienização das instalações, equipamentos, móveis e utensílios".

Requisitos de documentação

A documentação referente ao Programa de Pré-Requisitos envolve o manual de boas práticas e os POP, conforme os regulamentos técnicos aplicáveis. Segundo a n. 275/02, os POP podem ser apresentados como anexo do Manual de Boas Práticas do Estabelecimento. A norma NBR ABNT ISO 22000:2006 determina que os documentos devem especificar como as atividades referentes aos pré-requisitos são gerenciadas.

Outros documentos complementares como listas de verificação, planos de ação corretiva, instruções de trabalho, gráficos de conformidade, registros e ordens de serviço de empresas de suporte (por exemplo, controle de pragas, higienização de reservatórios etc.) podem ser utilizados.

Convém diferenciar os termos procedimento e instrução de trabalho. O procedimento consiste em um documento cuja finalidade é descrever um processo. A instrução de trabalho fornece informações detalhadas sobre uma tarefa específica. De uma forma simples, envolve o passo a passo ou ainda a "receita de bolo" a ser seguida. Para exemplificar, um procedimento de higienização de equipamentos pode remeter a uma instrução de trabalho sobre a desmontagem ou sobre o preparo da solução sanificante a ser utilizada.

Em relação ao controle da documentação, deve-se assegurar que estejam legíveis e não sejam versões obsoletas. A pertinente deve estar sempre à disposição. Deve-se aprovar um documento antes da sua emissão e em casos de revisão, a situação deve ser sinalizada nele. Para identificar, pode-se usar uma marca d'água e a inscrição de cópia controlada.

Quanto ao tempo de retenção dos registros, a norma NBR 15635:2008 – Serviços alimentação – Requisitos de boas práticas higiênico-sanitárias e controles operacionais essenciais, recomenda que os POP sejam mantidos por um mínimo de 30 dias. O MAPA, mediante a Resolução nº10/03, exige o arquivamento dos registros referentes aos PPHO por no mínimo 1 ano.

Importa ainda esclarecer sobre a necessidade de treinamento de todos os colaboradores na documentação delineada pelo sistema de gestão da segurança de alimentos. Não adianta apenas elaborar, mas deve-se sobretudo treinar todos os envolvidos para executar corretamente os procedimentos descritos.

Elaboração dos procedimentos operacionais

Não existe uma maneira certa ou errada para elaborar os procedimentos. O mais importante é que a linguagem contida no documento seja de fácil entendimento, sem margens às interpretações errôneas. Para isso, não use palavras ou termos rebuscados; frases curtas e diretas facilitam o entendimento. Lembre-se de que a qualidade da mensagem é razão direta para a compreensão do conteúdo. Outro ponto importante a atentar é que os procedimentos devem refletir a cultura organizacional, com o objetivo de possibilitar sua incorporação natural às atividades da empresa.

O procedimento operacional padronizado remete aos outros documentos, como listas de verificação, planilhas de monitorização e de verificação, instruções de trabalho, registro das ações corretivas. Para melhor ilustrar a hierarquia da documentação, o formato de pirâmide é bastante didático, conforme descrito na Fig. 8.1.

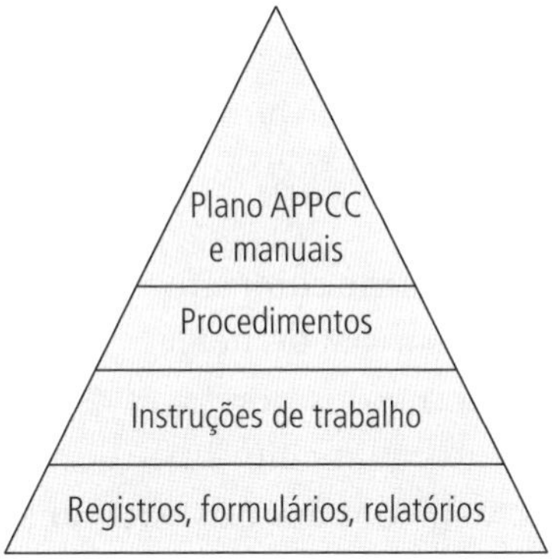
Plano APPCC e manuais
Procedimentos
Instruções de trabalho
Registros, formulários, relatórios

Fig. 8.1. Hierarquização da documentação.
Fonte: Adaptada de Heredia *et al.*, 2010.

Propõem-se os seguintes itens para elaboração dos procedimentos, conforme descrito no Quadro 8.4.

Quadro 8.4 – **Sugestão de itens para elaboração dos procedimentos operacionais**

Objetivo	Estabelecer os objetivos do PPHO ou POP
Descrição	Descrever os procedimentos necessários para alcançar os objetivos do PPHO ou POP, envolvendo os equipamentos, materiais, instrumentos de medição necessários.
Monitorização	Para os procedimentos de monitorização, pode-se utilizar a ferramenta de qualidade 5W/2H. O quê? Quando? Como? Quem?
Ação corretiva	Descrever as ações corretivas quando ocorrer desvios para retomada do controle do procedimento.
Verificação	Descrever as atividades que asseguram que o procedimento esteja sob controle.
Responsabilidades	Colaborador ou função específica responsável por monitorar o procedimento.
Assinaturas	O documento deve conter um rodapé com as assinaturas (da direção da empresa, coordenador de segurança de alimentos, responsável técnico etc.) referentes à sua aprovação e data.
Revisões	O acompanhamento das revisões realizadas deve ser registrado em um quadro no próprio documento, de forma que fique claro que a versão mais recente está sendo utilizada.

Exemplo de PPHO

PPHO 3 – Prevenção contra a contaminação cruzada

Objetivo

Estabelecer os procedimentos a serem adotados para prevenir a contaminação cruzada nos alimentos causada por objetos, materiais de embalagem e outras superfícies de contato, incluindo utensílios, luvas e vestimentas, como também a contaminação dos produtos acabados pela matéria-prima não processada.

Descrição

Relativo à higiene pessoal

- Os colaboradores usam uniforme completo para entrar na produção (toucas, capacetes, botas, calça e jaleco de cor branca).
- Protetores para cabelos são usados por todas as pessoas que entram na área de produção.
- Os colaboradores higienizam as mãos e as botas antes de entrarem na produção.
- As luvas, quando utilizadas, são descartadas a cada troca de operação.
- Uso de esmaltes e unhas excessivamente longas não é permitido.
- Os colaboradores higienizam as mãos antes de iniciarem o trabalho, ao saírem da produção e toda vez que estiverem sujas.
- Alimento, bebidas, cigarros e chicletes não serão consumidos na área de produção.
- Os colaboradores deixam seus pertences nos armários localizados nos vestiários.
- Os alimentos não são guardados nos armários para evitar a proliferação de insetos.
- Bolsa, celular, cosmético, cigarro, revista, jornal ou qualquer outro objeto não serão levados para a área de produção.
- Anéis, joias, brincos, relógio, presilha de cabelo e pulseiras não serão utilizados pelos colaboradores.
- Os aventais e uniformes serão limpos e não contêm bolsos acima da cintura.

Relativo à área de produção

- Os resíduos gerados no processo serão removidos durante a produção.
- Os resíduos e refugos serão mantidos em recipientes claramente identificados para avaliação e liberação.
- Os produtos retidos serão claramente identificados e segregados.
- O piso possui declive adequado para facilitar o escoamento, evitando poças de água e o acúmulo de resíduos.

- As matérias-primas e os produtos cozidos ficam estocados em câmaras de refrigeração separadas.
- As superfícies que não entram em contato com o alimento estão limpas, livres de resíduos de produto, graxas, sujidades etc.
- Os equipamentos e utensílios de limpeza estão em bom estado de manutenção, em quantidade suficiente, adequadamente dispostos e identificados (área de matéria-prima de cor vermelha; área de produto cozido de cor amarela).
- Madeira, tecido, vidro, barbante ou materiais similares não serão permitidos na área de produção. Pregos e grampos não serão utilizados.
- Fios de metal, plásticos e arames utilizados para amarrar sacarias serão depositados em recipientes adequados.
- As embalagens estão protegidas contra poeiras, pragas ou outras fontes de contaminação.
- Os materiais de embalagem não são transportados juntos com outros produtos que possam contaminá-los.
- Os recipientes (sacos, tambores, caixas etc.) são limpos antes de entrarem na produção.

Monitorização

- Monitorar o certificado de treinamento dos colaboradores, incluindo supervisores de produção. Avaliar se a cada contratação o treinamento é realizado.
- Monitorar (antes e a cada 4 horas de operação) a concentração da solução sanificante para as mãos.
- Monitorar a cada 4 horas, por meio da Lista de Verificação, a área de produção.
- Monitorar diariamente, após a operação, recepção de matéria-prima, a área e as câmaras de estocagem de produto final.
- Monitorar a área de estocagem de embalagens.
- Monitorar, ao final de cada período, os equipamentos e utensílios de limpeza.

Ação Corretiva

- Implementar um programa de treinamento periódico que envolva todos os colaboradores, inclusive os recém-contratados.
- Corrigir, de imediato, qualquer atitude inadequada relacionada com o comportamento de higiene pessoal.
- Trocar a solução sanificante para as mãos.
- O supervisor de produção deve corrigir, de imediato, qualquer possibilidade de contaminação no processo.
- Identificar e separar qualquer produto suspeito de contaminação.

Verificação

- Verificar, quinzenalmente, os registros gerados pelo monitor do PPHO.
- Acompanhar, periodicamente, a atividade de monitorização.

Lista de verificação para monitorização do PPHO 3

Requisito	Pré-Operacional	A cada 4h	A cada 8h	Pós-operacional
	Hora:	Hora:	Hora:	Hora:
a) As práticas higiênicas dos colaboradores resultam em contaminação do alimento?				
b) A solução sanificante para higienização das mãos está na concentração adequada?				
c) A área de produção está em condições adequadas para iniciar o processo?				
d) Os resíduos gerados no processo são adequadamente removidos durante a produção?				
e) O piso possui caimento adequado?				
f) As matérias-primas e produtos cozidos processados são estocados em áreas separadas?				
g) Existe algum gotejamento sobre a matéria-prima, produto estocado ou embalagem?				
h) Os refrigeradores e evaporadores estão limpos?				
i) As superfícies que não entram em contato com o alimento estão limpas?				
j) As embalagens estão protegidas contra contaminação?				
k) O material usado para higienização está limpo e adequadamente identificado e higienizado?				

RESUMO

- O Programa de Pré-Requisitos constitui as condições básicas e atividades necessárias para manter um ambiente higiênico ao longo da cadeia produtiva de alimentos, adequado para a produção, manuseio e provisão para o consumo humano.
- Os itens críticos relativos às boas práticas podem ser entendidos como pertencentes ao Programa de Pré-Requisitos Operacionais e, de acordo com a legislação brasileira,

são denominados procedimentos operacionais padronizados (POP) ou procedimento padrão de higiene operacional (PPHO).

- A legislação estadunidense define como pré-requisito operacional o SSOP, sigla em inglês para *Sanitation Standard Operating Procedures*. Esses procedimentos mantêm as condições higiênicas no ambiente fabril.
- Os SSOP são preconizados pelo FDA para produtos pesqueiros e pelo USDA-FSIS para carnes, aves, ovos e produtos derivados.
- O FDA elegeu oito SSOP: segurança da água, condição de limpeza, prevenção contra a contaminação cruzada, higiene pessoal, proteção contra a contaminação do produto, agentes tóxicos, saúde dos colaboradores, controle de pragas.
- O USDA-FSIS dividiu os SSOP em procedimentos pré-operacionais e operacionais.
- O MAPA, por meio da Resolução n°10/03, adotou as diretrizes do FDA, adicionando aos oitos PPHO (procedimento padrão de higiene operacional) o item registro.
- A Anvisa, por meio da RDC nº275/02, adotou o termo POP, elencando os seguintes itens como pré-requisitos: higienização das instalações, equipamentos, móveis e utensílios, controle da potabilidade da água, higiene e saúde dos manipuladores, manejo dos resíduos, manutenção preventiva e calibração de equipamentos, controle integrado de vetores e pragas urbanas, seleção de matérias-primas, ingredientes e embalagens, e programa de recolhimento de alimentos.
- Esses procedimentos possuem características similares às do plano APPCC: devem contemplar um plano escrito de requisitos específicos de boas práticas de fabricação, que devem ser monitorados. Caso haja algum desvio, devem ser aplicadas as devidas ações corretivas, os procedimentos devem ser verificados e os dados resultantes devem ser registrados e documentados.

SUGESTÕES DE LEITURA

BRASIL. Agência Nacional de Vigilância Sanitária. RDC nº. 275 de 21 de outubro de 2002. Dispõe sobre o Regulamento Técnico de Procedimentos Operacionais Padronizados Aplicados a Estabelecimentos Produtores/Industrializadores de Alimentos e a Lista de Verificação das Boas Práticas de Fabricação em estabelecimentos produtores/industrializadores de Alimentos. Diário Oficial da União. Brasília, DF, 6 nov. 2002.

________. Ministério da Agricultura, Pecuária e Abastecimento. Departamento de Inspeção de Produtos de Origem Animal-DIPOA. Resolução nº. 10, de 22 de maio de 2003. Institui o Programa de Procedimentos de Higiene Operacional (PPHO) nos estabelecimentos de leite e derivados. Diário Oficial da União. Brasília, DF, 28 maio 2003.

Codex Alimentarius. Food hygiene basic texts 4. ed. Disponível em: <www.fao.org/docrep/012/a1552e/a1552e00.pdf>

FDA. Code of Federal Regulation – CFR: Title 21. Food and drugs. Chapter 1. FDA – Department of Health and Human Services. Subchapter B – Food and human consumption. Disponível em: <www.accessdata.fda.gov/scripts/cdrh/cfdocs/cfCFR/CFRSearch.cfm?CFRPart=123&showFR=1>

Lopes E. Guia para elaboração de procedimentos operacionais padronizados exigidos pela RDC nº. 275 da Anvisa. São Paulo: Livraria Varela, 2004.

QUESTÕES DISCURSIVAS

1. Diferencie os termos Programa de Pré-Requisitos e Programa de Pré-Requisitos Operacionais, de acordo com a norma NBR ISO22000:2006.
2. Durante uma palestra, você ouviu a seguinte afirmação: "...os termos SSOP, PPHO e POP se equivalem, pois visam ao gerenciamento da segurança dos alimentos no ambiente de processo". Você concorda com a afirmativa? Justifique.
3. Descreva por que o POP ou PPHO minimizam o número de pontos críticos de controle ou PCC e viabilizam a implementação do sistema APPCC.
4. Segundo a Portaria nº. 46/98 do Ministério da Agricultura Pecuária e Abastecimento, perigos são causas potenciais de danos inaceitáveis que possam tornar um alimento impróprio ao consumo e afetar a saúde do consumidor, ocasionar a perda da qualidade e da integridade econômica dos produtos. Descreva cinco perigos que podem ser gerenciados pelo Programa de Pré-Requisitos Operacionais e as respectivas medidas de controle.
5. Uma indústria de carnes, que fabrica linguiças, deseja implementar o Programa de Pré-Requisitos Operacionais com o objetivo de viabilizar a venda de "produtos de marca própria" para uma grande rede de supermercados. Descreva, sucintamente, como você procederia para implementar esse programa?
6. Em que se baseia a técnica de bioluminescência? Cite as suas vantagens e desvantagens frente ao *swab* tradicional.
7. Baseando-se no escopo do plano APPCC, você indicaria a etapa de higienização de equipamentos como crítica, ou seja, um ponto crítico de controle ou PCC? Sim ou não? Justifique.
8. Compare a resolução nº.10/03 do MAPA e a RDC nº.275/02 da Anvisa, descrevendo semelhanças e diferenças de abordagens desses órgãos regulamentadores.
9. Elabore um procedimento operacional referente à higiene pessoal.
10. Durante uma auditoria ocorrida no setor de desossa, o auditor solicitou ao colaborador que executasse o procedimento de higienização de mãos. O colaborador lavou as mãos sujas de restos de carne com água e retornou ao setor de trabalho. De acordo com o cenário desenhado, cite a(s) possível(eis) conclusão(ões) do auditor.

REFERÊNCIAS BIBLIOGRÁFICAS

1. ABNT – Associação Brasileira de Normas Técnicas. NBR ISO 22000 – Sistemas de gestão da segurança de alimentos – Requisitos para qualquer organização na cadeia produtiva de alimentos. Rio de Janeiro, 2006.
2. ____. NBR ISO 15635 Serviços de Alimentação – Requisitos de boas práticas higiênico-sanitárias e controles operacionais essenciais. Rio de Janeiro, 2008.

3. ____. NBR ISO 22002-1. Programa de Pré-Requisitos na segurança de alimentos. Parte I: processamento industrial de alimentos. Rio de Janeiro, 2012.
4. BRASIL. Ministério da Agricultura, Pecuária e Abastecimento. Divisão de Controle de Comércio Internacional (DCI), do Departamento de Inspeção de Produtos de Origem Animal-DIPOA. Circular nº. 369, de 2 de junho de 2003. Instruções para elaboração e implantação dos sistemas PPHO e APPCC habilitados à exportação de carnes. Diário Oficial da União. Brasília, DF.
5. _____. Ministério da Agricultura, Pecuária e Abastecimento. Secretaria de Defesa Agropecuária – SDA. Departamento de Inspeção de Produtos de Origem Animal. Coordenação Geral de Programas Especiais (CGPE). Circular nº. 175 de 16 de maio de 2005. Procedimentos de Verificação dos Programas de Autocontrole. Diário Oficial da União. Brasília, DF.
6. Canadian Food Inspection Agency. Food Safety Enhancement Program Manual. 2012. 74p. Disponível em: <www.inspection.gc.ca/english/fssa/polstrat/haccp/manue/fseppasa3e.shtml#a31>
7. Contreras CC, Bromberg R, Cipolli KMVA, et al. Higiene e sanitização na indústria de carnes e derivados. São Paulo: Varela, 2002.181p.
8. Corlett DA. HACCP user's manual. Maryland: Aspen Publication, 1998.
9. Cruz AG, Cenci SA, Maia MCA. Pré-requisitos para implantação do APPCC em uma linha de alface minimamente processada. Ciênc Tecnol Aliment. 2066;26(1):104-9.
10. Figueiredo RM. SSOP: padrões e procedimentos operacionais de sanitização. PRP: Programa de Redução de Patógenos – Manual de procedimentos e desenvolvimento. São Paulo: Manole, 1999.
11. Hajdenwurcel JR. Sistema de boas práticas de fabricação. Rio de Janeiro: Senai, 2005.
12. Heredia L, Ubarana F, Lopes E. Implementação de sistemas da qualidade e segurança de alimentos. Campinas: SBCTA, 2010. v. 2.
13. Lara FA, Lopes JDS. Segurança alimentar em restaurantes e lanchonetes: treinamento de gerentes. Viçosa: CPT, 2004.
14. NACMCF. National Advisory Committee on Microbiological Criteria for Foods. HACCP and application guidelines. 1997. Disponível em: <http://seafood.ucdavis.edu/Guidelines/nacmcf1.htm>
15. Pires ACS, Araújo EA, Camilloto GP, et al. Condições higiênicas de fatiadores de frios avaliadas por ATP-bioluminescência e contagem microbiana: sugestão de higienização conforme RDC 275 da Anvisa. Alim Nutr. 2005;16(2):123-9.
16. Ribeiro-Furtini LL, Abreu LR. Comunicação: utilização de APPCC na indústria de alimentos. Ciênc. Agrotec., Lavras. 2006;30(2):358-63.
17. Senac/DN. Guia passo a passo: implantação de boas práticas e sistema APPCC. Senac/DN, 2001. (Qualidade e Segurança Alimentar). Projeto APPCC Mesa. Convênio CNC/CNI/Sebrae/Anvisa.
18. Sanitation Standard Operating Procedures (SSOP). Disponível em: <www.fsis.usda.gov/pdf/ssop_module.pdf>
19. Wallace C, Williams T. Pre-requisits: a help or hindrance to HACCP? Food Control. 2001;12:235-40.
20. World Health Organization. Strategies for implementing HACCP in small and/ or less developed businesses. 1999. Disponível em: <www.who.int/foodsafety/publications/fs_management/en/haccp_smallbus.pdf>

9 CAPÍTULO

Rastreamento e recolhimento

■ André Luiz Medeiros de Souza

CONTEÚDO

OBJETIVOS E PROPOSTA DE APRENDIZAGEM DO CAPÍTULO

Ao completar o estudo deste capítulo, o leitor estará apto a:

- definir o termo rastreamento;
- descrever a importância do rastreamento para o consumidor e setores públicos e privados;
- descrever o histórico do rastreamento no mundo e o impacto nas diversas cadeias produtivas;
- descrever o passo a passo para implementação do sistema, baseado na ferramenta de qualidade PDCA;
- descrever a implementação de rastreamento em uma cadeia produtiva de pescados;
- conceituar e descrever o processo de recolhimento de produtos;
- citar legislações pertinentes ao recolhimento e ao processo de *recall*;
- *cases* de *recall* no Brasil e no mundo.

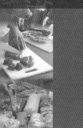

Introdução

Os consumidores estão cada vez mais preocupados com a segurança do alimento. Notícias sobre contaminação e recolhimento de alimentos foram veiculadas pela mídia nos últimos anos. Redes extensas de fornecedores globais e falta de mecanismos de controle adequados são alguns dos motivos principais da necessidade da utilização de ferramentas que possam prover à população alimentos seguros. Um dos principais eventos que conduziu à exigência da adoção de um sistema de rastreamento foi a encefalopatia espongiforme bovina (BSE) ou "mal da vaca louca", envolvendo a cadeia produtiva de carne bovina. A BSE constitui uma doença degenerativa progressiva que afeta o sistema nervoso central dos bovinos. A transmissão em bovinos está associada à ingestão de ração que contém na sua formulação produtos de origem animal contaminados (farinha de carne, osso e sangue). É importante ressaltar a existência de uma inter-relação entre a doença de Creutzfeldt-Jakob[1] em humanos e a BSE.

O rastreamento[2] é um sistema que garante um fluxo contínuo de informação apropriada em todos os estágios da cadeia produtiva, ao longo da qual um produto passa. Para a indústria de alimentos, a implementação de um sistema de rastreamento permite, rapidamente, o resgate do histórico do produto e de seu processo de distribuição, do campo ao prato. O consumidor, por sua vez, possui a garantia da origem e segurança do alimento, e assim, em casos de não conformidade, pode promover a busca pelo erro na cadeia alimentícia.

O presente capítulo está estruturado em sete seções:

1) conceitos;
2) importância do rastreamento;
3) histórico;
4) planejamento de um sistema de rastreamento;
5) exemplo de um sistema de rastreamento na cadeia produtiva de pescado;
6) recolhimento de produtos;
7) exemplos de *recall*.

Conceitos

De acordo com norma ABNT NBR ISO 22005:2008 – Rastreabilidade na cadeia produtiva de alimentos e rações – Princípios gerais e requisitos básicos para planejamento e implementação do sistema, rastreamento do alimento é a capacidade de seguir a matéria-

---

1 A doença de Creutzfeldt-Jakob é a mais comum das doenças priônicas humanas, caracterizada por um quadro de demência que progride rapidamente, postura rígida, crises epilépticas e paralisia facial que confere ao indivíduo acometido a aparência de sempre estar sorrindo. Essa doença faz parte do grupo das encefalopatias espongiformes.

2 Na literatura, muitos autores usam o termo "rastreabilidade", palavra ainda não reconhecida pelo português, originada da palavra inglesa *traceability* – que deve ser a funcionalidade ou característica principal de um sistema de rastreamento. Consultar referência: Eckschmidt, 2009.

-prima ou produto alimentício por meio de etapas específicas de produção, processamento e distribuição. Os dados e operações oriundos desse sistema são capazes de manter a informação desejada e seus componentes por meio de toda ou parte de sua produção e cadeia de utilização.

Outras definições podem ser citadas, como o regulamento da Comunidade Europeia (CE) n°. 178 de 2002, que o caracteriza como a capacidade de detectar e seguir o percurso de um gênero alimentício, da ração, de um animal ou substância, destinados à mistura em alimentos para animais, ou com probabilidade de os serem, ao longo de toda fase de produção, transformados e distribuídos.

De forma geral, pode-se dizer que o rastreamento é um conjunto de sistemas de informações e registros de arquivos que permite realizar um estudo retrospectivo dos produtos ao longo da cadeia produtiva, desde a origem das matérias-primas até o consumo, passando pelos estabelecimentos onde foram industrializados, processados ou embalados.

Em sua essência, é um sistema que possui a capacidade de preservar a origem e identidade do produto, por meio da impressão de um código numérico. Seu princípio baseia-se em "um passo à frente, um passo atrás".

O rastreamento pode ser ascendente, em que permite fazer o levantamento de todos os estágios, iniciando de um lote ou produto acabado, até encontrar o histórico e a origem das matérias-primas utilizadas. E o descendente, também conhecido como logística, em que consiste encontrar o destino industrial ou comercial de um lote de produtos até sua colocação no ponto final de comercialização.

É importante que o conceito de certificação seja diferenciado de rastreamento. A certificação implica somente assegurar que certas especificações, como produção, processamento ou manuseio, foram realizadas em conformidade com padrões estabelecidos. Uma produção certificada não garante que um produto seja rastreável, porém, para ser rastreado deve, preferencialmente, passar por um processo de certificação do sistema.

O rastreamento é um requisito fundamental em todos os sistemas de qualidade e segurança do alimento, no contexto do sistema de Análise de Perigos e Pontos Críticos de Controle (APPCC), bem como nos códigos de boas práticas. Ele por si só não melhora a segurança do alimento, mas estabelece a transparência necessária às medidas de controle eficientes.

Importância do rastreamento

Atualmente, o consumidor se encontra mais exigente e solicita qualidade, segurança e maiores informações sobre a origem do alimento e as etapas de produção. A marca de um produto passa a representar a garantia da autenticidade e replicabilidade, agregando, assim, valor. A cada ato de compra, o consumidor associa a qualidade do produto ao nome do fabricante ou vendedor. Essa garantia agrega valor e o consumidor se dispõe a pagar um percentual a mais pela satisfação exigida.

O rastreamento é uma das ferramentas que, associada ao produto, traz a segurança exigida, uma vez que possibilita um acompanhamento sistematizado da produção primária, industrialização, empacotamento e distribuição. Ela fornece credibilidade e o acesso direto à informação pelo consumidor.

Para o setor público, o rastreamento minimiza riscos de contaminação e promove meios eficientes para localizar focos de problemas do gênero, trazendo tranquilidade à população e credibilidade ao próprio governo. Ainda, pode-se citar a prevenção de fraude em casos em que métodos analíticos não podem ser usados como prova de autenticação e controle de doenças, pela rápida identificação de sua fonte. Nesse contexto, os órgãos reguladores devem estabelecer leis que definam os requerimentos para o processo de rastreamento, tornando-o de caráter mandatório.

O setor privado, mediante as diversas etapas que compõem a cadeia produtiva, também se beneficia, uma vez que a indústria produtora consegue identificar o lote, tomando ações corretivas adequadas como recolhimento imediato do lote não conforme, minimizando custos na retirada de um produto do mercado e protegendo a reputação da marca. Cabe acrescentar que a indústria para adotar o rastreamento necessita de agentes certificadores (terceiros), de forma a validar as informações obtidas.

No cenário globalizado, rastrear significa adequação às exigências dos países importadores. Como exemplo, pode-se citar o regulamento da CE no 178 de 2002 por meio do qual foi instituído que desde 1° de janeiro de 2005 as empresas do setor de alimentos para consumo humano e animal têm de assegurar o rastreamento de todos os gêneros alimentícios e respectivos ingredientes ao longo de toda cadeia produtiva de alimentos.

Histórico

O rastreamento de produtos agrícolas ganhou destaque nas décadas de 1980 e 1990, principalmente na Europa, quando houve diversos problemas envolvendo contaminação de carnes e leite. Os consumidores se conscientizaram e passaram a exigir alimentos de qualidade, origem conhecida e que não oferecessem riscos à saúde. Um episódio em especial que auxiliou o início da consolidação do rastreamento em carnes e seus produtos foi a BSE, comumente conhecida como doença da vaca louca. Esta, ocorrida a partir dos anos 1980 inicialmente na Inglaterra, com posterior difusão por toda a Europa, teve grande impacto na saúde pública ao promover uma doença rara em humanos. Para evitar a disseminação da doença, a União Europeia aumentou a restrição dos produtos derivados da carne, incluindo sistemas de rastreamento destinados ao consumo nos países que a compõem, por meio da Resolução da CE n°. 820 de 1997. Segundo essa Resolução, todo o processo de produção de carne deveria estar inserido em um programa de identificação e registro, possibilitando o levantamento de todas as informações pertinentes ao animal, desde seu nascimento até o consumo do produto final. A exigência era direcionada tanto para os produtos e indústrias europeias quanto para seus fornecedores. No ano 2000, essa Resolução foi revogada, sendo substituída pelo regulamento CE n°. 1760, proveniente do Parlamento e do Conselho Europeu, que estabeleceu o regime de identificação e registro do bovino, sendo relativo também à rotulagem e produtos à base de carne bovina. Entretanto, o rastreamento tornou-se de fato obrigatório em território europeu com o regulamento CE n°. 178/2002, de 28 de janeiro de 2002. Este estabeleceu os princípios e requisitos gerais da Legislação de Alimentos, criando a Autoridade Europeia de Segurança Alimentar, e fixou procedimentos relativos à segurança dos alimentos. O artigo 18 desse documento requer que o rastreamento dos animais, produtos, ou qualquer outra substância que se pretenda ou seja incorporada à alimentação, esteja em todas as fases da produção, do processamento e da distribuição. Outros requisitos incluem a identificação do fornecedor e cliente para cada transação dentro dos canais do mercado, bem como a providência de documentação pertinente em todo processo. O artigo 19 remete às responsabilidades da indústria em recolher os produtos do mercado e informar aos consumidores e autoridades competentes a respeito de alimentos não conformes.

O regulamento em questão trouxe exigências a todos os países fornecedores, impactando, especialmente, a cadeia produtiva de carnes no Brasil. Em janeiro de 2002, o Ministério da Agricultura, Pecuária e Abastecimento (MAPA) editou a Instrução Normativa n°. 1, criando o Sistema de Identificação e Certificação Bovina e Bubalina (SISBOV). Contudo, esse sistema apresentava falhas conceituais básicas, como não haver consulta e participação efetiva da cadeia produtiva em sua elaboração e a participação obrigatória do produtor. Em 2006, o MAPA revogou a instrução e publicou a Instrução Normativa n°. 17, de 13 de julho de 2006, criando um novo sistema: o Serviço de Rastreamento da Cadeia Produtiva de Bovinos e Bubalinos, permanecendo a sigla SISBOV. Esse serviço é utilizado para a identificação e o controle do rebanho de bovinos e bubalinos do território nacional, bem como para o rastreamento do processo produtivo no âmbito das propriedades rurais, baseando-se na centralização das informações em um banco de dados nacional. As informações coletadas pelo SISBOV colaboram para nortear a tomada de decisão quanto à qualidade do rebanho nacional e importado.

A cadeia produtiva de frutas no Brasil também se conscientizou sobre as necessidades de melhoria no setor e implantou, em conjunto com o Instituto Nacional de Metrologia, Qualidade e Tecnologia (Inmetro) e o MAPA, a Produção Integrada Agropecuária (PI Brasil)[3], mediante Instrução Normativa n°. 20, de 27 de setembro de 2001. Os produtos oriundos da PI são identificados pelo mercado consumidor pelos selos de conformidade. Esses asseguram que todo o processo envolvido, desde a criação de mudas até a prateleira, é conhecido e monitorado (rastreamento), propiciando a identificação de produtos não conformes, os quais são descartados ou destinados a mercados menos exigentes, e de níveis de resíduos de agroquímicos nos produtos, que possam comprometer a integridade física do consumidor.

Seguindo esse histórico, vale mencionar a certificação[4] da cachaça no âmbito do Sistema Brasileiro de Avaliação da Conformidade. Essa certificação foi possível por meio da parceria de segmentos importantes como o setor produtivo de cachaça, o MAPA, o meio acadêmico, as entidades de defesa do consumidor e o Inmetro. A Portaria n°. 126, de 28 de junho de 2005 do Inmetro, exige, dentre outros requisitos, a adoção do rastreamento pelos produtores. Segundo esse documento, o grau de rastreamento deverá ser suficiente para

[3] A PI será mais bem discutida no capítulo sobre Auditoria e Certificação.

[4] A certificação é o modo pelo qual uma terceira parte, independente, provê garantia escrita de que uma determinada marca de cachaça está em conformidade com todos os requisitos especificados na Portaria n°. 126, de 2005 do Inmetro.

conseguir identificar, partindo da embalagem final do produto até a fazenda, de onde foi retirada a cana-de-açúcar, bem como todos os ingredientes envolvidos em sua produção.

Planejamento de um sistema de rastreamento

A escolha de um sistema de rastreamento deve resultar do equilíbrio de diferentes exigências, da capacitação de pessoal e da viabilidade técnica e econômica. Cada elemento participante do sistema escolhido deve ser considerado e justificado caso a caso, tendo em conta os objetivos a serem atingidos.

O sistema de rastreamento tem relação direta com a tecnologia da informação (TI), que é o suporte para sua implantação. A TI está incorporada nas organizações e também no agronegócio. O grande requisito para um sistema de rastreamento completo é a integração da informação do produto em toda a sua cadeia de valor.

A rotulagem também é importante, demonstrando os registros da cadeia produtiva e assegurando a qualidade ao consumidor, fornecendo-lhe as informações requeridas. Deve existir uma correlação entre os elos da cadeia que permitam a transferência das informações de um segmento a outro.

No desenvolvimento de um sistema de rastreamento em uma cadeia produtiva, é necessária a identificação dos objetivos específicos a serem alcançados. Entre eles, cita-se: atender à especificação de clientes, determinar a origem ou histórico do produto, facilitar a retirada e/ ou seu recolhimento, identificar as organizações responsáveis na cadeia alimentar, facilitar a verificação de informações específicas e comunicá-las às partes interessadas e aos consumidores.

Aplicando-se a ferramenta de qualidade Planejar, Fazer, Checar e Agir (PDCA) (Fig. 9.1) ao sistema de rastreamento, inicialmente, devem-se reunir os principais elementos: objetivos a serem alcançados, normas e requisitos de políticas relevantes para o rastreamento, produtos e/ ou ingredientes da cadeia alimentar para os quais os objetivos do sistema são aplicáveis, identificar fornecedores e clientes. É importante no planejamento determinar os parâmetros a seguir:

- fluxo de materiais que devem ser determinados e documentados, obtendo um controle sobre estes, de forma a satisfazer os objetivos do sistema;
- requisitos de informações. Para atender os objetivos do rastreamento, a organização do projeto deve definir as informações obtidas sobre o histórico do produto e processos e as que serão prestadas aos consumidores e/ou fornecedores;
- estabelecimento de procedimentos (definições de produto, lote e identificação; documentação do fluxo de materiais e informações, incluindo manutenção de registros; gestão de dados e protocolos; e protocolos de recuperação de informação). Os procedimentos para gerenciar o rastreamento devem incluir um meio de comunicação para registro do fluxo de informação sobre materiais e produtos, se necessário. Além disso, deverão ser estabelecidos procedimentos para lidar com não conformidades no sistema de rastreamento, incluindo as devidas ações corretivas;

- documentação. Devem ser determinados os documentos necessários para atingir os objetivos do sistema de rastreamento. A documentação deve conter a descrição das etapas relevantes da cadeia; descrição das responsabilidades para a gestão de dados; informações relevantes sobre as atividades do rastreamento e processos de fabricação, os fluxos e os resultados de verificações do sistema aplicado e auditorias; medidas tomadas para corrigir as não conformidades relacionadas ao sistema estabelecido; e tempo de retenção de documentos.

Para a execução ou implementação do sistema de rastreamento, é necessário que haja a atribuição de responsabilidades/autoridades de gestão e fornecimento de recursos. Cada organização do sistema pode escolher ferramentas adequadas para detecção, registro e comunicação de informações relevantes. Nesta etapa deve ser elaborado um plano de rastreamento que inclua todos os requisitos identificados e um plano de capacitação aos colaboradores envolvidos. Estes devem ser adequadamente treinados e informados. Importante é que eles demonstrem a competência adequada.

Com o objetivo de checar a implementação, deve-se monitorar o sistema de rastreamento. Sugerem-se simulações de recolhimento do produto, de forma a identificar possíveis erros. Especificar os indicadores de desempenho e realizar auditorias internas também auxiliará a medir a eficácia do sistema diante dos requisitos estabelecidos.

Com base nos dados coletados na etapa anterior, deve-se realizar a análise crítica, que promove a ação sobre as não conformidades detectadas. A análise do sistema de rastreamento deve ser feita em intervalos adequados, ou sempre que houver alterações nos objetivos, produtos ou processos. As ações corretivas devem ser tomadas sempre que necessário, permitindo assim um processo de melhora contínua. Essa análise deve incluir os resultados dos testes e das auditorias de rastreamento, as alterações de produto ou processos, informações fornecidas por outras organizações, ações corretivas relacionadas ao rastreamento, o *feedback* do cliente, incluindo reclamações, novos regulamentos e novos métodos estatísticos de avaliação.

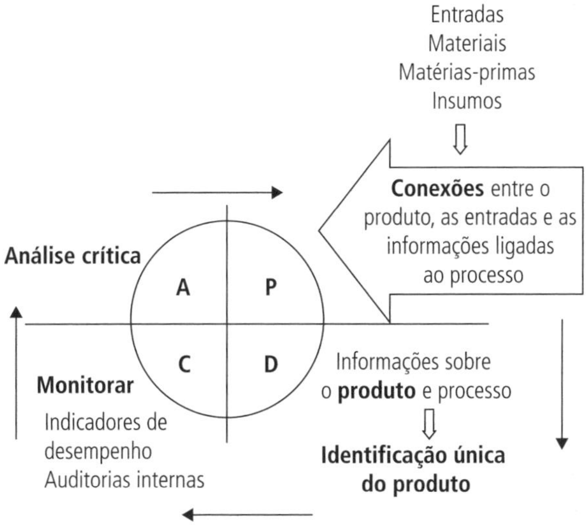

Fig. 9.1. Ciclo PDCA no contexto do rastreamento.

Exemplo de um sistema de rastreamento na cadeia produtiva de pescado

Para exemplificar, será descrito um sistema de rastreamento implantado em uma indústria de pescado processado, sendo a matéria-prima oriunda da aquicultura. Para os produtores, o sistema é útil por auxiliar no controle de qualidade do pescado, sendo possível rastrear sua origem, a produção em tanque, até o consumidor final.

O pescado movimenta-se ao longo da cadeia produtiva em lotes, os quais representam produtos da mesma espécie, provenientes da mesma zona de captura, tratamento e unidade de produção. Na aquicultura, os produtos resultantes dessa atividade são sujeitos a um extremo controle, do qual resulta todo um conjunto de identificações e registros efetuados ao longo do processo de cultivo. Os registros são efetuados com base no lote, o qual corresponderá ao pescado da mesma espécie e fase de produção (ovos, alevinos, juvenis e reprodutores), confinados no mesmo tanque e de tamanho homogêneo. Esses apresentam um conjunto de informações, desde a quantidade e tipo de alimento fornecido, taxas de mortalidade e respectivas causas, dimensões do pescado, medidas profiláticas (vacinas), medicação administrada, temperatura da água, entre outros, traduzidos numa produção programável e rastreável, onde cada peixe tem um "bilhete de identidade", sabendo-se todo seu histórico.

Na etapa de recepção, na indústria de processamento, os peixes deverão receber um novo número de identificação (identificação de entrada), o qual é registrado e devidamente relacionado ao número de lote anteriormente atribuído. Ao finalizar o processamento do pescado, é dado um novo número de identificação correspondente ao lote de produção de um dia, que figurará na embalagem dos produtos e ao qual a indústria associará às suas vendas. A embalagem do produto final deverá conter um QR *code* (código de barras bidimensional que permite o armazenamento de informações que podem ser lidas posteriormente) (Fig. 9.2). O QR é uma abreviação de *quick response* (resposta rápida), pois pode ser interpretado rapidamente, mesmo com imagens de baixa resolução, feitas por câmeras digitais em formato VGA, como as de celulares. Esse código possibilita ao consumidor consultar dados da origem do alimento, permitindo uma melhor decisão ainda no local de compras. Após expedição, no caso da ocorrência de algum risco à saúde pública, a indústria, por meio dos registros efetuados, deve ser capaz de identificar o fornecedor dos respectivos produtos e o tanque do qual a matéria-prima é proveniente.

Fig. 9.2. QR *code*.

Fonte: <www.paripassu.com.br>

Recolhimento de produtos

Um sistema de rastreamento consistente e integrado à cadeia produtiva possibilita a identificação de lotes ou unidades de produto que podem oferecer risco aos consumidores, viabilizando a realização do recolhimento, para a preservação da vida e segurança, bem como evitar prejuízos materiais e morais. É uma ação voluntária tomada pelo fabricante ou distribuidor.

Sob essa perspectiva, é importante que o fabricante ou distribuidor tenham os dados necessários que garantam o rastreamento externo do produto vendido. A função do recolhimento é a retirada do mercado, a recompra, ou reparação de produtos e serviços defeituosos, pelo fornecedor. É um procedimento gratuito, efetivo e deve proteger todos os consumidores expostos ao risco.

O *recall*[5], previsto no Código de Defesa do Consumidor (Lei nº. 8078, de 11 de setembro de 1990), é o procedimento de devolução ao detectar defeitos em produtos ou serviços colocados no mercado. Esta lei define no artigo 10:

§1º - O fornecedor não poderá colocar no mercado de consumo produto ou serviço que sabe ou deveria saber apresentar alto grau de nocividade ou periculosidade à saúde ou segurança.

§1º - O fornecedor de produtos e serviços que, posteriormente à sua introdução no mercado de consumo, tiver conhecimento da periculosidade que apresentem deverá comunicar o fato imediatamente às autoridades competentes e aos consumidores, mediante anúncios publicitários.

Em caso de detecção de um lote contaminado já distribuído no mercado, ocorrerá a classificação desta em três categorias, sendo analisada a necessidade de *recall*.

A classificação é feita a partir do tipo de risco que a não conformidade traz. O *recall* classe 1 ocorre quando a não conformidade identificada representar grave risco à saúde, podendo levar à morte dos consumidores envolvidos. Quando a não conformidade identificada apresentar risco médio à saúde e/ou risco à imagem da organização, classifica-se como classe 2, ao tempo que, quando a não conformidade acarretar risco à saúde considerado moderado, classifica-se como classe 3.

De acordo com a classe do *recall*, um comitê é convocado na empresa para que sejam discutidas as medidas a serem tomadas. Baseando-se na classe referente, a responsabilidade será de diferentes departamentos do comitê.

No caso de *recall* classe 1, a responsabilidade da resolução do problema será das áreas de qualidade, logística, comercial e *marketing*. Já em recall classes 2 e 3, os responsáveis são somente dos departamentos qualidade, logística e comercial.

O comitê é responsável por fazer o rastreamento interno e externo do produto não conforme, determinar a abrangência da não conformidade detectada, definir a forma de recolhimento do produto no mercado e as medidas para amenizar impactos negativos à imagem da organização, com responsabilidades distribuídas.

---

[5] O *recall* também é regulamentado no Brasil, por meio da Portaria nº. 789, de 24 de agosto de 2001, do Ministério da Justiça. Nesta Portaria está prevista a notificação das partes interessadas e o recolhimento, dentre outras providências.

A área de qualidade tem como responsabilidade realizar o rastreamento dos lotes não conformes que estão no mercado. O departamento comercial deverá contatar os clientes do primeiro nível de distribuição, notificando o problema. A logística tem como função retirar do mercado os produtos não conformes, recebê-los, segregá-los e destiná-los a um fim, ou seja, destruí-los. Por fim, o *marketing* deverá coordenar a campanha publicitária, veiculada por mídia apropriada, durante uma semana. As informações a serem repassadas ao público encontram-se na Portaria nº. 789, de 24 de agosto de 2001, do Ministério da Justiça.

Um *recall* bem-sucedido tem como resultados consumidores protegidos, a marca em questão com a imagem preservada, a responsabilidade minimizada e a redução de riscos futuros.

De acordo com a norma ABNT NBR ISO 22000:2006, para permitir ou facilitar o recolhimento completo e em tempo adequado de lotes de produtos finais, identificados como inseguros, a alta direção deve indicar pessoal que tenha autoridade para iniciar um recolhimento e um responsável para executá-lo. Além disso, a organização deve estabelecer e manter um procedimento documentado para notificar as partes interessadas, como autoridades estatutárias e regulamentares, clientes e consumidores, o tratamento dos produtos recolhidos e os lotes dos produtos afetados ainda em estoque e a sequência de ações a serem tomadas.

Os produtos recolhidos devem ser mantidos em segurança ou tratados sob supervisão até que sejam destruídos, usados para outros propósitos que não sejam aqueles pretendidos originalmente, determinados seguros para tal (ou outro) uso pretendido ou reprocessados, de modo a assegurar que se tornaram seguros.

A causa, a extensão e o resultado do recolhimento devem ser registrados e relatados à alta direção como ponto de partida para a análise crítica.

A organização deve verificar e registrar a eficácia do programa de recolhimento por meio do uso de técnicas apropriadas, por exemplo, a simulação ou recolhimento na prática. É importante que esse procedimento seja realizado no mínimo uma vez ao ano.

Exemplos de *recall*

De acordo com dados do Sistema de Acompanhamento de *Recall* da Fundação Procon-SP, foram requisitados mais de 46 milhões de alimentos e bebidas para *recall* desde 2004. Antes desta data, não havia registro.

Alguns exemplos de *recall* no Brasil envolvendo alimentos e bebidas:

- em 2004, uma empresa produtora de salgadinhos iniciou uma campanha de *recall* em virtude de informação incorreta, "não contém glúten", na embalagem. Essa advertência inadequada poderia representar um risco à saúde de pessoas portadoras de doença celíaca;
- em 2007, uma empresa produtora de bebida láctea achocolatada iniciou uma campanha de recolhimento dos lotes do produto por detectar a não completa esterilização e a instabilidade no sabor, decorrente da adição de novas substâncias à fórmula original. Os consumidores da bebida apresentaram sintomas gástricos e diarreia;

- em 2009, uma empresa produtora de cerveja promoveu o recolhimento dos lotes de um produto por apresentarem a informação incorreta "não contém glúten" na embalagem;
- em 2010, uma indústria de tempero promoveu o recolhimento dos lotes de um de seus produtos por estes apresentarem a informação incorreta "não contém glúten" na embalagem;
- ainda em 2010, uma indústria exportadora de carnes fez o recolhimento de carnes industrializadas após o *Food Safety and Inspection Service* (FSIS) detectar a presença do vermífugo ivermectina acima do limite permitido pela legislação americana;
- no ano de 2011, uma empresa produtora de fermento em pó recolheu um de seus produtos por apresentar a informação incorreta "não contém glúten" na embalagem;
- em 2011, o Ministério da Justiça informou que uma empresa fabricante de achocolatado protocolou campanha de *recall* para recolhimento do produto. A Senacon enviou notificação à empresa para que prestasse esclarecimentos sobre o produto. Em relação ao defeito constatado, a empresa informou que identificou "um possível acidente em seu processo produtivo, o que, segundo seus registros, de fato, afetou parte de um lote correspondente à aproximadamente 80 (oitenta) unidades, nas quais embalagens do produto foram produzidas com líquido impróprio para o consumo";
- no ano de 2012, uma empresa produtora de chocolates anunciou o *recall* do ovo de Páscoa da marca Rapunzel, alegando que algumas amostras apresentaram "microfuros" na embalagem plástica que acondicionava o brinquedo contido no ovo, por onde pode ter ocorrido a transferência de odor do brinquedo para o chocolate, alterando assim o seu sabor e aroma originais;
- em 2013, uma empresa produtora de bebidas à base de soja anunciou o *recall* de 96 unidades do produto sabor maçã. Nessas unidades foi identificada uma alteração no seu conteúdo decorrente de uma falha no processo de higienização, que resultou no envase de embalagens com solução de limpeza da máquina. A Anvisa determinou a suspensão da fabricação, distribuição, comercialização e consumo, em todo o território nacional, de todos os lotes dos produtos desta marca, por suspeita de não atenderem às exigências legais e regulamentares do órgão.

No cenário internacional:

- em 1999, uma indústria de refrigerantes promoveu o recolhimento de 2,5 milhões de latas e garrafas de seus produtos na Bélgica. O recolhimento foi iniciado pela identificação, por consumidores, de falha de qualidade no gás carbônico (compostos de enxofre fora do padrão) utilizado em uma fábrica do país que, mesmo não trazendo qualquer risco à saúde, acabou acarretando uma forte percepção de insegurança aos consumidores europeus;
- em 2002, nos Estados Unidos, sanduíches de frango e peru contaminados por *Listeria monocytogenes* foram vendidos e levaram à morte 7 pessoas, gerando um r*ecall* de cerca de 55 toneladas desses produtos;

- em 2005, uma empresa de laticínios recolheu mais de 30 milhões de leite infantil, pela presença de resíduos de um produto químico utilizado na impressão das caixas de papelão. O caso ocorreu em quatro países europeus (Itália, França, Espanha e Portugal). O custo da retirada do produto contabilizou 2,5 milhões de euros (R$ 6,59 milhões);
- em 2009, houve o recolhimento nos Estados Unidos dos lotes de pasta e creme de amendoim, pela contaminação com *Salmonella* spp. Este foi um surto veiculado por ingredientes contaminados que afetaram diferentes produtos como biscoitos, bolachas, cereais, doces, sorvetes, guloseimas, entres outros alimentos. Mais de 2.100 produtos em 17 categorias foram recolhidos por mais de 200 empresas;
- em 2010, um importante produtor nos Estados Unidos promoveu o recolhimento de milhões de ovos que poderiam estar contaminados com a bactéria *Salmonella* spp., sendo um dos maiores *recall* de ovos da história recente;
- em 2012, uma empresa produtora de complemento alimentar para crianças, sabor morango, promoveu o *recall* voluntário do produto, alegando que foi notificada por um de seus fornecedores de carbonato de cálcio sobre a presença da bactéria *Salmonella* spp.

RESUMO

- O rastreamento é a capacidade de investigar o histórico, a aplicação, a localização de um item ou de uma atividade (semelhantes ou não) por meio de informações devidamente registradas.
- A definição de rastreamento exige dados básicos: o produto precisa estar devidamente identificado, a origem ser conhecida e o destino definido.
- O objetivo do rastreamento é permitir, rapidamente, o resgate do histórico do produto e de seu processo de produção, do campo ao prato.
- O rastreamento pode ser classificado em interno (processo ao qual o produto é submetido) e externo (caminho percorrido pelo produto entre a origem e o destino).
- A encefalopatia espongiforme bovina (BSE), designação científica para o "mal da vaca louca", motivou uma série de novas exigências por parte da Comunidade Europeia (CE) aos países que exportavam carne para a região. O Brasil, em consequência, implementou o SISBOV, com o objetivo de identificar e o controlar o rebanho de bovinos e bubalinos do território nacional, bem como rastrear o processo produtivo no âmbito das propriedades rurais, baseando-se na centralização das informações em um banco de dados nacional.
- Para implementar um sistema de rastreamento é necessário criar uma identificação única do produto, a partir das informações relevantes da sua composição e do seu processamento. Essas informações estão relacionadas às identificações únicas dos materiais, insumos e matérias-primas e dos parâmetros de processo empregados. Por fim, deve-se estabelecer uma sistemática que promova interligações entre o produto identificado e

os principais dados sobre ele. Essas interligações requerem o rastreamento para frente (para onde foi enviado) e para trás (de onde veio o produto). É necessário o apoio de um *software* específico.

- A função do recolhimento é a retirada do mercado, a reparação ou a recompra de produtos e serviços defeituosos, pelo fornecedor. É um procedimento gratuito, efetivo e deve atingir todos os consumidores expostos ao risco.
- O *recall* é o procedimento de devolução ao detectar defeitos em produtos ou serviços colocados no mercado.

SUGESTÕES DE LEITURA

ABNT. Associação Brasileira de Normas Técnicas. ISO 22005. Rastreamento no alimento e na cadeia alimentar: princípios gerais e guia para planejamento e desenvolvimento de sistema. Rio de Janeiro, 2007.

Bertolino MT. Gerenciamento da qualidade na indústria alimentícia. Porto Alegre: Artmed, 2010.

Conchon FL, Lopes MA. Rastreamento e segurança alimentar: boletim técnico da Universidade Federal de Lavras. Minas Gerais: Editora da UFLA, 2012.

Eckschmidt T, Donadel A, Giampolo B. O livro verde de rastreamento: conceitos e desafios. São Paulo: Livraria Varela, 2009.

QUESTÕES DISCURSIVAS

1. Conceitue o termo rastreamento e defina seus objetivos.
2. Correlacione os termos rastreamento, consumidor, setor privado e público.
3. Qual evento no cenário internacional desencadeou a implementação do rastreamento no Brasil?
4. De acordo com o ciclo PDCA, descreva as principais etapas que devem ser desenvolvidas para a adequada implementação de um sistema de rastreamento.
5. Baseando-se nas etapas abaixo, de produção de filés de peixe congelado, oriundos do sistema de aquicultura, descreva a implementação do rastreamento e seus benefícios nessa cadeia produtiva.

recepção-seleção-classificação-armazenamento-preparo-evisceração-lavagem-filetagem-glazeamento-estocagem.

6. Descreva a interligação existente entre os termos rastreamento, recolhimento e *recall*.
7. Descreva a importância da classificação do procedimento de *recall* baseando-se no critério risco.
8. Quais legislações normatizam o procedimento de *recall* no Brasil? Cite-as. Pesquise no portal do Ministério da Justiça os casos de *recall* de alimentos mais recentes.
9. A Anvisa abriu uma consulta pública para uma proposta de regulamentação em casos que, por algum tipo de contaminação ou desacordo com as normas, empresas fabricantes ou importadoras precisem fazer o recolhimento de alimentos. Descreva quais são os órgãos que interagem para o procedimento de registro do *recall*. Em sua opinião, é necessária a intervenção da Anvisa neste procedimento? Justifique.

10. Entre as medidas propostas na consulta pública aberta pela Anvisa (questão anterior) estão assinaladas:
    a) o prazo de 24 horas para o responsável avisar a agência reguladora sobre o *recall*;
    b) a elaboração e implementação de um plano de recolhimento dos produtos, forma de segregação e destinação final, definição dos responsáveis pela execução das atividades previstas e os procedimentos de comunicação do recolhimento dos alimentos à cadeia de produção, às autoridades sanitárias e aos consumidores;
    c) a divisão dos alimentos alvo de *recall* em duas categorias. Na classe 1 ficam produtos considerados impróprios para o consumo. Já as situações caracterizadas pelo descumprimento da legislação sanitária, nas quais os erros não causem riscos à saúde, ficam na classe 2;
    d) as autoridades sanitárias deverão acompanhar a destinação final das unidades recolhidas.

    De acordo com o contexto, dê sugestões que poderiam ser acatadas pela Anvisa, no sentido de incrementar as ações deste órgão em torno da proteção do consumidor.

REFERÊNCIAS BIBLIOGRÁFICAS

1. ABNT. Associação Brasileira de Normas Técnicas. ISO 22000. Sistema de gestão da segurança de alimentos: requisitos para qualquer organização da cadeia produtiva de alimentos. Rio de Janeiro, 2005.
2. _______. ISO 22005. Rastreabilidade na cadeia produtiva de alimentos e rações – Princípios gerais e requisitos básicos para planejamento e implementação do sistema. Rio de Janeiro, 2008. 8p.
3. Administradores.com. Rastreamento: desafio e oportunidade que pode transformar o Chile em potência agroalimentar mundial. São Paulo, 31 out. 2007. Disponível em: <www.administradores.com.br/noticias/ rastreamento/ 12705/>.
4. Amadeo SR. Recall: uma ameaça real às empresas – Importância do gerenciamento de risco. In: Encontro Técnico Comissão RC – Recall. São Paulo. Anais... São Paulo: FenSeg, 2010.
5. BRASIL. Lei nº. 8078, de 11 de setembro de 1990. Dispõe sobre a proteção do consumidor e dá outras providências. Diário Oficial da União. Brasília, DF, 12 set. 1990.
6. _______. Ministério da Agricultura, Pecuária e Abastecimento. Instrução Normativa nº. 17, de 13 de julho de 2006. Estabelece a Norma Operacional do Serviço de Rastreamento da Cadeia Produtiva de Bovinos e Bubalinos (SISBOV), constante do Anexo I, aplicável a todas as fases da produção, transformação, distribuição e dos serviços agropecuários. Diário Oficial da União. Brasília, DF, 23 jul. 2006.
7. BRASIL. Ministério da Justiça. Portaria nº. 789, de 24 de agosto de 2001. Regula a comunicação, no âmbito do Departamento de Proteção e Defesa do Consumidor – DPDC, relativo à periculosidade de produtos e serviços já introduzidos no mercado de consumo, prevista no art. 10, 1º da Lei 8078/90. Diário Oficial da União. Brasília, DF, 31 ago 2001.
8. _______. Ministério da Agricultura, Pecuária e Abastecimento. Instrução Normativa nº. 1, de 10 de janeiro de 2002. Institui o Sistema Brasileiro de Identificação e Certificação de Origem Bovina e Bubalina – SISBOV. Diário Oficial da União, Brasília, DF, 16 jan 2002.
9. ________. Ministério da Agricultura, Pecuária e Abastecimento. Instrução Normativa MAPA nº. 20, de 27 de setembro de 2001 – Diretrizes gerais para a produção integrada de frutas (DGPIF) e Normas técnicas gerais para a produção integrada de frutas (NTGPIF).

10. ________. Ministério do Desenvolvimento, Indústria e Comércio Exterior – MDIC. Instituto Nacional de Metrologia, Normalização e Qualidade Industrial – Inmetro. Portaria nº. 126 de 24 de junho de 2005. Aprova o regulamento de Avaliação da Conformidade da Cachaça.
11. Carvalho RA. Implementação de sistemas de rastreamento na cadeia de produção de pescados. In: Simpósio de Controle de Pescado, São Vicente. Anais... São Vicente: Simcope, 2006.
12. Conchon FL, Lopes MA. Rastreamento e segurança alimentar. Boletim Técnico da Universidade Federal de Lavras. Minas Gerais: Editora da UFLA, 2012.
13. Cruvinel PE, Mascarenhas S. Rumo às boas práticas. Agroanalysis. Rio de Janeiro: Fundação Getúlio Vargas, 2007.
14. FSA. Food Standards Agency. Traceability in the food chain: a preliminar study. Londres: Food Chain Strategy Division, 2002.
15. Fundação Procon SP. Recall. Apresenta o sistema de acompanhamento recall relacionado à Fundação de Proteção e Defesa do Consumidor do governo de São Paulo. Disponível em: <www.procon.sp.gov.br/recall.asp>.
16. Galvão JA. Rastreamento da cadeia produtiva do pescado: avaliação de parâmetros ambientais e sua influência na qualidade da matéria-prima destinada à indústria. [tese]. Piracicaba: Universidade de São Paulo, 2011.
17. Gryna FM. Planejamento da produção. In: Juran JM, Gryna FM. Controle da qualidade: handbook. São Paulo: Makron Books, 1992. v. 3, p. 244-332.
18. Iba SK, Brabet C, Oliveira IO, et al. Um panorama do rastreamento dos produtos agropecuários do Brasil destinados à exportação: carnes, soja e frutas. Piracicaba: Esalq/USP, 2003.
19. Inmetro. Instituto Nacional de Metrologia, Normalização e Qualidade Industrial. Ministério da Agricultura, pecuária e Abastecimento. Cartilha Produção Integrada de Frutas. Disponível em: <www.inmetro.gov.br/infotec/publicacoes/cartilhas/pif/pif.pdf>
20. Jornal Oficial das Comunidades Europeias. Regulamento (CE) nº. 820, de 21 de abril de 1997. Estabelece um regime de identificação e registro de bovinos e relativos à rotulagem da carne de bovinos e dos produtos à base de carne de bovino. J Oficial Comun Euro. 1997;50:117/1.
21. ______. Regulamento (CE) nº. 1760, de 17 de julho de 2000. Estabelece um regime de identificação e registro de bovinos e relativos à rotulagem da carne de bovino e dos produtos à base de carne de bovino, e revoga o Regulamento (CE) nº. 820/97 do Conselho. J Oficial Comun Euro. 2000;204/1.
22. ______. Regulamento (CE) nº. 178, de 28 de janeiro de 2002. Determina os princípios e normas gerais da legislação alimentar, cria a Autoridade Europeia para a Segurança de Alimentos e estabelece procedimentos em matéria de segurança dos gêneros alimentícios. J Oficial Comun Euro. 2002;31:1-24.
23. Lirani AC. Rastreamento – o que o pecuarista precisa saber. Disponível em: <http://noticias.universia.com.br/vida-universitaria/noticia/2004/10/20/496472/rastreamento-pecuarista-precisa-saber.html>. Acesso em 18 set. 2012.
24. Lopes E. Guia para elaboração de procedimentos operacionais padronizados exigidos pela RDC nº. 275 da Anvisa. São Paulo: Varela, 2004.
25. Luz S. Mais um recall assusta o consumidor: o de alimentos. Disponível em: <http://blogs.estadao.com.br/jt-seu-bolso/mais-um-recall-assusta-o-consumidor-o-de-alimentos/>.
26. Machado RTM. Rastreamento, tecnologia de informação e coordenação de sistemas agroindustriais [tese]. São Paulo: Universidade de São Paulo, 2000.
27. ______. Sinais de qualidade e rastreamento de alimentos: uma visão sistêmica. Org Rurais & Agroind. 2005;7(2):227-37.
28. Moura AP. Identificação e rastreamento de produtos de origem animal ao longo da cadeia alimentar [dissertação]. Porto: Universidade do Porto, 2010.

29. Oetterer M. Rastreamento na pesca e aquicultura. In: Simpósio de Controle no Pescado, 3, 2008, São Vicente. Anais... São Vicente: Simcope, 2008.

30. Oliveira CF. A rastreabilidade na cadeia produtiva de bovinos [TCC]. Jaboticabal: Universidade Castelo Branco, 2007.

31. Peixoto M. Rastreamento alimentar: reflexões para o caso da carne bovina. Brasília: Consultoria Legislativa do Senado Federal, 2008.

32. Sociedade Brasileira de Medicina Veterinária. Rastreamento: pilar da saúde pública e passaporte para exportação. Brasília: SBMV, 2003.

33. Torrezin JR. Rastreamento aplicada à piscicultura: um modelo para o sistema de informação. In: Congresso Nacional de Iniciação Científica, 7, 2007, São Paulo. Anais... São Paulo: Semesp, 2007.

PARTE 3

Análise de perigos e pontos críticos de controle

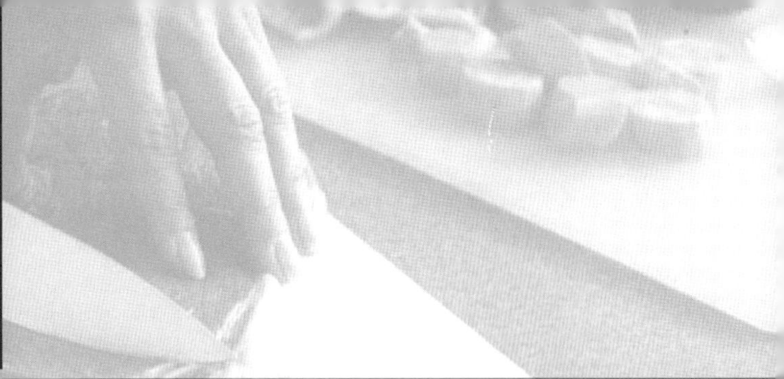

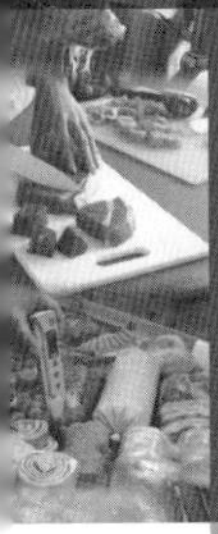

10 CAPÍTULO

Análise de perigos

- Leonardo Simões de Abreu Carneiro
- Denise R. Perdomo Azeredo

CONTEÚDO

OBJETIVOS E PROPOSTA DE APRENDIZAGEM DO CAPÍTULO

Ao completar o estudo deste capítulo, o leitor estará apto a:

- conceituar o termo "perigo" na perspectiva da segurança do alimento e classificá-lo quanto à sua natureza;
- descrever, sucintamente, os principais perigos biológicos associados ao consumo de alimentos e as principais medidas de controle;
- descrever os principais tipos de perigos químicos que podem estar presentes nos alimentos e as respectivas medidas de controle;
- descrever os principais tipos de perigos físicos que podem estar presentes nos alimentos e as respectivas medidas de controle;
- classificar os perigos quanto à sua severidade.

Introdução

O sistema de Análise de Perigos e Pontos Críticos de Controle (APPCC) baseia-se numa série de etapas inter-relacionadas, inerentes ao processamento dos alimentos, incluindo toda a cadeia produtiva. Fundamenta-se na identificação dos perigos potenciais à segurança do alimento, bem como nas medidas para o controle das condições que os geram. Com base nesse conceito, dedicamos um capítulo para abordar os principais perigos presentes em alimentos. Embora os de natureza biológica demandem especial atenção e estudo, os de natureza química e física não podem ser negligenciados. A análise de perigos e identificação das medidas de controle envolve uma avaliação detalhada do alimento em função dos seus ingredientes e matérias-primas; a ecologia microbiana e as fontes de contaminação; os possíveis contaminantes químicos e físicos relacionados com a matéria-prima, ingredientes e embalagem. É importante considerar que cada etapa do processo tecnológico deve ser analisada detalhadamente para verificar o impacto que tem sobre os perigos possíveis.

A análise de perigos pode ainda identificar possíveis modificações em um processo ou produto, se não houver medida de controle associada.

Importa ressaltar que a análise de perigos serve de base, no contexto do sistema APPCC, para a identificação do Ponto Crítico de Controle (PCC).

A gestão de perigos é objeto das boas práticas de fabricação, da aplicação do sistema APPCC e da educação do consumidor. Recomenda-se a leitura do capítulo 11 para melhor esclarecimento dessa questão.

A análise de perigos deve ser específica para cada produto e reavaliada sempre que houver alterações de qualquer natureza (condições de processo, formulação, embalagem).

O presente capítulo está estruturado em três seções:

1) conceito de perigo;
2) classificação dos perigos quanto a sua natureza;
3) classificação dos perigos quanto a sua severidade.

Conceito de perigo

O conceito de perigo em alimentos foi definido pela Comissão Codex Alimentarius como qualquer propriedade biológica, física e química que possa tornar um alimento prejudicial para consumo humano. De acordo norma NBR ABNT ISO 22000:2006, perigo à segurança de alimentos é qualquer agente químico, físico ou condição do alimento com potencial de causar um efeito adverso à saúde. A *International Commission on Microbiological Specifications for Foods* (ICMSF) detalhou esse conceito definindo perigo como qualquer contaminação, crescimento inaceitável, ou sobrevivência de bactérias em alimentos que possam afetar a sua inocuidade, qualidade (deterioração), a produção, ou persistência de substâncias como toxinas, enzimas ou produtos resultantes do metabolismo microbiano em alimentos.

A redução dos perigos a níveis aceitáveis, ou a sua eliminação, se torna essencial para a produção de alimentos inócuos.

Informações sobre os perigos podem ser obtidas a partir da literatura científica, de bases de dados como as provenientes das indústrias alimentícias, de órgãos governamentais, de organizações internacionais relevantes, de estudos realizados por associações de defesa do consumidor e da solicitação de opiniões de especialistas. Entre as informações importantes incluem-se dados nas áreas de estudos clínicos, de vigilância e investigação epidemiológica, estudos laboratoriais em animais, investigações sobre as características de micro-organismos e a interação com seu ambiente ao longo da cadeia de alimentos, desde a produção primária até o consumo.

Classificação dos perigos quanto a sua natureza

Os perigos são normalmente agrupados em três categorias: biológicos, físicos e químicos.

Perigos biológicos

Entre os três tipos de perigos, os de natureza biológica são os que representam maior risco à inocuidade dos alimentos. Nessa categoria, incluem-se bactérias e suas toxinas, vírus e parasitos. Esses micro-organismos estão frequentemente associados à manipulação inadequada dos alimentos e aos produtos crus com alta carga microbiana, utilizados como matérias-primas. Alguns desses micro-organismos podem ocorrer naturalmente no ambiente de processamento.

Para o estudo detalhado desse tipo de perigo, é importante o conhecimento em microbiologia geral, no que diz respeito à fisiologia microbiana, em microbiologia de alimentos e dos métodos de conservação de alimentos. Para esclarecer esse ponto de vista, considere que o controle do tempo e temperatura no processo de pasteurização do leite elimine células vegetativas de patógenos significativos como *Salmonella* spp. Entretanto, se houver a presença da toxina estafilocócica no leite, oriunda de um animal mamitoso[1], não será eliminada por ser termorresistente. Produtos ácidos ou com alto conteúdo de sal podem reduzir ou eliminar a contaminação por determinados patógenos, no entanto, produtos congelados rapidamente podem não ter a sua carga microbiana alterada em relação à presença de *Salmonella* spp. O tratamento térmico e o congelamento podem ser efetivos no caso dos parasitos. Alterações de acidez e redução da presença de água (por secagem, salga ou adição de açúcares) podem ser importantes para o controle de bactérias e vírus.

O comportamento do micro-organismo frente a uma microbiota natural é também de importante entendimento. Sua presença é um fator que interfere na multiplicação bacteria-

[1] A mastite, ou processo inflamatório da glândula mamária, caracteriza-se por determinar queda na produção e alterações na composição do leite. A mastite contagiosa é definida pela forma de transmissão entre animais, possuindo-os como reservatório, e sua localização é intramamária. Os patógenos predominantes nas infecções são *Staphylococcus aureus*, *Streptococcus agalactiae*, seguidos pelo *Corynebacterium bovis*, *Streptococcus dysgalactiae* e *Mycoplasma* sp.

na; este é o caso, por exemplo, do *Staphylococcus aureus*, que se desenvolve e produz toxina quando o nível de competidores é baixo ou inexistente. Assim, na análise de perigos de uma matéria-prima cárnea, o *S.aureus* não deve ser considerado um perigo significativo, porém, após o cozimento do embutido, por exemplo, pode alcançar um número de células suficientes para a produção da toxina, se a manipulação ocorrer em condições precárias de higiene ou por indivíduos portadores.

É importante ainda reconhecer a ecologia do perigo. O *Clostridium botulinum* dos tipos A, B e F está presente na microbiota do solo e, portanto, nos produtos vegetais e no mel; o *C. botulinum* do tipo E, encontrado predominantemente no ambiente marítimo (sedimentos), pode estar presente nos pescados marinhos e que, considerando o seu *habitat*, tem característica de uma bactéria psicrotrófica, diferente do que acontece com os tipos cujo *habitat* é o solo.

Por último, na condução da análise de perigos, devem-se diferenciar os relativos à segurança daqueles que impactam a qualidade do produto. Desse modo, o perigo significativo para um vegetal que tenha sido irrigado com água de qualidade duvidosa é a bactéria *Escherichia coli*, não sendo correto considerar o grupo coliforme, ou mais precisamente, coliforme a 45C.

Bactérias

As bactérias patogênicas[2] são as principais responsáveis pelas doenças transmitidas por alimentos (DTA). Esse tipo de micro-organismo pode estar presente, em altos níveis, em matérias-primas cruas e por armazenamento ou manipulações inadequadas, contribuindo para um aumento significativo da carga microbiana no produto final. De acordo com dados epidemiológicos da Secretaria de Vigilância em Saúde (SVS)[3], no período de 2000 a 2011, a maioria das DTA foi causada por *Salmonella* spp., *Escherichia coli* patogênica, *Clostridium perfringens,* pelas toxinas do *Staphylococcus aureus* e *Bacillus cereus*, sendo *Salmonella* spp. o micro-organismo prevalente. Os alimentos mais envolvidos em surtos alimentares, com base nos dados da SVS, são apresentados na Fig. 10.1.

É importante esclarecer o conceito de "alimentos potencialmente perigosos". Várias entidades estabeleceram regulamentações e guias de orientação em torno desse conceito. A definição proposta pela *Australian New Zealand Food Authority* (ANZFA) estabelece que são alimentos que devem ser mantidos a determinadas temperaturas para minimizar o crescimento de micro-organismos patogênicos ou para prevenir a formação de toxinas. Com base nessa definição, o *Australia's Priority Classification System for Food Business* classifica os alimentos em termos de risco: alto, médio e baixo (Quadro 10.1).

---

2 Descrições detalhadas sobre bactérias patogênicas em alimentos são fornecidas em outras publicações relacionadas nas sugestões de leitura.

3 Os dados citados encontram-se disponíveis em: <http://portal.saude.gov.br/portal/arquivos/pdf/dados_dta_periodo_2000_2011_site.pdf>

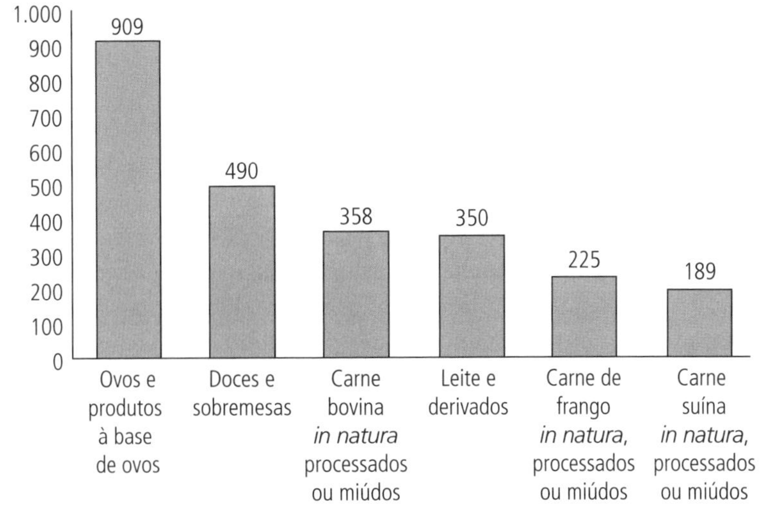

Fig. 10.1. Classe de alimento envolvido em surtos alimentares no Brasil, no período de 2000 a 2011.

Quadro 10.1 – Exemplo de alimentos de alto, médio e baixo risco

Alto risco	Médio risco	Baixo risco
Carne, carne de aves, salsichas frescas, salames, peixes, ostras, leite, arroz cozido, lasanha e ovos.	Frutas e hortaliças, sucos, carnes enlatadas, leite pasteurizado, produtos lácteos, gelados, produtos de confeitaria à base de leite.	Cereais, farinhas, produtos de panificação, refrigerantes, produtos de confeitaria à base de açúcar, bebidas alcoólicas, óleos e gorduras.

Vírus

Os vírus podem ser transmitidos ao homem pelos alimentos, por meio da água ou por outras vias[4]. Sendo incapazes de se reproduzir fora de uma célula viva, passam longos períodos em alimentos, sendo simplesmente transportados por eles (Quadro 10.2).

Quadro 10.2 – Exemplos de vírus em alimentos

Vírus	Descrição
Hepatite A	Causa uma infecção aguda com comprometimento do fígado. A infecção ocorre pela via fecal-oral pela ingestão de alimentos e bebidas contaminados; aproximadamente 10 milhões de pessoas são infectadas em todo o mundo a cada ano.
Norovírus	Causa uma gastroenterite aguda em humanos. A sua implicação em DTA vem aumentando consideravelmente.
Rotavírus	Causa diarreia severa em crianças e adolescentes; transmitido via fecal-oral.

[4] De acordo com dados da SVS, coletados no período de 2000 a 2011, o vírus da hepatite A e o rotavírus apresentaram-se entre os agentes etiológicos mais identificados em surtos, superando, no caso do vírus da Hepatite A, o agente etiológico *Clostridium perfringens*.

Parasitos

Os parasitos são, em geral, específicos para cada hospedeiro animal e podem incluir o homem em seu ciclo de vida (Quadro 10.3). As infestações parasitárias estão associadas, especialmente, aos produtos malcozidos ou alimentos prontos para consumo contaminados. O congelamento pode matar os parasitas encontrados em alimentos tradicionalmente consumidos crus, marinados ou parcialmente cozidos.

Quadro 10.3 – Caracterização de parasitos que contaminam o homem com mais frequência

Parasitas	Portadores	Enfermidade causada	Sintomas	Alimentos associados
Cryptosporidium parvum	Bovinos, caprinos e ovinos	*Criptosporidiose* intestinal *Criptosporidiose* pulmonar e traqueal.	Diarreia aquosa. Tosse e febre baixa persistentes, dor intestinal.	Qualquer alimento manuseado por manipulador contaminado, vegetais em saladas.
Anisakis simplex	Crustáceos, lulas, bacalhau, arenque, linguado e salmão	Anisaquíase	Sensação de picada ou comichão na garganta, expelindo o nematódeo. Dor abdominal aguda e náuseas.	Pescados e mariscos crus e malcozidos ou insuficientemente congelados.
Diphyllobothrium sp.	Ursos e homens	Difilobotríase	Distensão abdominal, flatulência, cólica abdominal intermitente e diarreia.	Pescado cru ou malcozidos.
Cyclospora cayetanensis		Ciclosporíase	Diarreia aquosa com evacuação frequente. Perda de apetite e peso, distensão abdominal, aumento de gases, cólicas intestinais náusea, vômito, dor muscular, febre baixa e fadiga.	Frutas, vegetais e água.

Fonte: Baptista e Venâncio, 2003.

Entre os fatores que podem contribuir para a ocorrência de um perigo biológico, é necessário identificar as variáveis do micro-organismo, os níveis de dose infectante e as variáveis do hospedeiro.

As variáveis do micro-organismo envolvem a variabilidade de expressão dos diversos mecanismos patogênicos, o potencial do micro-organismo para causar a doença, a sensibilidade do patógeno às características intrínsecas e extrínsecas do alimento (por exemplo, pH; concentração de sal; atividade de água temperatura) e as interações com outros micro-organismos. O Quadro 10.4 apresenta algumas características dos principais perigos biológicos e as condições ambientais para a sua ocorrência.

A dose infectante consiste no mínimo de micro-organismos necessários para causar a doença. Na realidade, pode variar de indivíduo para indivíduo, no entanto, deve-se levar em consideração a existência de grupos especiais de risco (por exemplo, crianças, idosos, mulheres grávidas e pessoas imunodeprimidas), que podem adoecer quando expostas a um menor número de células viáveis de patógenos necessárias para causar doença em um adulto saudável. Outros fatores importantes incluem o grau de acidez gástrica, o conteúdo gástrico, a flora intestinal, o estado imunológico, nutricional e de estresse do indivíduo. Cabe ressaltar que a presença de patógenos como a *E.coli* O157:H7 e *Clostridium botulinum*, independentemente de seu número, representa um risco muito elevado para os consumidores. O Quadro 10.5 apresenta, para alguns micro-organismos patogênicos, valores encontrados na literatura relativos às doses infectantes suscetíveis de causar doenças em adultos saudáveis.

Por fim, as variáveis do hospedeiro incluem a idade, a condição física e o estado geral de saúde (por exemplo, gravidez), o nível de doenças com impacto no sistema digestivo (por exemplo, alcoolismo, cirrose), o estado nutricional, a natureza da atividade profissional, o tipo de medicação a que se encontre o indivíduo sujeito, o funcionamento do trato digestório, a variação da acidez gástrica (uso de antiácidos), a quantidade de alimentos consumidos e a existência de distúrbios genéticos.

Quadro 10.4 – Principais parâmetros para a multiplicação de patógenos

Perigos	Parâmetros					
	$T_{min.}$ (°C)	$T_{máx}$ (°C)	$pH_{min.}$	$pH_{máx.}$	Aa	Nacl (máx.) %
Baciilus cereus	5	55	4,9	8,8	0,93	10
Campylobacter jejuni	32	45	4,9	9,0	0,98	2
Clostridium botulinum dos tipos A e B proteolítico	10	50	4,6	8,5	0,93	10
C. botulinum do tipo E não proteolítico	3	45	4,6	8,5	0,97	5
C. perfringens	12	50	5,5	9,0	0,943	7
Escherichia coli	7	46	4,4	9,0	0,95	6,5
Listeria monocytogenes	0	45	4,39	9,4	0,92	10
Salmonella spp.	5	47	4,2	9,5	0,94	8
Staphylococcus aureus crescimento	7	48	4,0	10	0,83	20
Staphylococcus aureus produção de toxina	10	46	4,5	9,6	0,88	10
Vibrio parahaemolyticus	5	43	4,8	11	0,94	10
V. vulnificus	8	43	5	10,2	0,96	5

Fonte: Baptista e Venâncio, 2003.

Quadro 10.5 – Doses infectantes de alguns patógenos necessárias para causar enfermidade em adultos saudáveis

Micro-organismo	Dose infectante (células)
Shigella dysinteriae	10^1-10^4
Vibrio cholerae	10^3-10^9
Salmonella typhi	10^4-10^9
Salmonella (excluindo a *typhi*)	10^5-10^{10}
Escherichia coli enteropatogênica	10^6-10^{10}
Clostridium perfringens	10^8-10^9

Fonte: FDA, 2001.

Perigos químicos

Nessa categoria de perigos, relacionam-se perigos associados diretamente às características das próprias matérias-primas, perigos introduzidos durante o processo e aqueles que resultam da contaminação das matérias-primas utilizadas. A avaliação minuciosa da origem do produto e da possibilidade de contaminação em toda a cadeia produtiva é necessária para determinar a significância do perigo. Sua redução ou eliminação é difícil por questões técnicas e econômicas. Raras vezes é possível usar a diluição para que o produto final não apresente o perigo em níveis que ofereçam riscos à saúde. Entretanto, há os que não podem apresentar nem mesmo traços, como é o caso de antibióticos, que desencadeiam reações graves nos consumidores já sensibilizados, independentemente de sua concentração. Alguns contaminantes químicos, como as micotoxinas e a histamina, são produzidos por micro-organismos.

Do conjunto de perigos químicos, destacam-se:

- aditivos alimentares, quando utilizados em concentrações incorretas;
- praguicidas (por exemplo, inseticidas, rodenticidas, fungicidas, herbicidas, desfoliantes etc.);
- fármacos veterinários (por exemplo, antibióticos e promotores de crescimento);
- metais pesados tóxicos (por exemplo, cobre, chumbo, mercúrio etc.);
- toxinas naturais (por exemplo, toxinas associadas a mariscos, cogumelos);
- alérgenos (por exemplo, glúten, ovo, proteínas do leite etc.);
- substâncias naturais vegetais (solanina em batata, hemaglutinina e inibidores de protease em feijão vermelho e ervilhas, cianógenos em caroços de frutas e espécies de mandioca, fitoalexinas em batata-doce e aipo);
- produtos químicos introduzidos no processo (por exemplo, detergentes, sanificantes, lubrificantes).

Para avaliar se a substância pode ser considerada um perigo químico, deve-se atentar para os aspectos toxicológicos e a probabilidade de que ela será prejudicial para a população.

Para fins didáticos, os perigos químicos foram divididos em agentes tóxicos que ocorrem naturalmente nos alimentos, agentes tóxicos contaminantes diretos, agentes tóxicos contaminantes indiretos e substâncias alergênicas.

Agentes tóxicos que ocorrem naturalmente nos alimentos

Nesse grupo, serão abordados os glicosídeos cianogênicos, os glicoalcaloides e glicosinolatos, conforme descrito no Quadro 10.6.

Existem alguns pescados, como marisco e cogumelos, que podem possuir toxinas. Estas não são destruídas pelo calor, permanecem inalteradas após o processamento térmico e provocam intoxicações graves, podendo, inclusive, causar a morte. São exemplos as toxinas associadas aos mariscos (intoxicação paralítica, diarreica, neurotóxica e amnésica), a intoxicação por ciguatera de pescados, por tetrodotoxina (envenamento por baiacu) e as toxinas de cogumelos (intoxicação por toxinas protoplasmáticas, neurotoxinas e toxinas irritantes ao trato gastrintestinal).

Quadro 10.6 – Principais agentes tóxicos presentes naturalmente nos alimentos

Agente tóxico	Função	Fonte	Toxicidade
Glicosídeos cianogênicos	Transporte de nitrogênio reduzido ou de moléculas químicas na defesa contra insetos, em um grande número de espécies de plantas.	Amêndoas, cerejas, sabugueiro, mandioca-brava, sorgo, pera, maçã, pêssego, damasco*.	Formação de HCN. Concentrações maiores que 20 mg/100 g do produto.
Glicoalcaloides	São compostos envolvidos no mecanismo de defesa da planta contra a ação de insetos e micro-organismos.	Batatas (*Solanum tuberosum* L.) (alfa-solanina e alfa-chaconina).	2 a 5 $mg{\cdot}kg^{-1}$ peso corpóreo.
Glicosinolatos	Responsáveis pelo sabor característico (picante) de alguns condimentos.	Nabo, repolho, brócolos, couve, couve-flor, mostarda.	Formação de isotiocianatos.

* Em peras, maçãs, pêssegos, cereja e damascos as sementes podem ser altamente cianogênicas, entretanto a polpa não o é.

Fonte: Adaptada de Midio e Martins, 2000.

Agentes tóxicos contaminantes diretos de alimentos

Neste grupo, será dada ênfase às micotoxinas, histaminas, metais tóxicos e aditivos intencionais.

Micotoxinas

Micotoxinas são metabólitos secundários produzidos por algumas espécies de fungos que contaminam os alimentos e se multiplicam nos substratos quando as condições são favoráveis. A temperatura e a umidade ambiente e as características intrínsecas dos alimentos (nutrientes, acidez, presença de antimicrobianos etc.) são os principais fatores que controlam a multiplicação de fungos em alimentos e a consequente produção de micotoxina.

O gênero produtor mais comum é o *Aspergillus* spp., sendo duas de suas espécies, o *A. flavus* e o *A. parasiticus*, produtores da aflatoxina, a substância mais tóxica. Os alimentos mais comuns que podem ser contaminados são, principalmente, sementes oleaginosas (pistache, nozes, amendoim), cereais (milho) e leite. Existem quatro tipos de aflatoxinas – B1, B2, G1, G2 e M –, sendo B1 a mais tóxica e facilmente encontrada. A esse respeito, as aflatoxinas podem promover aflatoxicoses, que se classificam em aguda e crônica. A aguda apresenta como sintomas hemorragia, lesão aguda do fígado, edema, alteração da digestão, absorção e/ou metabolismo de nutrientes e até a morte (em raros casos). A crônica, de efeito cancerígeno, apresenta efeitos subclínicos de difícil análise, como baixo índice de crescimento e conversão alimentar.

A ocratoxina A (OTA) é produzida pelos fungos *A. ochraceus* e *Penicillium verrucosum* (sob condições especiais). O principal alimento associado é o café, mas outros também podem ser fonte cacau, vinho, cerveja, frutas desidratadas e produtos de origem animal que tenham sido expostos a essa substância.

A patulina é encontrada em maçãs, por ser produzida pelo *P. expansum*, um fungo filamentoso comum nessa fruta, assim como na uva, pêssego, pera e damasco. Um problema considerável na indústria de produtos de frutas é a presença de bolores termorresistentes produtores de micotoxinas. Por definição produzem estruturas que os permite sobreviver à 75 °C por 30 minutos. Seus ascósporos e esclerócios vegetativos sobrevivem aos tratamentos térmicos normalmente aplicados em frutas e, subsequentemente, podem se desenvolver em suas embalagens, mesmo sob baixa exposição ao oxigênio. Os ascósporos de fungos como *Byssochlamys nivea, Neosartorya fischeri, Talaromyces flavus e Eupenicillium* spp. podem permanecer em estado de dormência em restos de frutas apodrecidas e no solo, necessitando de ativação térmica para germinarem, o que normalmente corresponde aos processamentos térmicos comerciais aplicados às frutas. O gênero *Byssochlamys* é o de maior interesse na produção de micotoxinas. Esse gênero produz metabólitos como patulina, ácido byssochlâmico, byssotoxina A, asymetrina e variotina. Algumas linhagens de *Neosartorya fischeri* podem produzir toxinas como fumitremorginas (A, B e C) e verrucologena, capazes de atuar no sistema nervoso central e causar tremores, convulsões e morte em animais.

A Resolução RDC n.° 7, de 18 de fevereiro de 2011, da Anvisa, define, conforme as categorias de produtos, os limites máximos tolerados (LMT) para as micotoxinas. Além dos aspectos de deterioração a serem considerados, é importante pontuar que, na mesa do consumidor, constituem um problema de saúde pública que começa no campo e se estende na comercialização, cuja única solução é prevenir o crescimento fúngico. As principais micotoxinas são detalhadas no Quadro 10.7.

Quadro 10.7 – Principais micotoxinas em alimentos

Micotoxina	Fungo	Alimento
Aflatoxinas B_1, B_2, G_1, G_2	*Aspergillus flavus, A. parasiticus*	Amendoim, milho, trigo, cevada, arroz, soja, algodão, mandioca
Aflatoxinas M_1 e M_2	*Aspergillus* sp.	Leite
Ocratoxinas	*Aspergillus, Penicillium*	Cereais
Tricotecenos	*Fusarium* sp., *Trichoderma* sp.	Cereais (grãos em geral)
Fumonisina	*Fusarium*	Milho e arroz
Zearalenona	*Fusarium*	Milho e trigo

Fonte: Mídio e Martins, 2000.

Histaminas

A histamina é uma amina não volátil que se origina da descarboxilação do aminoácido histidina, por meio da enzima histidina-descarboxilase. Parte da histamina provém da autólise microbiana, principalmente da família das enterobactérias. As linhagens bacterianas que geralmente são associadas com o desenvolvimento da histamina estão comumente presentes no ambiente aquático. Pertencem à microbiota natural das brânquias, pele, intestino e na cavidade abdominal do peixe vivo de água salgada, não causando quaisquer danos. *Morganella morganii* é a mais prevalente e produtiva bactéria formadora de histamina, seguida pelo *Proteus vulgaris*. Outras de importância na formação da histamina são *Hafnia alvei*, *Escherichia coli*, *Salmonella* spp.

A multiplicação dessas bactérias no pescado está ligada ao abuso do binômio tempo-temperatura. É importante que a temperatura não seja superior a 4,4 °C durante todo o processo da captura, industrialização e armazenamento. A manipulação fora das condições ideais de refrigeração permite que bactérias contaminantes consigam se multiplicar e promover a formação da histamina pela produção da enzima histidina-descarboxilase.

Em algumas espécies, há uma maior suscetibilidade na formação de histamina, o que ocorre pela maior concentração de histidina livre nelas existente. De acordo com a Portaria nº. 185 de 1997 do Ministério da Agricultura, Pecuária e Abastecimento (MAPA), entende-se por espécies formadores de histamina as pertencentes às famílias Scombridae, Scombresocidae, Clupeidae, Eugraulidae, Coryphaenidae e Pomatomidae. Essas espécies podem formar um nível maior que 100 ppm de histamina na musculatura, e o nível mínimo para causar sintomas de intoxicação é de 100 ppm.

A intoxicação histamínica recebe o nome de escombrotoxicose, e os sinais e sintomas ocorrem de vários minutos a algumas horas após a ingestão da amina. A doença geralmente tem curta duração, de algumas horas, mas pode se estender por alguns dias. Para exercer todo seu potencial tóxico, a histamina deve atingir os tecidos periféricos e os extraintestinais. A histamina causa dilatação dos vasos sanguíneos periféricos, além de promover contração dos músculos do epitélio intestinal.

Sintomas típicos são constituídos de enrubescimento da face e do pescoço, acompanhado de uma sensação de calor intenso, desconforto geral e diarreia. Seguido por uma dor de cabeça intensa e palpitante, evoluindo para uma dor contínua e entorpecente. Brotoejas subsequentes na face e no pescoço são comuns. Outros sinais incluem vertigem, prurido, desmaios, queimação na boca e na garganta e incapacidade de deglutir.

A intoxicação histamínica é particularmente difícil de ser controlada, uma vez que resiste ao tratamento térmico, estando presente mesmo no produto comercialmente estéril. A histamina é apenas parcialmente destruída após três horas de aquecimento a 102 °C, ou noventa minutos a 116 °C em conservas de sardinha de 250 g. Ou seja, uma vez formada, pode estar presente no pescado cru, cozido, congelado e até mesmo em conservas, sendo assim de grande perigo ao ser humano.

O MAPA publicou novo método físico-químico para detecção de histamina (Instrução Normativa 25, de 2 de junho de 2011). Esse teste deve ser realizado pela indústria, principalmente para o caso de exportação, pois a União Europeia exige os laudos técnicos de análise. Além disso, seu resultado é um parâmetro importante para a garantia da qualidade do produto, pois ele será um indicador de falhas higiênico-sanitárias durante o processamento ou no armazenamento do pescado.

Outro método de controle é a seleção por análise sensorial. Aqueles peixes que já estiverem em algum estágio de putrefação devem ser descartados. São sinais de alterações perda do rigor muscular, olhos e brânquias pardos e opacos (deveriam estar vermelhas brilhantes), presença de odor pútrido e escamas escuras.

Metais Tóxicos

Esses metais formam um grupo de substâncias químicas extremamente perigosas à saúde humana. Por apresentarem alta absorção e fácil ligação com proteínas e outras moléculas, sua presença nos alimentos deve ser evitada para que não sejam ingeridas. Eles são oriundos principalmente da atividade humana e da poluição ambiental. Os principais são mercúrio, chumbo, arsênio e cádmio.

O mercúrio é o único metal presente no estado líquido sob condições ambientais. Por conta de despejos industriais inapropriados, aplicações no garimpo e usos como fungicidas na agricultura, pode entrar na cadeia alimentar. O metal pode ser biotransformado em um composto organometálico chamado metilmercúrio, sua forma mais tóxica, resultante da biotransformação por bactérias metalogênicas, como a *Methanobacterium amelanskis*. Seu perigo é se acumular ao longo da cadeia alimentar, uma vez que é um composto de permanência longa nos tecidos animais, chegando ao consumo humano.

O caso mais conhecido de contaminação por mercúrio na história ocorreu na Baía de Minimata, no Japão, onde uma indústria de produtos químicos despejou efluentes contendo metilmercúrio, que, posteriormente, contaminou o pescado que era consumido pela população. As crianças foram as mais afetadas apresentando distúrbios no sistema nervoso central, principalmente mentais, auditivos, visuais e musculares.

Constituem medidas de controle evitar o consumo de pescados oriundos de locais com histórico de contaminação por mercúrio e adição de sais de selênio às águas contaminadas para redução do teor de mercúrio (pesquisas indicam que o selênio é capaz de complexar o mercúrio).

O chumbo é um metal que apresenta diversas aplicações industriais, entre elas destacam-se seu uso na fabricação de baterias e tintas (como o zarcão, por exemplo). A primeira fonte de chumbo é a água utilizada nas plantações e para pecuária. Essa pode ser contaminada principalmente pelo descarte errôneo de pilhas e baterias ou mesmo por efluentes contaminados.

As outras fontes são alguns tipos de embalagens. Elas podem fazer com que o chumbo migre para o alimento pelo uso de corantes utilizados na pigmentação das embalagens (que deve apresentar no máximo 0,01 $\%_{m/m}$) ou pelo uso de soldas de estanho-chumbo na recravação de latas, procedimento já proibido pela Anvisa, porém permitido para alimentos secos e desidratados.

O arsênio, em geral, pode ser encontrado na água a uma concentração menor do que 0,01 mg L^{-1}. No ar ocorre na forma de As_2O_3. Para alimentos de origem vegetal, a contaminação é pela deposição de seus compostos presentes no ar emitidos por indústrias. Em suínos e aves, compostos organometálicos, como ácido arsanílico, são usados para prover maior desenvolvimento dos animais, podendo migrar às suas respectivas carnes. Em pescados sua presença está relacionada com o despejo de efluentes industriais à água.

O cádmio é um elemento altamente tóxico para o ser humano. Suas principais fontes na alimentação são vegetais, cereais e pescados provenientes de solos e águas contaminadas. Logo, os principais métodos de controle de cádmio e arsênio são evitar o uso de matérias-

-primas provenientes desses ambientes. Devem-se solicitar aos fornecedores os registros de análises para confirmação de contaminação ou não.

A Portaria nº 685, de 27 de agosto de 1998, da Anvisa, estabelece os limites máximos de tolerância para contaminantes inorgânicos em alimentos.

Aditivos Intencionais

A Portaria nº. 540, de 27 de outubro de 1997, da Anvisa, estabelece os princípios fundamentais referentes ao emprego de aditivos alimentares. Segundo a Portaria, aditivo alimentar é qualquer ingrediente adicionado intencionalmente aos alimentos, sem propósito de nutrir, com o objetivo de modificar as características físicas, químicas, biológicas ou sensoriais durante a fabricação, processamento, preparação, tratamento, embalagem, acondicionamento, armazenagem, transporte ou manipulação de um alimento. Ao agregar-se possibilitará que o próprio aditivo ou seus derivados se convertam em um componente de tal alimento.

A segurança de uso é tema de constante estudo. Para a aprovação do uso de aditivos alimentares, com seus respectivos limites e categorias de alimentos permitidas, são utilizadas como referências principais as monografias toxicológicas do *Joint FAO/WHO Expert Committee on Food Additives* (JECFA), um comitê científico que realiza a avaliação de segurança de uso de aditivos, assessorando o *Codex Alimentarius* em suas decisões.

O JECFA estabelece a Ingestão Diária Aceitável (IDA) dos aditivos, ou seja, a quantidade expressa em mg/kg de massa corpórea, que pode ser ingerida diariamente, por toda a vida, sem oferecer risco à saúde, sendo o parâmetro utilizado pelos países para estabelecimento dos limites máximos dos aditivos.

As principais falhas que podem decorrer do uso de aditivos estão relacionadas a erros no cálculo da proporção em que devem ser adicionados aos produtos, ou ainda, a erros de pesagem, especialmente, no caso de conservadores. Sabe-se que nitritos e nitratos são sais usados como conservadores em produtos curados. O problema associado a esse método de conservação é a formação das nitrosaminas. O nitrito é capaz de interagir com aminas secundárias e terciárias, por isso esses aditivos são considerados tóxicos e têm seus limites estabelecidos pela legislação[5]. A superdosagem desse aditivo pode originar uma contaminação química, ao passo que a subdosagem pode originar uma contaminação biológica.

Outro aspecto a ser considerado é a formação de agentes tóxicos durante o processamento de alimentos, oriundos da reação entre aditivos alimentares. Nesse contexto, merece destaque a formação de benzeno em certas bebidas, por meio da reação entre o ácido benzoico (conservador) e o ácido ascórbico (antioxidante). Em pH ácido, radicais hidroxil altamente reativos podem ser formados pelo ácido ascórbico. Os íons ferro (Fe^{+3}) e cobre (Cu^{+2}) parecem ser catalisadores dessa reação. Esse radical reage com o ácido benzoico, formando um radical instável, que perde CO_2 e forma benzeno, um dos contaminantes de alimentos com maior evidência de carcinogenicidade.

---

[5] A Instrução Normativa nº 51, de 29 de dezembro de 2006, do MAPA estabelece que o teor de nitrito residual no produto consumido não deve exceder 0,015%.

Agentes tóxicos contaminantes indiretos de alimentos

Neste tópico, merecem destaque os praguicidas e fármacos veterinários.

Praguicidas

Praguicidas são substâncias utilizadas na produção, beneficiamento e armazenamento de produtos agrícolas. Entre eles se destacam fertilizantes, agentes reguladores do crescimento vegetal, agrotóxicos e pesticidas (inseticidas, rodenticidas, fungicidas, herbicidas, moluscocidas, bactericidas e acaricidas).

O Brasil detém o título de maior consumidor de agrotóxicos do mundo. Entre as culturas de maior indução de consumo no país, destacam-se a soja, milho, cana, algodão e citros, representando juntos 87% do volume total comercializado, em que a cultura da soja assume grande destaque, com 58% do volume total de agrotóxicos comercializados.

A regulamentação do uso de agrotóxicos no Brasil faz parte do âmbito de ação do MAPA, da Anvisa e do Ibama[6]. O registro é feito pelo MAPA, órgão que analisa a eficácia agronômica desses produtos. Entretanto, a anuência da Anvisa e do Ibama é requisito obrigatório para que o agrotóxico seja registrado. A Anvisa faz a avaliação toxicológica dos produtos quanto ao impacto na saúde da população e estabelece os limites máximos de resíduos em alimentos, bem como o intervalo de segurança que deve ser observado entre a última aplicação do agrotóxico e a colheita. O Ibama observa os riscos que essas substâncias oferecem ao meio ambiente.

Atualmente, a principal iniciativa contra o uso dos agroquímicos e dos seus possíveis resíduos é a plantação orgânica. O cultivo orgânico preza pelo não uso de pesticidas e fertilizantes sintéticos, o que também reduz o nível de poluição do lençol freático, rios, lagos e solo, e pela produção sustentável, aumentando a biodiversidade e a fertilidade do solo. Mesmo sendo uma tendência para os consumidores, um dos grandes empecilhos ainda é o alto custo. Também se faz necessária a certificação obrigatória do produto para ser considerado orgânico.

Para evitar a presença dos resíduos agroquímicos nos alimentos, recomenda-se o controle do preparo e uso por pessoas treinadas, a observação do período de carência, atentar aos níveis máximos a serem utilizados descritos nos rótulos, adoção de controle integrado de pragas e uso de químicos permitidos para o cultivo em questão[7]. O laudo de análises, na recepção do produto, garantindo que os níveis de agrotóxicos estão de acordo com os parâmetros permitidos, também constitui uma importante medida de controle.

---

6 Ibama – Instituto Brasileiro do Meio Ambiente e dos Recursos Naturais Renováveis.

7 A Anvisa disponibiliza, em seu portal, as monografias autorizadas dos agrotóxicos. Neste documento encontram-se o resultado da avaliação e reavaliação toxicológica, os nomes comuns e químicos, a classe de uso, a classificação toxicológica e as culturas para as quais os ingredientes ativos encontram-se autorizados, com seus respectivos limites máximos de resíduo.

Fármacos Veterinários

O uso de medicamentos veterinários é comum em animais destinados à alimentação humana. O objetivo é garantir um animal livre de doenças, o mais sadio possível, além de evitar prejuízos com doenças e mortes. Entre os medicamentos usados destacam-se anti-inflamatórios, antibióticos e hormônios.

Os resíduos somente ocorrerão caso o medicamento seja ministrado via oral, parenteral ou quando usado como aditivo na ração. A principal medida de controle de sua presença nos alimentos é respeitar o período de carência do medicamento, ou seja, respeitar o espaço de tempo que deve ocorrer entre a aplicação do medicamento e o abate ou ordenha do animal. Esse tempo é indicado pelo fabricante. Além disso, deve-se atentar às especificações dos níveis máximos de utilização dessas drogas.

A indústria de leite e derivados tem uma preocupação especial com os resíduos de antibióticos, uma vez que eles são resistentes a altas temperaturas (incluindo o processo UHT). Eles também podem ter efeito sobre as bactérias lácticas, impedindo assim a fermentação, em produtos como iogurtes e queijos.

Para controle das indústrias, recomenda-se a adoção de testes que oferecem resultados qualitativos e podem ser realizados na recepção do leite, permitindo a aceitação ou rejeição do lote. São alguns desses testes: Penzym® (UCB-Bioproducts S.A.), Snap™ (IDEXX Laboratories Inc.) e Delvotest-P e Delvotest-SP (Gist-Brocades Food Ingredients Inc.). As vantagens são a rapidez de obtenção de resultados e a não necessidade de pessoal treinado para suas realizações. Os mais usados são os que testam a presença de antibióticos beta-lactâmicos e tetraciclinas.

No Brasil, o MAPA, pela Instrução Normativa nº. 9, de 30 de março de 2007, aprovou os Programas de Controle de Resíduos e Contaminantes em Carne (Bovina, Aves, Suína e Equina), Leite, Mel, Ovos e Pescado.

O *Codex Alimentarius* estabelece os limites máximos de resíduos para fármacos veterinários em alimentos no documento CAC/MRL 2-2012, disponível em www.codexalimentarius.org/standards>.

Alérgenos[8]

Alguns indivíduos podem apresentar reações de hipersensibilidade a alguns alimentos, ou constituintes deles, envolvendo a participação do sistema imunológico. Esses casos são reconhecidos como alergia alimentar. Entretanto, caso não haja ação do sistema imunológico, a reação adversa é denominada intolerância alimentar. A intolerância à lactose pode ser citada como exemplo. O principal motivo é o decréscimo da atividade da lactase ao longo da idade. Grupos familiares com deficiência específica dessa enzima também são encontrados. Calcula-se que 40% dos indivíduos adultos de todo o mundo não podem beber leite à vontade.

---

[8] Para mais informações sobre os alérgenos em alimentos, acesse o *link*: <http://www.fooddrinkeurope.eu/uploads/press-releases_documents/temp_file_FINAL_Allergen_A4_web1.pdf>.

Existem dois tipos de alergias alimentares: aquelas que são mediadas pela imunoglobulina E (IgE), que produz efeitos imediatos na boca, intestinos, pele e trato respiratório, podendo causar anafilaxia, e aquelas que não são mediadas pela IgE, porém os efeitos ocorrem a longo prazo (horas ou até dias após a exposição). Vale ressaltar que, das imunoglobulinas presentes no organismo, apenas a IgE está relacionada com as respostas alérgicas.

A Anvisa, por meio da Resolução n. 26 de 02 de julho de 2015, dispõe sobre os requisitos para rotulagem obrigatória dos principais alimentos que causam alergias alimentares. Nesse sentido, o rótulo deve conter a declaração "Alérgicos: Pode conter (nomes comuns dos alimentos que causam alergias alimentares)". Outro ponto é que essa declaração deve ser baseada em um Programa de Controle de Alérgenos. Adicionalmente, a legislação ainda estabelece:

- Lei nº. 10.674 de 16 de maio de 2003: "Contém glúten" ou "Não contém glúten";
- RDC n.º 340, 13 de dezembro de 2002: obrigatório declarar na lista de ingredientes o nome do corante amarelo tartrazina por extenso;
- Portaria nº. 38, de 13 de janeiro de 1998, e a RDC nº. 271, de 22 de setembro de 2005: "Contém fenilalanina", para produtos que contenham aspartame e "Contém açúcares naturais das frutas", para aqueles destinados aos diabéticos;

É difícil controlar a presença de alergênicos nos alimentos. Faz-se necessária a informação ao consumidor da presença deles por meio de uma rotulagem adequada. Para tanto, é indicado que a empresa elabore uma lista com todas as matérias-primas e ingredientes utilizados no processamento, identificar quais deles podem apresentar substâncias alergênicas e indicar no rótulo essa presença.

Para verificar a presença de alergênicos nas matérias-primas e ingredientes, a empresa deve solicitar a seus fornecedores todas as especificações e laudos de análises e verificar se eles apresentam um programa de controle de alergênicos.

Ao longo do processo de armazenamento das matérias-primas, as que contêm alergênicos devem ser separadas para evitar a contaminação cruzada. Caso não seja possível, o armazenamento em espaços separados deve ter pelo menos 1,5 m de distância entre eles. A identificação adequada desses produtos também se faz necessária.

Durante o processamento, recomenda-se que a linha de produção dos produtos que contenham alergênicos seja separada. Caso isso não seja possível, devem-se identificar os equipamentos que tenham contato com essas substâncias e intensificar as etapas de limpeza e sanificação. É interessante programar a produção para os últimos ciclos de manufatura, minimizando a possibilidade de contaminação cruzada. Deve-se considerar ainda o efeito do processamento térmico sobre esses ingredientes.

A etapa de higienização é muito importante, principalmente para aquelas linhas de produção que são divididas entre alimentos que contêm e não contêm alergênicos. Como essas substâncias em sua maioria são de ordem proteica, recomenda-se o uso de detergentes alcalinos para devida ação peptizante. Para a monitorização da presença de alérgenos nos equipamentos, existem *kits* disponíveis no mercado que permitem testar as soluções de *cleaning in place* – limpeza no local (CIP), testar o procedimento de sanificação dos equipamentos, identificar fontes de contaminação cruzada e também verificar a limpeza antes da troca de produtos na linha de produção. Esses *kits* estão disponíveis para detectar resíduos de amêndoas, ovo, gliadina, avelã, leite, amendoim e soja. Entretanto, além de apresentarem custo alto, não estão disponíveis para todos os alergênicos críticos.

Cabe ressaltar que o risco de alergênicos desconhecidos, oriundos de matéria-prima com o ingrediente não declarado ou contaminada por resíduos no fornecedor, deve ser avaliado durante as auditorias.

Mundialmente, há uma tendência em se considerar os oito principais alimentos causadores de alergias alimentares, denominados *Big* 8, embora não haja um consenso entre os países, que acrescentam a essa lista gergelim, sulfito (concentrações > 10 mg/kg), mostarda e aipo. O Quadro 10.8 ilustra os principais alimentos alergênicos.

Quadro 10.8 – **Os oito principais alergênicos**

Alergênicos
Leite
Ovos
Peixes
Crustáceos (camarão, lagosta, caranguejos)
Amêndoas oriundas de árvores (nozes, castanhas, amêndoas)
Trigo
Amendoim
Soja

Perigos físicos

Estes perigos estão relacionados com a presença de objetos estranhos ao alimento e que podem causar algum tipo injúria ao consumidor. Eles podem estar visíveis ao olho nu ou então dispersos no próprio alimento. Esses materiais estranhos podem estar presentes não intencionalmente nos alimentos, como fragmentos de metais, vidros ou madeira, ou mesmo podem ser inerentes a ele, por exemplo, ossos em pescados. Vários processos podem eliminá-los, como filtragem, centrifugação, detecção por equipamentos, observação visual e outros. Determinados procedimentos operacionais, especialmente os relacionados com a manutenção de equipamentos e outras superfícies que entram em contato com alimentos, são medidas que visam controlar as fontes desses perigos.

Os perigos físicos constituem a classe mais fácil percepção por parte do consumidor, ocupando um lugar de destaque nas reclamações registradas no Serviço de Atendimento ao Consumidor (SAC) das indústrias e também do Programa Estadual de Proteção e Defesa do Consumidor (Procon). Cabe notar que as ferramentas da qualidade podem auxiliar a gestão deste tipo de perigo. Para exemplificar, a metodologia seis sigma foi empregada com sucesso para reduzir a incidência de farpas de madeira em embalagens de picolé[9].

---

9 Torres MH. *Interface entre a metodologia seis sigma e a segurança de alimentos*. TCC (curso de pós graduação em Segurança Alimentar e Qualidade Nutricional), 2012. Instituto Federal de Educação, Ciência e Tecnologia do Rio de Janeiro, Unidade Rio de Janeiro.

Dentre os perigos físicos, podem-se citar vidro, unhas e cabelos, partes de equipamentos, arame, materiais de construção, partes de plantas, como caules, galhos, cascas, sementes e caroços, fita adesiva, lascas de madeira e pedras, pedaços de plásticos, adornos pessoais como anéis e brincos, pragas. Em suma, qualquer material estranho ao alimento que pode causar risco à saúde do consumidor.

Cabe citar que a RDC n. 14, de 08 de março de 2014, da Anvisa, objetiva estabelecer as disposições gerais para avaliar a presença de matérias estranhas macroscópicas e microscópicas, indicativas de riscos à saúde humana e/ou as indicativas de falhas na aplicação das boas práticas na cadeia produtiva de alimentos e bebidas. É importante esclarecer que a presença de matéria prejudicial à saúde humana detectada macroscopicamente torna o produto/lote avaliado impróprio para o consumo humano e dispensa a determinação microscópica.

A seguir, serão descritas as origens mais frequentes para os materiais relacionados, bem como as principais medidas de controle (Quadro 10.9).

Quadro 10.9 – **Origem dos perigos físicos e as respectivas medidas de controle**

Material	Origem	Medidas de controle
Vidro	Lâmpadas, janelas, utensílios, proteção de medidores, quebra de embalagens.	Inspeção visual. Substituição gradativa do material de vidro por acrílico ou policarbonato; lâmpadas com protetores; boas práticas de armazenamento.
Madeira	Produção primária, paletes, caixas, utensílios, material de construção.	Substituição gradativa de paletes/utensílios de madeira por plástico, inspeção visual.
Pedras	Campo, estruturas de concreto e pisos em instalações.	Peneiramento, boas práticas agrícolas, inspeção visual. Manutenção das instalações. Túneis de ar.
Metais	Equipamentos, campo, arames, grampos, colaboradores.	Detectores de metais. Detectores de raios-X. Ímãs, filtros, telas.
Ossos, espinhas	Processamento inadequado.	Inspeção visual. Alertar o consumidor no rótulo do alimento. Detectores de raios-X.
Plástico	Embalagens, luvas usadas, utensílios usados na limpeza de equipamentos.	Inspeção visual detalhada da matéria-prima e do produto final. Detectores de raios-X. Remoção de embalagens secundárias.

Os detectores de metais e de raios-X demandam uso de equipamentos e conhecimento mais detalhado para a sua implementação. Por esse motivo, será descrito o seu funcionamento a seguir.

Os detectores de metais usam sinais de radiofrequência para detectar o metal em movimento. Eles são formados por bobinas com campo de alta frequência. Quando o alimento passa contendo algum material metálico estranho, esse campo é deturpado, gerando uma diferença de potencial muito pequena, na ordem de *microvolts*, que é detectada e usada com indício da presença do perigo físico. Metais ferrosos, não ferrosos e aços inoxidáveis podem ser detectados e suas geometrias e tamanhos influenciarão na identificação.

Eles podem ser colocados em qualquer local da planta, porém, deve ser observado um aspecto muito importante, o tamanho, que influenciará diretamente no desempenho do aparelho, sendo, então, fortemente indicado para produtos com embalagens pequenas ou vendidos à granel.

Os detectores de raios-X são usados para fragmentos de ossos, pedras, plásticos duros e também metais. Em determinados segmentos da indústria, esse tipo de detecção de perigos físicos já começa a se tornar uma rotina, como a de aves e grãos. Os materiais estranhos no alimento, ao passarem pelo detector, recebem uma descarga de feixes de raios-X e diodos, do outro lado do equipamento é detectado o quanto de radiação conseguiu passar. Dependendo da quantidade, é gerado um sinal elétrico que é convertido em imagens com diferentes tonalidades cinza. Alguns sistemas podem ser automatizados para descartar os produtos impróprios.

Os locais mais comuns de aplicação dos detectores são nas etapas de embalagem e expedição do produto acabado, porém, cada vez mais as indústrias tendem a colocar outros detectores ao longo das etapas intermediárias do processo. Apresentam como características, que favorecem sua instalação, a rapidez, a automatização e a boa relação custo-benefício. Uma desvantagem do uso de equipamentos de raios-X é sua não utilização para alimentos em que há fluxo por ação da gravidade (processamento de grãos, por exemplo). Esse detector requer que a velocidade da esteira na qual passa o alimento seja constante e conhecida, enquanto, com a ação da gravidade, a velocidade de cada produto será diferente (a massa irá interferir). Nesses casos, são recomendados os detectores de metais. Outra desvantagem é sua baixa vida útil em relação ao detector de metais, uma vez que, com o tempo, a fonte de raios-X não emite mais a mesma quantidade de radiação, se comparado com o seu primeiro uso, necessitando, assim, sua troca.

Classificação dos perigos quanto a sua severidade

O termo severidade se refere ao agravo à saúde do consumidor ou, ainda, às consequências resultantes da ocorrência do perigo. O impacto das sequelas na saúde do consumidor, a magnitude, a duração da doença ou provável lesão podem ser úteis na compreensão dos efeitos do perigo à saúde pública. Uma forma de agrupá-los, no que tange à severidade, é dividi-los em três grupos:

1) severidade alta – apresentam efeitos graves para a saúde, obrigando a internação para reverter a situação, podendo inclusive provocar a morte;
2) severidade média – possuem menor patogenicidade/gravidade para um mesmo grau de contaminação. Os efeitos podem ser revertidos por atendimento médico, podendo ser necessária a internação;
3) severidade baixa – os sintomas normalmente associados são indisposição e mal-estar, podendo ser necessário o atendimento médico.

O Quadro 10.10 resume a classificação dos perigos, tendo como base a sua severidade para a saúde do consumidor.

Quadro 10.10 – Classificação dos perigos com base na severidade

Classificação	Exemplos
Alta	Biológico: toxina do *Clostridium botulinum, Salmonella typhi, S. paratiphy* A e B, *Shigella dysinteriae, Vibrio cholerae* O1, *V. vulnificus, Brucella melitensis, Clostridium perfringens* do tipo C, vírus da hepatite A e E, *Listeria monocytogenes* (em alguns pacientes), *Escherichia coli* O157:H7, *Trichinella spiralis, Taenia solium* (em alguns casos). Químico: contaminação direta de alimentos por substâncias químicas proibidas ou determinados metais, como mercúrio, ou aditivos químicos que podem causar uma intoxicação grave em número elevado ou que podem causar danos a grupos de consumidores mais sensíveis. Físico: objetos estranhos e fragmentos não desejados que podem causar lesão ou dano ao consumidor, como pedras, vidros, agulhas, metais e objetos cortantes e perfurantes, constituindo um risco à vida.
Média	Biológico: *Escherichia coli* enteropatogênica, *Salmonella* spp., *Shigella* spp., *Streptococcus* beta-hemolítico, *Vibrio parahaemolyticus, Listeria monocytogenes, Streptococcus pyogenes,* rotavírus, vírus (tipo) *Norwalk, Entamoeba histolytica, Diphyllobothrium latum, Cryptosporidium parvum.*
Baixa	Biológico: *Bacillus cereus, Clostridium perfringens* do tipo A, *Campylobacter jejuni, Yersinia enterocolitica,* toxina de *Staphylococcus aureus,* a maioria dos parasitos. Químico: substâncias químicas permitidas em alimentos que podem causar reações moderadas, como sonolência ou alergias transitórias. Físico: objetos que não causam, diretamente injúrias ou danos à integridade física do consumidor, como sujidades, fragmentos biológicos, que podem causar o choque emocional ou danos psicológicos, quando presentes no alimento.

Fonte: CNI/Senai/Sebrae (1999); Baptista e Venâncio (2003).

RESUMO

- Perigo à segurança de alimentos é qualquer agente químico, físico ou condição do alimento com potencial de causar um efeito adverso à saúde.
- As principais medidas de controle para perigos biológicos são processo térmico (esterilização, pasteurização, cozimento), refrigeração e congelamento, secagem, acidificação (pH < 4,5), salga, adição de aditivos, fermentação, embalagem a vácuo ou com atmosfera modificada, inspeção visual (controle de parasitos em pescado).
- As principais medidas de controle para perigos químicos são controle de fornecedores, controle de processo, separação adequada de substâncias químicas, controle de contaminação ambiental, utilização de recipientes próprios, realização dos processos de acordo com as especificações, controle da rotulagem.
- As principais medidas de controle para perigos físicos são qualificação e avaliação dos fornecedores, controle de processo (filtros, peneiras, decantadores, clarificadores, túneis de ar, detectores), controle integrado de pragas, inspeção visual, remoção de embalagens secundárias e exclusão de materiais, capacitação dos colaboradores.
- O termo severidade se refere ao agravo à saúde do consumidor ou, ainda, às consequências resultantes da ocorrência do perigo. A severidade é classificada em alta, média e baixa.

SUGESTÕES DE LEITURA

Perigos biológicos

BRASIL. Ministério da Saúde. Secretaria de Vigilância Sanitária. Manual integrado de vigilância, prevenção e controle de doenças transmitidas por alimentos. Série A. Brasília, DF, 2010. Disponível em: <http://portal.saude.gov.br/portal/arquivos/pdf/manual_doencas_transmitidas_por_alimentos_pdf.pdf>.

International Commission on Microbiological Specifications for Foods (ICMSF). Microorganisms in foods. In: Roberts TA, Baird-Parker AC, Tompkin RB (eds). Characteristics on microbial pathogens. London: Blackie Academic & Professional, 1996. v. 5.

Jay JM. Microbiologia de alimentos. 6. ed. São Paulo: Artmed, 2005.

US. Food and Drug Administration (FDA). Center for Food Safety Applied Nutrition. Foodborne Pathogenic Microorganisms and Natural Toxins Handbook. Food and Drug Administration. Springfield, USA, 2001.

Perigos químicos

Castro FFM, Jacob CMA, Castro APBM, et al. Alergia alimentar. Barueri: Manole, 2010.

Guidance on Food Allergen Management for Food Manufacturers. Belgium. Jan, 2013. Food Drink Europe. Disponível em: <www.fooddrinkeurope.eu>.

Maziero MT, Bersot LS. Micotoxinas em alimentos produzidos no Brasil (review). Rev Bras Prod Agroind. 2010;12(1):89-99.

Sathe SK, et al. Effects of food processing on the stability of food allergens. Biotechn Adv. 2005;23:423-9.

QUESTÕES

1. Complete o quadro abaixo:

Perigo químico	Fontes	Principais medidas de controle
Micotoxinas		
Histamina		
Metais tóxicos		
Praguicidas		

2. Relacione os termos perigo e severidade.
3. Na cadeia produtiva de pescado, cite as etapas em que a intervenção se faz necessária de modo a impedir a produção de histamina.
4. Estudo de caso: analise a situação a seguir e indique quais são os possíveis perigos envolvidos e as respectivas medidas de controle.

   "Uma indústria de hambúrgueres funciona em um prédio muito antigo. Observou-se durante uma auditoria que as paredes estavam em condições precárias, apresentando a pintura desgastada e diversas regiões com infiltrações. No teto, algumas lâmpadas não funcionavam ou por estarem queimadas ou até mesmo quebradas. Não havia uma área para estocagem específica para as matérias-

-primas, apresentando na área de produção, frascos de vidro de temperos quebrados ou rachados. Após a recepção da carne, ela tinha seu excesso de gordura removido manualmente para posterior moagem. Observou-se que os manipuladores não apresentavam luvas, toucas e máscaras e que a maioria apresentava adornos, como pulseiras, relógios, anéis e brincos. As facas utilizadas apresentavam cabos de plásticos em péssimo estado de conservação, algumas inclusive quebradas. Os cortes eram feitos sobre tábuas de madeira desgastadas, apresentando diversas ranhuras. Os equipamentos utilizados nas etapas de moagem, homogeneização e modelagem eram feitos de ferro. A maioria deles apresentava sinais de ferrugem nas regiões de contato com o produto. Um dos modeladores do hambúrguer estava com defeito: ele apresentava dois parafusos frouxos."

5. Comente a afirmativa: "A gestão de perigos é objeto das boas práticas de fabricação, da aplicação do sistema APPCC e da educação do consumidor".
6. "[...] Em 2010, os Estados Unidos embargaram a carne brasileira por conter excesso de resíduos de ivermectina, medicamento utilizado para o controle de parasitas em bovinos" (O GLOBO, 2010)[10]. De acordo com o relato do texto, cite as medidas de controle adequadas para o perigo químico--resíduos de ivermectina em carne bovina.

7. Complete o quadro abaixo:

Produto	Perigo biológico	Severidade	Medida de controle
Leite pasteurizado			
Embutido cárneo curado cozido			
Atum enlatado			
Conserva vegetal acidificada			

8. De acordo com a Resolução n. 26/15 da Anvisa sobre a rotulagem obrigatória dos principais alimentos que causam alergias alimentares, compare os alérgenos considerados pela referida legislação e os denominados "*Big* 8". Avalie o escopo de ambas as legislações.
9. Dados do Proteste (Desvendando o segredo da massa, n. 62, set. 2007) revelaram a presença de fragmentos de insetos em todas as amostras de farinha de trigo analisadas. Em uma, de determinada marca encontraram-se 80 fragmentos de insetos em 50 g do produto. Baseando-se na moagem do trigo, produção da farinha, armazenamento, distribuição e estocagem no ponto de venda, descreva as principais medidas de controle a serem adotadas de forma a minimizar essa contaminação.
10. "A presença de uma microbiota natural é um fator que interfere na multiplicação bacteriana." De acordo com essa afirmativa, pode-se inferir que produtos fermentados são considerados mais seguros?

---

[10] Fonte: O GLOBO. Brasil retomará exportação de carne processada aos EUA. 24/12/10. Disponível em: <http://extra.globo.com/noticias/economia/brasil-retomara-exportacao-de-carne-processada-aos-eua-799898.html>.

REFERÊNCIAS BIBLIOGRÁFICAS

1. Almeida VES, Carneiro FF, Vilela NJ. Agrotóxicos em hortaliças: segurança alimentar, riscos socioambientais e políticas públicas para promoção da saúde. Tempus. Actas em Saúde Coletiva. 2009;4(4):84-99.
2. Australian New Zealand Food Authority (ANZFA). The Food Standards Code, Standard 3.2.2. Food Safety Practices and General Requirements, 2001. v. 2.
3. Baptista P, Venâncio A. Os perigos para a segurança alimentar no processamento de alimentos. Consultoria em formação integrada, 2003.
4. BRASIL. Ministério da Agricultura, Pecuária e Abastecimento. Portaria no. 185, de 13 de maio de 1997. Institui o Regulamento Técnico de Identidade e Qualidade do Peixe Fresco (Inteiro ou Eviscerado). Diário Oficial da União, Brasília, DF, 1997.
5. ______. Agência Nacional de Vigilância Sanitária. Portaria nº. 540, de 27 de outubro de 1997. Aprova o regulamento técnico sobre aditivos alimentares – Definições, classificação e emprego. Diário Oficial da União, Brasília, DF, 28 de out. 1997.
6. ______. Ministério da Saúde. Portaria SVS/MS n.° 38, de 13 de janeiro de 1998. Regulamento Técnico para Fixação de Identidade e Qualidade de Adoçantes de Mesa. Diário Oficial da União, Brasília, DF, 14 jan. 1998. Seção 1.
7. ______. Ministério da Saúde. Portaria SVS/MS nº. 29, de 13 de janeiro de 1998. Regulamento Técnico referente a Alimentos para Fins Especiais. Diário Oficial da União, Brasília, DF, 15 jan. 1998. Seção 1.
8. ______. Agência Nacional de Vigilância Sanitária. Portaria nº. 685, de 27 de agosto de 1998. Estabelece os limites máximos de tolerância para contaminantes inorgânicos em alimentos. Diário Oficial da União, Brasília, DF, 24 set. 1998. Seção 1.
9. ______. Agência Nacional de Vigilância Sanitária. Resolução RDC n.° 259, de 20 de setembro de 2002. Aprova o regulamento técnico sobre rotulagem de alimentos embalados. Diário Oficial da União, Brasília, DF, 23 set 2002. Seção 1.
10. ______. Agência Nacional de Vigilância Sanitária. Resolução RDC n.° 340, de 13 de dezembro de 2002. As empresas fabricantes de alimentos que contenham na sua composição o corante tartrazina (INS 102) devem obrigatoriamente declarar na rotulagem, na lista de ingredientes, o nome do corante tartrazina por extenso. Diário Oficial da União, Brasília, DF, 14 dez 2002. Seção 1.
11. ______. Agência Nacional de Vigilância Sanitária. Lei n.° 1067, de 16 de maio de 2003. Obriga que os produtos alimentícios comercializados informem sobre a presença de glúten, como medida preventiva e de controle da doença celíaca. Diário Oficial da União, Brasília, DF, 17 maio 2003. Seção 1.
12. ______. Agência Nacional de Vigilância Sanitária. Resolução RDC nº. 175, de 8 de julho de 2003. Aprova "Regulamento Técnico de Avaliação de Matérias Macroscópicas e Microscópicas Prejudiciais à Saúde Humana em Alimentos Embalados". Diário Oficial da União, Brasília, DF, 09 de julho de 2003.
13. ______. Ministério da Agricultura, Pecuária e Abastecimento. Instrução normativa nº. 25, de 2 de junho de 2011. Aprova os Métodos Analíticos Oficiais Físico-químicos para Controle de Pescado e seus derivados. Diário Oficial da União, Brasília, DF, 2011.
14. ______. Ministério da Agricultura, Pecuária e Abastecimento. Instrução normativa nº. 9, de 30 de março de 2007. Aprova os Programas de Controle de Resíduos e Contaminantes em Carne (Bovina, Aves, Suína e Equina),

Leite, Mel, Ovos e Pescado. Diário Oficial da União, Brasília, DF, 2007.

15. ______. Agência Nacional de Vigilância Sanitária. Resolução RDC nº 7, de 18 de fevereiro de 2011. Aprova o regulamento técnico sobre os limites máximos tolerados (LMT) para micotoxinas em alimentos. Diário Oficial da União, Brasília, DF, 22 de fevereiro de 2011.
16. _________. Agência Nacional de Vigilância Sanitária. Resolução n. 26 de 2 de Julho de 2015. Dispõe sobre os requisitos para a rotulagem obrigatória dos principais alimentos que causam alergias alimentares. Diário Oficial da União, Brasília, DF, 03 jul. 2015.
17. CNI/Senai/Sebrae. Guia para elaboração do Plano APPCC. Brasília, DF, 1999. (Série Qualidade e Segurança alimentar)
18. Costa J. Enumeração de bolores termorresistentes em água de coco (*Coco Nucifera L.*) in *natura* [TCC]. Rio de Janeiro: Instituto Federal de Educação, Ciência e Tecnologia do Rio de Janeiro, 2009.
19. Dietrich JM. Controle do resíduo de antibiótico no leite. Rev Leite & Derivados. 2008; 156-162.
20. Mídio AF, Martins DI. Toxicologia de alimentos. São Paulo: Livraria Varela, 2000.
21. Programa Alimentos Seguros (PAS). Ações especiais – Análise de risco. Análise de Riscos na Gestão da Segurança de Alimentos. Brasília, DF, 2003.
22. Raff RP, Toyofuku N. X-ray detection of defects and contaminants in the food industry. Sens. & Instrumen. Food Qual. 2008;2(4):262-73.
23. Siqueira DR, Santos GF, Azeredo DRP. Avaliação da rotulagem quanto à declaração de alergênicos. Higiene Alimentar. 2012;26(210/211):214-8.
24. Souza ALM. Rastreabilidade da histamina em pescado – Revisão de literatura [TCC]. Rio de Janeiro: Instituto Federal de Educação, Ciência e Tecnologia do Rio de Janeiro, 2012.
25. US. Food and Drug Administration (FDA). Scombrotoxin (histamine) formation. Fish and Fishery Products Hazards and Controls Guidance, Washington: Office of Seafood, 2001.

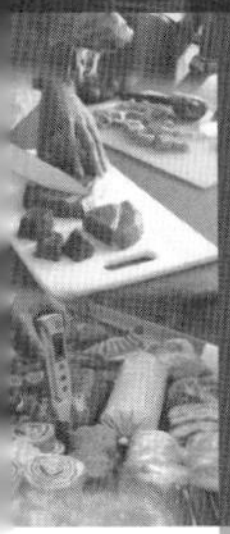

11 CAPÍTULO

Sistema APPCC

■ Denise R. Perdomo Azeredo

CONTEÚDO

OBJETIVOS E PROPOSTA DE APRENDIZAGEM DO CAPÍTULO

Ao completar o estudo deste capítulo, o leitor estará apto a:

- traçar os fatos relevantes ao histórico do sistema APPCC;
- descrever os princípios do sistema APPCC;
- inter-relacionar os princípios do sistema APPCC;
- descrever, detalhadamente, a sequência lógica para aplicação do sistema APPCC, conforme preconizado pelo *Codex Alimentarius*;
- diferenciar os conceitos de validação e verificação.

Introdução

Ao iniciarmos este capítulo sobre o sistema de análise de perigos e pontos críticos de controle (APPCC), importa considerar as definições preconizadas pelo *Codex Alimentarius*[1], de forma a esclarecer alguns termos:

- inocuidade do alimento: a garantia de que o alimento não causará dano ao consumidor, quando preparado ou consumido de acordo com seu uso pretendido;
- higiene dos alimentos: se refere a todas as condições e medidas necessárias para assegurar a inocuidade e a adequação dos alimentos em todas as fases da cadeia produtiva;
- sistema APPCC: sistema que permite identificar, avaliar e controlar perigos significativos à inocuidade dos alimentos.

De acordo com o exposto, o sistema APPCC tem caráter preventivo, com base na identificação dos perigos, distinguindo-se da aplicação das boas práticas, que são operacionais, elaboradas para estabelecer os princípios de higiene na produção.

Sua introdução nas indústrias de alimentos sinalizou uma mudança de ênfase do teste do produto final para uma gestão preventiva. O APPCC baseia-se no reconhecimento de que os produtores de alimentos são responsáveis por determinar os aspectos críticos da produção de alimentos seguros por meio de uma abordagem sistemática. Ainda, desempenha um papel importante no sentido de promover o comércio internacional de alimentos, de acordo com as diretrizes da Organização Mundial de Comércio (OMC) e facilitar a inspeção por parte das autoridades sanitárias.

A aplicação do sistema APPCC envolve três fases:

1) a avaliação técnica do processo de condução da análise de perigos e o estabelecimento das medidas de controle;
2) a implementação do plano APPCC, incluindo a atividade de validação;
3) a operacionalização do APPCC, caracterizada pelas atividades de verificação e auditoria.

O presente capítulo está estruturado em cinco seções:

1) histórico;
2) os sete princípios do sistema APPCC;
3) o Programa de Pré-Requisitos;
4) a sequência lógica para aplicação do sistema APPCC;
5) validação e verificação.

Histórico

Após a Segunda Guerra Mundial, incidentes graves comprometendo a segurança dos alimentos começaram a ocorrer nas indústrias processadoras. Envolviam, especialmente, a

---

[1] CAC/RCP 1-1969, rev. 4, 2003.

contaminação por *Salmonella* sp. em ovos desidratados e laticínios e a presença da toxina botulínica em alimentos enlatados. O sistema de controle de qualidade à época era desenhado para a avaliação da qualidade do produto final, pela coleta de amostras e realização de análises laboratoriais que resultavam em laudos de aprovação ou rejeição do produto. As limitações desse tipo de sistema logo se tornaram evidentes. Mesmo em se adotando o procedimento de retirada de amostras em todas as etapas do processo, tratando-se de uma inspeção por amostragem, ainda assim havia restrições.

Nesse contexto, cabe uma observação. A inspeção se caracteriza pelo controle passivo, não permitindo a adoção de ações corretivas imediatas. As análises executadas são destrutivas, reduzindo a amostragem; o custo unitário dessas análises pode ser elevado. No tocante às análises microbiológicas, estas são muito demoradas; demandam, pelo menos, dois dias para emissão de um parecer sobre a amostra. Para ilustrar essa afirmativa, pode-se recorrer à produção de leite pasteurizado. A análise de *Salmonella* sp. envolvendo os testes bioquímicos preliminares demora cerca de cinco dias, tempo que excede a validade do leite pasteurizado. Finalmente, há uma grande heterogeneidade na distribuição dos micro-organismos na amostra, o que prejudica a interpretação correta da qualidade do lote.

A Pillsbury Company se deparou com esse desafio na década de 1960, quando firmou contrato para desenvolver controles mais efetivos no processamento de alimentos para o programa espacial da Administração Nacional da Aeronáutica e do Espaço (Nasa). A Nasa tinha critérios muito rigorosos para aceitação microbiológica de forma a resguardar a saúde dos astronautas. Assim, um sistema que garantisse a qualidade de 100% do lote deveria ser desenvolvido. A gênese do conceito de APPCC surge, então, como uma articulação entre a *Pillsbury*, o Exército dos Estados Unidos e a Nasa. O sistema APPCC teve como base a ferramenta FMEA[2] (*failure mode and effect analysis*) – análise dos modos de falha e seus efeitos. O FMEA teve sua origem nos Estados Unidos como um padrão para as operações militares. Ele envolve uma análise de itens que poderiam falhar com base na experiência e em dados de como um produto ou processo é desenvolvido. Para a compreensão adequada, torna-se necessário apresentar as várias definições para o termo modo de falha: "a forma do defeito", "maneira na qual o defeito se apresenta", "maneira com que o item falha ou deixa de apresentar o resultado desejado ou esperado", "um estado anormal de trabalho, a maneira que o componente em estudo deixa de executar a sua função ou desobedece às especificações". Desse conceito, advém a característica preventiva do sistema APPCC[3].

Ao longo das décadas seguintes, o sistema se espalhou para a indústria de processamento de alimentos dos Estados Unidos e de outros países. Seguiu-se uma série publicações envolvendo o assunto. O sistema APPCC foi adotado mundialmente pela Comissão do *Codex Alimentarius* para Higiene dos Alimentos e pelo Comitê Consultivo Nacional de Critérios Microbiológicos para alimentos – NACMF (National Advisory Committee on Microbiolo-

---

2 FMEA é um método qualitativo de análise de confiabilidade que envolve o estudo dos modos de falhas que podem existir para cada item e a determinação dos efeitos de cada modo de falha sobre os outros itens e sobre a função específica do conjunto. NBR 5462 (1994).

3 A sigla APPCC é a tradução de *Hazard Analysis and Critical Control Point* (HACCP). Internacionalmente, o sistema é conhecido como Hassap.

gical Criteria for Foods*)*. O Quadro 11.1 descreve os principais fatos referentes ao histórico do sistema, no contexto nacional e internacional.

Quadro 11.1 – Histórico do sistema APPCC, no contexto nacional e internacional

Data	Destaques
1969	Desenvolvimento do conceito para a Nasa pela Pillsbury Company.
1971	Conferência Nacional de Proteção dos Alimentos, Estados Unidos. Apresentação do sistema à comunidade científica.
1972	A Pillsbury Company, nos Estados Unidos, inicia a aplicação dos conceitos do sistema APPCC na elaboração de seus produtos.
1973	Publicação do documento *Food safety through the hazard analysis and critical control point system* pela *Pillsbury Company*.
1980	A Organização Mundial da Saúde (OMS) e o ICMSF (International Commission on Microbiological Specifications of Foods) recomendam o sistema.
1983	A OMS europeia recomenda o sistema.
1985	A Academia Nacional de Ciências (National Academy of Science) dos Estados Unidos recomenda o sistema em programas de proteção dos alimentos.
1988	Formação do NACMCF. Edição do livro pelo ICMSF – Aplicação do sistema APPCC como instrumento fundamental no controle de qualidade e segurança microbiológica de alimentos.
1992	O NACMCF define o APPCC como uma abordagem sistemática usada na produção de alimentos que objetiva alimentos seguros.
1993	Publicação do documento *Guidelines for the Application of the HACCP system pelo Codex.* Recomendação do uso de cinco princípios do sistema pela Comissão da União Europeia 93/43/ECC. O Ministério da Saúde, no Brasil, publica a Portaria nº. 1.428 de 1993.
1995	Cinco princípios do sistema APPCC se tornam mandatórios nos Estados Unidos.
1997	Estabelecimento das diretrizes do *Codex* para a aplicação do sistema.
1998	FAO*/OMS fornecem orientações para a aplicação do APPCC. O Ministério da Agricultura e Abastecimento (MAA) publica as portarias nº. 40** e 46***. Desenvolvimento do Projeto APPCC (Senai/Sebrae/CNI) em conjunto com os órgãos legisladores.
2002	O projeto APPCC passa a ser denominado Programa Alimentos Seguros (PAS) Publicada a NBR 14900 – Sistema de gestão da análise de perigos e pontos críticos de controle (APPCC): segurança de alimento pela Associação Brasileira de Normas Técnicas (ABNT).
2003	FAO/OMS desenvolvem as diretrizes para a aplicação do APPCC.
2004	A Comissão da União Europeia, por meio da EC-852, estabelece os requisitos para todas as indústrias de alimentos adotarem os princípios do sistema.
2005	Criação da norma ISO 22000 em parceria com a ISO, GFSI (Global Food Safety Initiative) e CIAA (Confederation of Food and Drink Industries of the EU). A ABNT NBR 14900, norma brasileira de segurança de alimentos, foi substituída pela ABNT NBR ISO 22000.

* FAO – Organização das Nações Unidas para a Alimentação e a Agricultura.

** A Portaria nº. 40/97 estabelece o Manual de Procedimentos no Controle da Produção de Bebidas e Vinagres, baseado nos princípios do sistema APPCC.

*** A Portaria nº. 46/98 publica o Manual de Procedimentos para implantação do sistema APPCC nas indústrias de produtos de origem animal.

Os sete princípios do sistema APPCC

Não importa o quão profissional e eficaz pode ser uma empresa: há sempre a possibilidade de surgir um grave problema, imprevisível e que eventualmente pode resultar numa grande crise. Prever todos os impactos desencadeados pela eventualidade, preparar as respostas e os cenários para lidar com o problema garante que uma organização está mais bem preparada para o inesperado. O sistema APPCC foca em áreas onde os problemas podem, potencialmente, ocorrer. O sistema APPCC tem uma base científica e uma abordagem sistemática, identificando perigos específicos e as ações adequadas para controlá-los, garantindo a segurança do alimento. Em última análise, o sistema é uma ferramenta de gestão de perigos. Sua aplicação envolve desde a produção primária até o consumo final do alimento, permitindo que a segurança do alimento seja desenhada para um produto e processo específico.

O sistema APPCC consiste na aplicação de sete princípios (detalhados abaixo), que compõem a norma *Codex,* referência internacional e base para a proteção dos consumidores definida no Acordo sobre Medidas Sanitárias e Fitossanitárias[4] (SPS, da sigla em inglês):

- Princípio 1 – Análise de perigos e determinação das medidas de controle
- Princípio 2 – Determinação dos pontos críticos de controle
- Princípio 3 – Estabelecimento dos limites críticos
- Princípio 4 – Estabelecimento dos procedimentos de monitorização
- Princípio 5 – Estabelecimento das ações corretivas
- Princípio 6 – Estabelecimento dos procedimentos de verificação
- Princípio 7 – Estabelecimento dos procedimentos de registro

Cabe observar que os princípios 1 e 2 constituem "o coração" do sistema APPCC. A realização de uma análise de perigos incorreta resultará na determinação inadequada dos pontos críticos de controle (PCC) e pode colocar a implantação do sistema em risco. Outro ponto importante e que deve ser compreendido é que o sistema APPCC é inteligente, pois prevê o problema, determina o modo como controlá-lo e denomina uma pessoa (no caso, o monitor) como responsável por esse controle. O monitor deve tomar as ações corretivas, sempre que os limites críticos forem excedidos. Caso haja alguma irregularidade na atuação do monitor, o sistema prevê ainda que a sua atividade seja supervisionada, pela aplicação dos procedimentos de verificação. Além disso, todas as atividades executadas são registradas, permitindo rastrear possíveis falhas e promover evidências para a auditoria. A Fig. 11.1 esquematiza a inter-relação dos princípios APPCC.

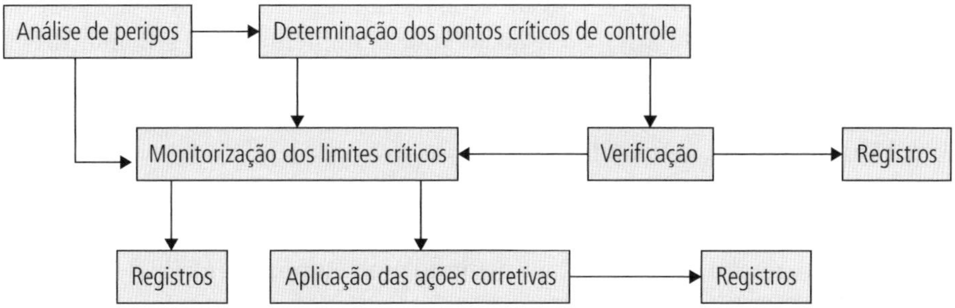

Fig. 11.1. Inter-relação dos princípios APPCC.

[4] O acordo SPS tem como objetivo impedir que medidas que visem à proteção à saúde de pessoas, plantas e animais constituam barreiras ao comércio internacional. Este tema será mais bem discutido no último capítulo desta obra.

O Programa de Pré-Requisitos

Antes da aplicação do sistema APPCC em qualquer setor da cadeia produtiva de alimentos, é fundamental a implementação dos programas tidos como pré-requisitos. Para alcançar êxito na sua implantação, recomenda-se a adoção das boas práticas agrícolas (BPA), as boas práticas de fabricação e do Programa de Pré-Requisitos Operacionais (PPRO). As BPA, naturalmente, são adotadas ainda no campo, antes do processamento. Em especial, merece destaque a implementação das BPA, conforme detalhado no Quadro 11.2.

Quadro 11.2 – Exemplo de boas práticas agrícolas

Qualidade da água, em especial a água de irrigação.
Histórico do solo e das propriedades vizinhas.
Alterações do solo.
Principais fertilizantes utilizados.
Controle integrado de pragas.
Principais agroquímicos utilizados.
Instalações sanitárias dos trabalhadores.
Saúde e higiene dos trabalhadores.
Recipientes e materiais de embalagem.
Ferramentas e equipamentos.
Transporte.
Cadeia de frio.
Pós-colheita.
Armazenamento.
Rastreamento.

Sem a adequação dos pré-requisitos, não se pode afirmar que o sistema APPCC é efetivo do campo à mesa. É muito importante compreender que a segurança do alimento não é garantida somente com a implementação do sistema APPCC, mas pela soma dos controles pertinentes ao PPRO e ao APPCC. Pode-se recorrer ao seguinte exemplo: nos Estados Unidos, na década de 1990, um grande surto envolvendo mais de 700 pessoas atingiu quatro estados norte-americanos, com 51 casos de síndrome hemolítico-urêmica (SHU)[5] e quatro mortes. O surto foi provocado pelo consumo de hambúrguer malcozido em uma rede regional de restaurantes tipo do *fast food*. Não adiantaria implementar o sistema APPCC nos frigoríficos, se as medidas de controle na produção animal não fossem rigorosamente cumpridas. As principais intervenções executadas no campo e no abate, de forma a minimizar a contaminação, são listadas no Quadro 11.3.

Assim, o Programa de Pré-Requisitos apropriadamente implementado mantém sob controle os perigos relativos às matérias-primas e ao ambiente de trabalho, incluindo a higiene pessoal, ambiental e operacional, impedindo ainda a possibilidade de contaminação cruzada.

---

[5] A síndrome hemolítico-urêmica (SHU) é uma doença grave, observada mais frequentemente em crianças de pouca idade, que se caracteriza por anemia hemolítica microangiopática, trombocitopenia e insuficiência renal aguda. A SHU tem como patógenos a ela relacionados as cepas de *E. coli* O157:H7, cepas de *E. coli* não-O157 produtoras da toxina Shiga e as diarreias sanguinolentas.

Quadro 11.3 – Principais intervenções na produção animal e abate, de modo a minimizar a contaminação por *E. coli* 0157:H7.

Seleção de reprodutores.
Qualidade da água.
Controle integrado de pragas.
Prevenção da contaminação da ração animal.
Controle da suplementação animal.
Higienização dos recipientes de alimentação.
Controle de antibióticos.
Vacinação.
Controle da saúde animal.
Exclusão competitiva.
Disposição de efluentes.
Disposição dos animais mortos.
Transporte adequado.
Controle da contaminação da carne pelo conteúdo intestinal do animal, durante a evisceração.

Cabe mencionar que o Ministério da Agricultura, Pecuária e Abastecimento (MAPA), mediante a circular nº. 175/2005, reuniu o procedimento padrão de higiene operacional – PPHO (SSOP), as boas práticas de fabricação e a APPCC em um único programa denominado Programa de Autocontrole.

A sequência lógica para aplicação do sistema APPCC

Para a aplicação do sistema APPCC, a norma *Codex* sugere que sejam seguidas as etapas delineadas na sequência lógica, conforme o Quadro 11.4. Atendo-se detalhadamente aos itens apresentados, observa-se que as etapas de 1 a 6 são compreendidas como etapas preliminares à elaboração do plano APPCC.

Quadro 11.4 – Sequência lógica para aplicação do sistema APPCC, de acordo com a norma *Codex*

1.	Definir equipe APPCC.
2.	Descrever o produto.
3.	Identificar a forma de uso do produto.
4.	Elaborar o fluxograma de processo.
5.	Validar o fluxograma de processo *in loco.*
6.	Listar os perigos potenciais, conduzir a análise de perigos e avaliar as medidas de controle.
7.	Determinar os PCC.
8.	Estabelecer os limites críticos para cada PCC.
9.	Estabelecer o sistema de monitoramento para cada PCC.
10.	Estabelecer as ações corretivas.
11.	Estabelecer os procedimentos de verificação.
12.	Estabelecer a documentação e a manutenção de registros.

APPCC: de análise de perigos e pontos críticos de controle; PCC: pontos críticos de controle.

Definição da equipe APPCC

A palavra-chave para a implementação do APPCC é capacitação. Inicialmente, todos os colaboradores devem ser treinados. Um estudo introdutório sobre o sistema é suficiente nesta etapa. Sugere-se que sejam retratados casos de contaminação de alimentos veiculados na mídia e que seja discutido de que forma a implementação do sistema APPCC pode auxiliar na prevenção dos problemas apontados. Após esse treinamento inicial, a equipe APPCC deve ser selecionada, com base no conhecimento sobre matéria-prima, produto, processo e perigos. Em indústrias de pequeno porte, em que o número de colaboradores é restrito, essa etapa pode ser uma barreira à implementação, entretanto, pode-se recorrer a especialistas externos. A norma *Codex* sugere que a equipe seja multidisciplinar. Uma vez selecionada a equipe, novos treinamentos devem ser ministrados[6,7], envolvendo o estudo pormenorizado dos princípios APPCC, o planejamento e a gestão de projetos, a análise de perigos e a análise de riscos, as técnicas de validação das medidas de controle e dos limites críticos, o gerenciamento de dados e a análise de tendência, as ferramentas de solução de problemas e auditoria. Os registros referentes à capacitação devem ser adequadamente armazenados.

A equipe deve ter representantes de todas as áreas que participam na elaboração do produto (direta ou indiretamente). Quando não for possível (pelo limite do número de pessoas), deve-se recorrer aos responsáveis pelas áreas não presentes na equipe.

Após a seleção da equipe, os membros devem eleger uma liderança, para que sejam representados junto à alta direção da empresa. O coordenador da equipe é de suma importância, pois ele deve manter registro das discussões (na forma de "atas de reuniões"), dispor de dados para dar subsídio às discussões, estar sempre disponível a todos os membros da equipe e ser responsável pela busca e manutenção dos dados científicos que baseiam as decisões da equipe para a elaboração do plano.

Descrição do produto

Uma descrição completa do produto deve ser elaborada, incluindo informações de segurança pertinentes, como composição física e química (incluindo atividade de água, pH etc.), os tratamentos que inativam os micro-organismos (congelamento, salga, defumação etc.), a embalagem, as condições de armazenamento e o método de distribuição.

A norma NBR ABNT ISO 22000:2006 recomenda que todas as matérias-primas, os ingredientes e os materiais que entram em contato com o produto sejam descritos em documentos de forma a dar embasamento à análise de perigos. Os itens a serem contemplados constam do Quadro 11.5.

---

6 Ver referência Mortimore, 2001.

7 O Ministério da Agricultura, Pecuária e Abastecimento (MAPA), mediante a Portaria nº. 46/98, contempla no programa de capacitação técnica da equipe os seguintes itens: sensibilização para a qualidade; perigos para a saúde públicos ocasionados pelo consumo de alimentos de origem animal; deterioração de alimentos perecíveis; leiaute operacional; programas de higiene; etapas de elaboração e implantação (parte teórica e exercícios práticos na indústria).

Quadro 11.5 – Dados referentes à descrição das matérias-primas, ingredientes e materiais que entram em contato com os produtos, segundo a norma ABNT NBR ISO 22000

Matérias-primas, ingredientes e materiais que entram em contato com os produtos
Características biológicas, físicas e químicas.
Composição de ingredientes formulados, incluindo aditivos e coadjuvantes alimentares.
Origem.
Método de produção.
Método de acondicionamento e entrega.
Condições de armazenagem e vida de prateleira.
Preparação e/ou manipulação antes do uso ou processamento.
Critérios de aceitação relacionados com a segurança de alimentos ou especificações de materiais e ingredientes adquiridos, apropriados à intenção de uso.

A norma ainda prevê que as características dos produtos finais também devem ser descritas em documentos, detalhando-se os itens abaixo (Quadro 11.6).

Quadro 11.6 – Dados referentes às características dos produtos finais, segundo a norma ABNT NBR ISO 22000

Características dos produtos finais
Nome do produto ou identificação similar.
Composição.
Características biológicas, físicas e químicas importantes para a segurança de alimentos.
Vida de prateleira pretendida e condições de armazenagem.
Embalagem*.
Rotulagem relacionada à segurança de alimentos e/ou instruções de manuseio, preparação e uso.
Métodos de distribuição.

* Merece destaque a Especificação para Avaliação Pública (da sigla em inglês PAS) 223, que foi desenvolvida para tratar dos programas de pré-requisitos para projetos e produção de embalagens para alimentos e bebidas. A avaliação das contaminações e migrações de origem microbiológica, física, química e por alergênicos faz parte dos requisitos dessa norma.

Descrição do uso pretendido do produto

O uso pretendido deve ser baseado nos usos esperados do produto por parte do consumidor. Atentar para o fato de o produto ser consumido cru ou mediante algum manuseio por parte do consumidor. O uso incorreto ou não intencional também deve ser considerado e descrito em documento, servindo de base para a condução da análise de perigos. Cabe citar que as instruções do rótulo são importantes para evitar uma possível contaminação. Em casos específicos, grupos vulneráveis da população, por exemplo, devem ser considerados.

Elaboração do fluxograma de processo

O fluxograma de processo deve ser construído pela equipe, englobando categorias de produtos ou de processo. O fluxograma necessita ser suficientemente detalhado, de modo a dar suporte à análise de perigos. O fluxograma deve apresentar a sequência e a interação de todas as etapas do processo, os processos externos (quando houver), em que matérias-primas, ingredientes e produtos intermediários entram no processo, retrabalho e recirculação e onde produtos finais, produtos intermediários, subprodutos e resíduos são liberados ou removidos.

Validação do fluxograma *in loco*

Uma vez estabelecido o fluxograma, deverá ser efetuada uma inspeção no local, verificando a concordância das operações descritas com o que foi representado. Isso irá assegurar que os principais passos do processo terão sido identificados e permitir ajustes quando necessários com base nas operações observadas. A confirmação do fluxograma deve ser realizada por pessoas com conhecimentos suficientes do processamento.

Listar os perigos, conduzir a análise de perigos, avaliar a severidade e considerar as medidas de controle para os perigos identificados

A equipe APPCC deve avaliar todos os perigos significativos[8] (de origem biológica, física e química) relativos às matérias-primas, ingredientes, etapas de processo, distribuição e utilização por parte do consumidor.

Ao realizar a análise de perigos, deve-se identificar o escopo do sistema APPCC. O *Codex* preconiza a segurança no que tange à saúde do consumidor. Entretanto, podem-se agrupar os perigos em duas classes, caracterizadas como segurança intrínseca, que representa os perigos à saúde e integridade do consumidor, e segurança percebida, que compreende os perigos que não representam nenhum risco ao consumidor, mas que podem afetar a imagem da empresa. Ainda, de acordo com a Portaria nº. 46/98 do MAPA, perigos relativos à perda de qualidade e a risco de fraude também devem fazer parte do escopo do plano APPCC.

A condução da análise de perigos envolve duas etapas: a primeira consiste na identificação do perigo, que pode ser realizada pela equipe utilizando-se a ferramenta de qualidade *brainstorming*. Durante essa fase, a equipe avalia os ingredientes, as matérias-primas, cada etapa do processo, os equipamentos utilizados, o produto final, método de armazenamento, uso pretendido do produto e prováveis consumidores. Com base nessa revisão, a equipe desenvolve uma lista de perigos potenciais de origem biológica, física e química que podem ser prevenidos, reduzidos ou eliminados a cada etapa do processo. O **Anexo A** apresenta algumas questões que podem ser úteis para auxiliar a equipe. A identificação de perigos se resume no desenvolvimento de uma lista de perigos potenciais associados a cada etapa do processo.

É importante esclarecer que os perigos identificados em uma etapa de processo podem não ser significativos para a etapa subsequente. Por exemplo, na produção de queijo minas frescal, a etapa de recepção de leite cru tem como perigo químico o resíduo de antibiótico que pode estar presente na matéria-prima; a etapa subsequente que constitui a filtração do leite tem como perigo associado a remoção de fragmentos sólidos.

[8] Consultar o Capítulo 10.

No segundo estágio, a equipe deve decidir quais perigos potenciais devem ser contemplados no plano APPCC. Cada perigo potencial deve ser avaliado quanto à severidade[9] e à provável ocorrência. A combinação da probabilidade (risco[10]) de um perigo e sua consequência (severidade) é utilizada para determinar perigos significativos, conforme ilustra a Fig. 11.2. Considerações a respeito da provável ocorrência podem ser baseadas em dados da literatura, experiência, dados epidemiológicos, análises de controle de qualidade do produto final, matéria-prima e ingredientes, dados de fornecedores envolvendo a cadeia produtiva de alimentos. A equipe pode necessitar da opinião de especialistas.

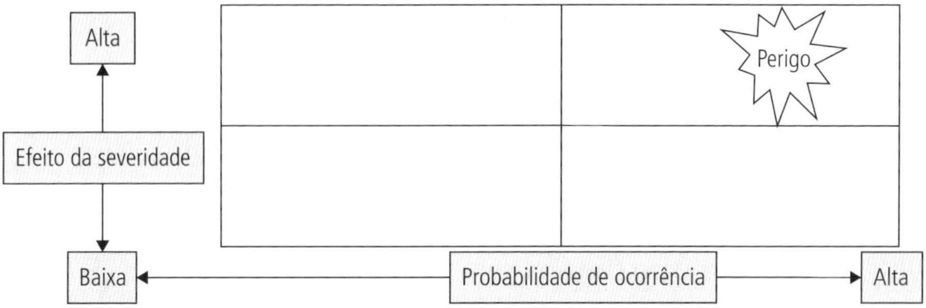

Fig. 11.2. Determinação de perigos significativos
Fonte: Mortimore, 2001.

A caracterização de perigos biológicos significativos pode ser auxiliada pela aplicação do diagrama decisório (**Anexo B**).

O resumo das deliberações da equipe APPCC e o raciocínio desenvolvido durante a análise de perigos devem ser registrados e mantidos como fonte de informações para auditorias e revisões do plano APPCC. Essas considerações podem ser apresentadas de diferentes maneiras, pelo resumo descritivo ou por meio de planilhas.

Após a conclusão da análise de perigos, devem-se caracterizar as medidas de controle para cada perigo identificado. Segundo a definição do *Codex*, "medida de controle envolve qualquer ação ou atividade que previna, elimine ou reduza, a níveis aceitáveis, um perigo significativo". As medidas para controlar os perigos identificados devem ser validadas para serem efetivas. Neste contexto, o documento do *Codex* (CAC/GL 69/2008) preconiza que a "validação consiste na obtenção de evidências de que uma medida de controle ou uma combinação de medidas de controle são capazes, se adequadamente implementadas, de manter um perigo constantemente sob controle, com um resultado previsto". O procedimento de validação se concentra na coleta de dados e nas avaliações científica e técnica, para determinar se as medidas de controle são ou não capazes de alcançar seu propósito específico. Se o resultado da validação indicar que as medidas de controle não são efetivas, estas devem ser modificadas e/ou reavaliadas. Para ilustrar as principais ações a serem executadas na valida-

9 A severidade se refere ao agravo à saúde do consumidor.
10 Risco: função da probabilidade da ocorrência de um efeito adverso à saúde e da gravidade desse efeito, causado por um perigo ou perigos existentes no alimento. Fonte: Codex, 2003.

ção, toma-se o seguinte exemplo: a fabricação de produtos cárneos fermentados requer um rápido abaixamento de pH e o controle da atividade de água (Aa) durante a maturação para impedir a multiplicação de patógenos. A validação das medidas apontadas pode incluir análise da matéria-prima (baseando-se em critérios estatísticos), dados da literatura sobre os valores específicos de pH e Aa, dados do histórico do produto e documentos regulatórios. Algumas questões podem orientar a equipe na etapa de validação das medidas de controle:

- As medidas de controle selecionadas são capazes de realizar o controle pretendido do(s) perigo(s) à segurança de alimentos, para o qual foram designadas?
- As medidas de controle são eficazes e capazes de, em combinação, assegurar o controle do(s) perigo(s) à segurança de alimentos identificado(s) para obter produtos finais que satisfaçam os níveis aceitáveis?

Cabe citar que a norma NBR ABNT ISO 22000 estabelece que as medidas de controle selecionadas devem ser classificadas de acordo com a necessidade de serem gerenciadas pelo PPRO ou pelo plano APPCC.

Determinação dos pontos críticos de controle

Nessa etapa, a equipe deve estabelecer o plano APPCC. Este constitui documento formal que descreve os procedimentos detalhando as informações para cada PCC identificado. Essas informações se resumem no perigo identificado a ser controlado no PCC, nas medidas de controle, nos limites críticos, nos procedimentos de monitoramento, nas correções e ações corretivas a serem tomadas se os limites críticos forem excedidos, nas responsabilidades e autoridades e nos registros de monitoramento.

Um PCC pode ser definido como uma etapa na qual um controle deve ser aplicado e é essencial para prevenir, eliminar ou reduzir o perigo em nível aceitável. Um perigo significativo que é susceptível de causar doenças ou lesões, na ausência de seu controle, deve ser abordado na determinação do PCC.

A determinação do PCC pode ser facilitada pela aplicação de um diagrama decisório (**Anexo C**), o que indica uma abordagem de raciocínio lógico. A aplicação dessa ferramenta, no entanto, não é obrigatória.

Nem sempre é possível designar um PCC para todos os produtos. Em especial, em produtos pouco processados, como a carne fresca, no processamento de desossa, não há uma etapa de processo que possa prevenir, reduzir ou eliminar patógenos. Nesse caso, o controle referente ao PPRO é essencial.

Exemplos de PCC podem incluir refrigeração, pasteurização, esterilização, irradiação, filtração, adição de sais de cura no processamento de embutidos, adição de culturas *starters* em processos fermentativos, testes de produtos para detecção de metais, recravação no processamento de enlatados, etapa de evisceração no abate de animais e o ajuste de pH e da Aa necessários para evitar a produção de toxina.

Os itens compreendidos no Programa de Pré-Requisitos não devem ser considerados PCC. Cabe acrescentar que a denominação PC (ponto de controle) não é considerada no escopo da norma NBR ABNT ISO 22000.

É interessante assinalar que mais de um perigo pode ser controlado pelo mesmo PCC e que mais de um PCC pode ser necessário para o controle de um perigo. De forma a esclarecer essas afirmativas, os seguintes exemplos são válidos:

- o perigo químico resíduo de antibiótico e a toxina estafilocócica podem ser controlados na etapa de recepção de leite cru, na produção de iogurte;
- *Clostridium botulinum* pode ser controlado por acidificação e pasteurização, na elaboração do palmito em conserva.

Nota-se que a definição de PCC o correlaciona a uma etapa do processo. No caso de matérias-primas e ingredientes, deve-se avaliar a criticidade destes, utilizando-se para isso um diagrama decisório (**Anexo D**). Esse diagrama tem por objetivo identificar as matérias-primas/ingredientes críticos para concluir se o processo ou o consumidor são ou não capazes de manter o perigo sob controle. Quando a matéria-prima/ingrediente for identificado como crítico, significa que o processo não é capaz de controlar o perigo. Neste caso, obrigatoriamente, a matéria-prima deve ser substituída ou o processo deve ser modificado para que a segurança do produto seja alcançada.

Estabelecimento dos limites críticos para cada PCC

Um limite crítico é um valor máximo e/ou mínimo estabelecido para o perigo biológico, químico e físico, com o objetivo de prevenir, eliminar, reduzir a um nível aceitável a ocorrência do perigo. Um limite crítico é usado para distinguir uma operação segura de uma operação insegura no contexto dos controles efetuados no PCC. Os limites críticos não devem ser confundidos com limites operacionais, que são estabelecidos com base outros parâmetros. Os limites críticos são estabelecidos para cada medida de controle monitorada no PCC.

Outro conceito importante é o do limite de segurança, estabelecido para minimizar a ocorrência de desvios nos limites críticos. Esse conceito está em consonância com o controle estatístico de processo (CEP). Um exemplo de limite de segurança é a aplicação da temperatura de 75 °C por 15s na pasteurização do leite, sendo o limite crítico estabelecido por requisitos regulamentares, 72 °C/15s. De acordo com a instrução normativa nº. 62/11 do MAPA, na pasteurização devem ser fielmente observados os limites quanto à temperatura e ao tempo de aquecimento de 72 °C a 75 °C por 15 a 20s.

Critérios frequentemente utilizados como limites críticos se baseiam em parâmetros que permitem medições rápidas para que o controle possa ser efetuado no momento do processo e incluem temperatura, tempo, nível de umidade, pH, Aa, teor de cloro disponível, inspeção visual, resíduos de aflatoxinas, resíduos de antibióticos, dentre outros.

O limite crítico tem de ser estabelecido segundo critérios de base científica. Um exemplo é o conceito 5D preconizado pelo Food and Drug Administration (FDA) com o objetivo de assegurar a letalidade de *Salmonella* sp. e *E. coli* O157:H7 em produtos ácidos (pH < 4,5) como sucos. Um padrão de redução 5 log significa que os sucos devem ser tratados termicamente de forma que haja uma redução de 100 mil vezes no número de micro-organismos.

Os requisitos regulamentares, a literatura científica, os experimentos laboratoriais e até a experiência consolidada da equipe APPCC também podem servir de base para o estabelecimento dos limites críticos. A razão para a escolha dos limites críticos deve ser documentada. Parâmetros baseados em dados subjetivos, como inspeção visual do produto, devem ser apoiados por instruções e/ou educação e treinamento.

Ressalta-se que contagens microbianas não são consideradas limites críticos, pois a leitura dos resultados requer, pelo menos, algumas horas.

Estabelecimento de um sistema de monitoramento para cada PCC

O monitoramento é uma sequência planejada de observações ou medições para avaliar se um PCC está sob controle e para produzir um registro fiel que serve de suporte ao procedimento de verificação. O monitoramento cumpre três objetivos:

1) é essencial para a gestão da segurança do alimento;
2) sinaliza que há uma tendência de perda de controle;
3) permite a retomada do controle do processo.

A escolha do responsável pelo monitoramento (monitor) do PCC é muito importante. O monitor deve ser imparcial, ter raciocínio rápido, apresentar boa argumentação e proceder ao registro, fielmente, em tempo real. Durante a auditoria, o monitor é peça-chave e será alvo da entrevista com auditores. A capacitação do monitor deve ser focada na técnica utilizada para monitorar cada limite crítico. É interessante que esse treinamento simule condições em que haja perda de controle. O monitor deve estar ciente dos propósitos da atividade por ele desempenhada.

A atividade de monitoramento deve consistir de procedimentos e registros que descrevam os registros das medições ou observações obtidas dentro de uma frequência adequada, os dispositivos de monitoramento usados, os métodos de calibração (dos instrumentos de medição) aplicáveis, a frequência de monitoramento, as responsabilidades e autoridades relacionadas ao monitoramento e à avaliação dos resultados. Todos os registros e documentos relacionados ao monitoramento devem ser datados e assinados ou rubricados pelo monitor.

De modo a facilitar a elaboração desses procedimentos, sugere-se utilizar a ferramenta de qualidade 5w+2H: O quê? (em função do limite crítico) Como? (através de termômetro, por exemplo) Quem?(nome do monitor) Quando?(frequência).

É importante assinalar que a frequência de monitoramento deve ser capaz de detectar a perda de controle do PCC, evitando a violação dos limites críticos.

A monitorização contínua é sempre preferível, mas, quando não for possível, será necessário estabelecer uma frequência de controle. Para isso, pode-se utilizar o CEP e planos de amostragem.

Os procedimentos de monitoramento necessitam ser rápidos, pois se referem a controles implementados diretamente no processo. Exemplos de atividades de monitoramento incluem observações visuais e de medição de temperatura, tempo, pH e teor de umidade. No tocante às observações visuais, a checagem de um laudo do fornecedor na recepção de matérias-primas também pode ser considerada uma atividade de monitoramento. As análises microbiológicas são raramente eficazes para controlar, em razão do tempo requerido para análise. Medidas físicas e químicas são frequentemente preferidas porque são rápidas e geralmente mais eficazes para assegurar o controle de perigos biológicos. Por exemplo, a segurança do leite pasteurizado é baseada em medições de tempo e temperatura de aquecimento.

Existem *kits* disponíveis comercialmente que podem auxiliar a atividade de monitoramento. O controle de resíduos de antibióticos no leite é realizado pelas indústrias, com auxílio de *kits* de detecção, que são baseados em diferentes metodologias:

- *kits* enzimáticos – têm tempo de leitura de 10 minutos e são baseados na reação específica de cada grupo de antibióticos;
- *kits* biológicos – têm tempo de leitura de 3 horas e se baseiam no fato de os antibióticos inibirem o desenvolvimento de micro-organismos.

O Quadro 11.7 resume os principais *kits* de identificação de antibióticos.

Quadro 11.7 – **Principais *kits* de identificação de antibióticos**

Marca comercial	Método	Tempo	Fabricante
Delvotest	Bio*	2,75h	DSM
Copan	Bio	2,75h	Copan
Beta Star	Enz**	5min	Christian Hansen
Charm Rosa Lactam, Tetra e Sulfa	Enz	8min	Charm Sciences
Twin	Enz	6min	Unisensor
Snap Beta, Tetra	Enz	5min	Idexx

* Biológico; ** Enzimático.

Fonte: Adaptado de: Dietrich, 2008.

Outros *kits* estão ainda disponíveis para diferentes fins. São exemplos:

- *kit* para detecção de compostos polares em óleo;
- *kit* para detecção de micotoxinas;
- *kit* para controle de resíduos veterinários;
- *kit* para detecção de resíduos de alergênicos em superfícies.

Estabelecimento das ações corretivas

As ações corretivas são procedimentos a serem executados quando se constata que ocorreu o desvio do limite crítico, sinalizando que o perigo não foi controlado. Ações corretivas específicas devem ser desenvolvidas para cada PCC.

As ações corretivas devem incluir a determinação e a correção da causa da não conformidade, a disposição do produto e o registro das ações corretivas que foram tomadas.

No plano APPCC, deve ser atribuída a responsabilidade pela supervisão de ações corretivas.

Exemplos de ações corretivas incluem compensação de tempo de processo, ajuste de temperatura, segregação do lote para avaliação, recolhimento do produto, reprocessamento e destruição e/ou descarte do lote produzido durante o desvio.

A norma ABNT NBR ISO 22000 diferencia os conceitos de correção e ação corretiva. A correção é a ação para eliminar uma não conformidade detectada e se refere ao tratamento de produtos potencialmente inseguros. A ação corretiva inclui a análise da causa e é realizada para evitar a recorrência. As principais ações a serem delineadas para análise da causa compreendem:

- avaliar a não conformidade;
- avaliar as reclamações de consumidores;
- avaliar as tendências dos resultados de monitoramento que possam indicar a perda de controle;
- determinar a causa da não conformidade;
- avaliar a necessidade de uma ação que assegure a não recorrência da não conformidade.

Procedimentos documentados devem ser estabelecidos e mantidos para o tratamento apropriado dos produtos potencialmente inseguros, para garantir que não sejam liberados antes de serem avaliados. Caso os produtos não estejam mais sob o controle da organização e sejam caracterizados como inseguros, a organização deve notificar as partes interessadas e iniciar o recolhimento.

Estabelecimento dos procedimentos de verificação

A verificação consiste na utilização de procedimentos em adição àqueles utilizados na monitorização para evidenciar se o sistema APPCC está funcionando de acordo com o planejado.

É importante observar que a verificação não deve ser executada pelos responsáveis das atividades de monitoramento e ação corretiva.

A atividade de verificação deve ser formalizada de acordo com o método, frequência e responsabilidade. Sugere-se a aplicação da ferramenta de qualidade 5w+2H.

A verificação envolve diferentes escopos. Pode ser considerada pontual, quando se limita a supervisionar o monitor, observando se os limites críticos adotados estão sendo alcançados. Outro aspecto da verificação é avaliar se o sistema APPCC está funcionando de acordo com o planejado. Quando isso ocorre, a amostragem do produto final é bem reduzida, desde que os controles sejam apropriados ao longo da produção. Portanto, em vez de focar o controle de processo no produto final, as organizações devem contar com revisões frequentes do plano APPCC, verificando se este está sendo seguido corretamente, checando as atividades de monitoramento do PCC, as ações corretivas e os registros. Nesse contexto, a atividade de verificação pode ser compreendida como uma auditoria interna.

Outra abordagem do procedimento de verificação é a validação inicial do plano APPCC para determinar se este é científica e tecnicamente possível, se todos os perigos foram identificados e se o plano mantém esses perigos sob controle. A atividade de validação deve ocorrer antes da implementação e após as alterações.

A verificação deve ser conduzida:

- rotineiramente, para garantir que o PCC está sob controle;
- quando os alimentos têm sido implicados como um veículo de doenças transmitidas por alimentos;

- para confirmar que as mudanças foram implementadas corretamente após a modificação do plano APPCC;
- para avaliar se o plano APPCC deve ser reavaliado, em razão de uma mudança no equipamento, processo ou ingredientes.

Exemplos de atividades de verificação incluem revisão do plano APPCC e seus registros, revisão dos desvios e do destino dos produtos, confirmação de que os PCC são mantidos sob controle, coleta aleatória de amostras para verificar a eficácia de controle do PCC, avaliação de registros, calibração de instrumentos de medição, revisão de limites críticos. Cabe acrescentar que, embora as análises microbiológicas não se prestem à atividade de monitoramento, elas podem ser solicitadas como parte de um procedimento de verificação.

Estabelecimento da documentação e manutenção de registros

A manutenção eficiente dos registros é essencial para a aplicação do sistema APPCC. A documentação e a manutenção de registros devem ser apropriadas à natureza e ao tamanho da operação e suficientes para evidenciar a inocuidade do alimento.

Os registros fornecem informações necessárias à auditoria e aos órgãos regulamentares. Permitem a determinação do histórico do lote, possibilitando a análise de tendências, e fornecem subsídios para a defesa da organização em procedimentos legais.

Exemplos de registros incluem o procedimento da condução da análise de perigos e a lógica para a determinação dos perigos e das medidas de controle, o plano APPCC, o certificado de fornecedores, auditoria, tempo e temperatura de processo, registros indicando a conformidade dos materiais de embalagem, registros de verificação, desvio e registros de ações corretivas e capacitação dos colaboradores.

Validação e verificação

É comum haver confusão entre os conceitos validação e verificação. O termo validar significa teste que comprova a validade, a correção ou concordância com os padrões. No contexto do sistema APPCC, validar significa obter evidências de que os elementos do plano são efetivos. O termo verificação significa ato ou efeito de verificar, averiguação, exame, prova, demonstração. De acordo com as diretrizes do sistema, verificar sugere a aplicação de métodos, procedimentos, testes e outras avaliações em adição às atividades realizadas na monitorização para determinar a conformidade do plano APPCC. Surge ainda a necessidade de diferenciar os conceitos de auditoria e verificação. A auditoria é uma ferramenta de gestão que visa verificar a eficácia da implementação de um sistema, de acordo com uma norma específica.

De forma a tornar mais compreensível a diferença entre os termos verificação e validação, as seguintes perguntas devem ser elaboradas quando da execução de cada procedimento:

- a questão principal que orienta a validação é: O sistema APPCC vai funcionar quando colocado em prática?
- na verificação, a abordagem deve ser: O que foi planejado é executado?

Para assegurar que o procedimento de validação seja efetivo, deve ser formado um grupo específico, que congregue os colaboradores envolvidos na elaboração do plano APPCC e novos integrantes, especialmente colaboradores ligados diretamente ao processo. Esse processo pode ocorrer em duas etapas.

Inicialmente, devem-se buscar as evidências que justificam a seleção dos perigos identificados. Esses dados podem ser obtidos pela consulta ao material utilizado como base científica para delineamento dos perigos. Testes adicionais também podem ser conduzidos. São exemplos os testes de penetração e distribuição do calor, a incubação dos lotes de enlatados produzidos, os testes de desafio microbiológico (*microbial challenge testing*)[11] e os modelos matemáticos de crescimento microbiano (microbiologia preditiva).

O segundo passo inclui a validação das medidas de controle, dos limites críticos e procedimentos de monitoramento. Deve-se revisar o fluxograma e checar os dados do plano APPCC, avaliando se o PCC foi identificado adequadamente e se os valores estabelecidos para os procedimentos de monitoramento e estabelecimento dos limites críticos são alcançáveis. Pode-se citar como exemplo o cozimento de embutidos. A temperatura de 74 °C interna é requerida para o processamento de embutidos curados cozidos. Na validação deve-se assegurar que a estufa de cozimento permita que o embutido alcance essa temperatura internamente.

A validação das medidas de controle deve assegurar que as ações corretivas resultarão na segregação adequada dos produtos não conformes e que estes não chegarão ao consumidor.

O **Anexo E** ilustra de que forma o procedimento de validação e verificação se encaixa na implementação do sistema APPCC.

RESUMO

- Os princípios do sistema APPCC podem ser ilustrados tomando-se como exemplo a cadeia produtiva de leite. Os perigos biológicos considerados significativos são *Salmonella* sp., *Listeria monocytogenes*, *Mycobacterium bovis*, *M. tuberculosis*, dentre outros. A medida de controle considerada adequada para manter os perigos assinalados sob controle é a pasteurização, em que o aquecimento a temperaturas entre 72 °C-75 °C por 15 segundos é suficiente para eliminar as células vegetativas dos patógenos. A temperatura/tempo são denominados limites críticos, e a atividade de monitoramento contempla a observação do termógrafo, a verificação da atividade da enzima peroxidase e fosfatase (o teste deve ser positivo para peroxidase e negativo para fosfatase), e a checagem do funcionamento da válvula de retorno de fluxo, caso haja algum desvio. A ação corretiva pode abranger o ajuste das condições de processo, bem como a segregação do

[11] O teste de desafio microbiológico (*microbial challenge testing*), junto com a microbiologia preditiva, são ferramentas utilizadas para prever a sobrevivência e o crescimento microbiano em produtos alimentícios durante as fases de processamento, armazenamento e distribuição.

produto para avaliação. A verificação dos procedimentos pode ser realizada mediante coleta de amostras para análise microbiológica, calibração dos equipamentos de medição e controle dos reagentes ou *kits* utilizados.

SUGESTÕES DE LEITURA

Codigo Internacional de Practicas Recomendado – Principios Generales de Higiene de los Alimentos. CAC/RCP 1-1969, rev. 4, 2003.

International Life Sciences Institute (ILSI Europe). Validation and verification of HACCP. ILSI Europe Report Series. Brussels, 1999.

Mortimore S. How to make HACCP really work in practice. Food Control. 2001;12:209-15.

National Advisory Committee on Microbiological Criteria for Foods (NACMF). HACCP principles and application guidelines. August 14, 1997.

QUESTÕES DISCURSIVAS

1. Qual a diferença entre os princípios de monitorização e verificação na implementação do sistema APPCC e como as análises microbiológicas se inserem nesse contexto?
2. Em relação à implantação do sistema APPCC no processamento de hambúrguer APPCC, julgue os itens (assinalando certo ou errado) que se seguem. Justifique suas respostas.
   a) Na etapa de recepção da matéria-prima (carne bovina), os perigos biológicos significativos são S*almonella* sp., coliformes termotolerantes e clostrídios sulfito-redutores.
   b) São medidas selecionadas para o controle do perigo: programa de qualidade assegurada do fornecedor e análises microbiológicas.
3. Uma indústria de beneficiamento de leite utiliza equipamento de pasteurização a placa, dotado de termorregistrador, e apresenta o seguinte fluxograma resumido: recepção leite cru-resfriamento – estocagem – filtração – pasteurização – armazenamento sob refrigeração – distribuição. Com o auxílio do diagrama decisório, descreva dois pontos críticos de controle no processo de pasteurização do leite. Não se esqueça de analisar os perigos (biológico, químico e físico) para as etapas descritas.
4. Com relação ao princípio 5 (ações corretivas) do sistema APPCC, responda:
   a) Diferencie os termos: ação corretiva e ação preventiva.
   b) Quando as ações corretivas devem ser tomadas?
5. Cite um exemplo adequado para justificar a seguinte afirmativa: "mais do que um PCC pode ser necessário para controlar um único perigo".
6. A matéria-prima pode ser considerada crítica ou não crítica de acordo com o diagrama decisório proposto por Mortimore e Wallace (1996). Qual o procedimento a ser adotado no caso de a matéria-prima ser considerada crítica?
7. Sobre os princípios "estabelecimento dos limites críticos e ação corretiva", responda:
   a) Uma empresa pasteuriza seus sucos acima de 74 °C, porém a norma legal estabelece 66 °C. Qual deveria ser o limite crítico estabelecido pela empresa? E o limite de segurança?
   b) O limite crítico para temperatura interna de um produto é de 71 °C. A temperatura de monitorização registrada em planilha foi de 72 °C. O produto foi envasado e mantido refrigerado na

planta. Posteriormente, o procedimento de verificação estabeleceu que a leitura do termômetro era 2 °C superior ao que deveria ter sido. Qual deveria ser a ação corretiva mais indicada nesse caso?

8. Descreva a(s) medida(s) de controle adequada(s) para o perigo significativo *Clostridium botulinum* em conservas acidificadas (por exemplo, palmito, champignon, aspargo).
9. A afirmativa abaixo é verdadeira? Justifique sua resposta.

   São considerados procedimentos de monitorização: observação visual de materiais estranhos na recepção de matérias-primas; avaliação sensorial do produto para observação de odores anormais e colorações estranhas; medição de pH e do cloro residual livre; coleta de amostras para avaliação microbiológica.
10. Com relação ao processamento de conservas enlatadas, considere a seguinte afirmativa: "A etapa de resfriamento das latas não é considerada crítica, pois parte-se do princípio que o alimento já sofreu o tratamento térmico e não poderá haver uma recontaminação, uma vez que está protegido pela própria embalagem". Essa afirmativa é verdadeira? Justifique sua resposta.

REFERÊNCIAS BIBLIOGRÁFICAS

1. ABNT NBR ISO 22000:2006 – Sistemas de gestão da segurança de alimentos. Requisitos para qualquer organização na cadeia produtiva de alimentos.
2. ABNT NBR 5462/1993 CB-03 – Comitê Brasileiro de Eletricidade – CE –03:056.01 – Comissão de Estudo de Confiabilidade NBR 5462 – Reliability and maintainability.
3. Baker DA. Application of modelling in HACCP plan development. Int J Food Microbiol. 1995;25:251-61.
4. BRASIL. Ministério da Agricultura, Pecuária e Abastecimento (MAPA). Secretaria de Defesa Agropecuária (SDA). Departamento de Inspeção de Produtos de Origem Animal (DIPOA). Coordenação Geral de Programas Especiais (CGPE). Circular n. 175/2005/CGPE/DIPOA. Procedimento de verificação dos programas de autocontrole. Diário Oficial da União. Brasília, DF, 16 maio 2005.
5. ______. Ministério da Agricultura, Pecuária e Abastecimento (MAPA). Instrução normativa nº. 62, de 29 de dezembro de 2011. Aprova o Regulamento técnico de produção, identidade e qualidade do leite tipo A, o Regulamento técnico de identidade e qualidade de leite cru refrigerado, o Regulamento técnico de identidade e qualidade de leite pasteurizado e o Regulamento técnico da coleta de leite cru refrigerado e seu transporte a granel, em conformidade com os Anexos desta Instrução Normativa. Diário Oficial da União. Brasília, DF, 30 dez. 2011.
6. ______. Ministério da Agricultura e do Abastecimento (MAA). Portaria nº. 46 de 10 de fevereiro de 1998. Institui o Manual genérico de procedimentos para análise de perigos e pontos críticos de controle em indústria de produtos de origem animal. Diário Oficial da União. Brasília, DF, 16 mar. 1998.
7. ______. Ministério da Agricultura e do Abastecimento (MAA). Portaria nº. 40 de 20 de janeiro de 1997. Aprova o Manual de procedimentos no controle da produção de bebidas e vinagres, baseado nos princípios do sistema de análise de perigos e pontos críticos de controle. Diário Oficial da União. Brasília, DF.
8. Codex. Diretrices para la validación de medidas de control de la inocuidad de los alimentos. CAC/GL 69, p.1 a 16, 2008.
9. Dietrich J. Controle do resíduo de antibiótico no leite. Rev. Leite & Deriv. 2008; julho, p.156-162.
10. Food and Drug Administration (FDA). Code of Federal Regulations (CFR). Part. 120 – Hazard Analysis and Critical Control Point

(HACCP) Systems. Title 21, v.2. Revised as of April 1, 2013. Disponível em: <www.accessdata.fda.gov/scripts/cdrh/cfdocs/cfcfr/CFRSearch.cfm?CFRPart=120&showFR=1>.

11. Horchner PM, Pointon AM. HACCP-based program for on-farm food safety for pig production in Australia. Food Control. 2011;22:1674-88.
12. International Life Sciences Institute (ILSI Europe). Validation and verification of HACCP. ILSI Europe Report Series. Brussels, 1999.
13. Mortimore S, Wallace C. HACCP: a practical approach. 2. ed. Gaithersburg: Aspen Publications, 1998.
14. Notermans S, et al. A user's guide to microbial challenge testing for ensuring the safety and the stability of food products. Food Microbiol. 1993;10:145-7.
15. SÃO PAULO (Estado). Secretaria de Estado da Saúde. Centro Vigilância Epidemiológica (CVE). São Paulo, 2002. Disponível em: <www.cve.saude.sp.gov.br>.
16. Schothorst MV. A simple guide to understanding and applying the hazard analysis critical control point concept. 3. ed. ILSI Europe, 2004.
17. Sperber WH. HACCP does not work from farm to table. Food Control. 2005;16:511-4.

Anexo A – Exemplo de questões a serem consideradas na condução da análise de perigos

1. Matérias-primas, ingredientes e produto final

a) O produto final contém ingredientes sensíveis que podem apresentar perigos biológicos (por exemplo, *Salmonella* sp., *Staphylococcus aureus*), perigos químicos (por exemplo, antibióticos, aflatoxinas, resíduos de pesticidas) e perigos físicos (por exemplo, pedras, metal, vidro)?

b) O perigo identificado é significativo para a saúde pública?

c) As matérias-primas são recebidas junto com o laudo de análises dos fornecedores?

d) O produto permite a produção de toxinas, sobrevivência ou a multiplicação de patógenos?

e) Existem produtos similares à venda? Existem dados de perigos associados a estes produtos?

f) Qual é a microbiota normal do produto?

g) O produto final será aquecido pelo consumidor?

2. Processamento

a) Esta etapa do processo (repetir esta pergunta para cada etapa) introduz, previne, reduz ou elimina perigos de origem química, física e biológica?

b) Se houver erro na formulação do produto, isso resultará em um perigo biológico? Em um perigo químico?

c) Pode ocorrer a produção de toxinas, sobrevivência ou a multiplicação de patógenos durante as etapas posteriores da cadeia produtiva?

d) O processamento inclui alguma etapa que promove a eliminação de patógenos? Se sim, qual etapa? (considerar células vegetativas e esporos)

e) O equipamento irá proporcionar o controle de tempo-temperatura necessário à segurança do produto?

f) Existe a possibilidade de ocorrer recontaminação entre o processamento (pasteurização, cozimento) e a etapa de embalagem do produto?

g) O método de embalagem possibilita a multiplicação de patógenos e produção de toxinas?

h) O material da embalagem é resistente a danos, evitando assim a contaminação microbiana?

i) Quais dispositivos de controle de perigos físicos são utilizados (ímãs, peneiras, detectores de metal, filtros, telas)?

j) O desgaste dos equipamentos pode originar um perigo físico?

k) São necessários protocolos de controle de alergênicos no uso do equipamento para produtos diferentes?

l) A lista de potenciais alergênicos está descrita na rotulagem do produto?

m) A etapa de sanificação impacta a segurança do produto final?

n) Os colaboradores entendem o processo e os fatores que devem controlar para garantir a segurança do produto?

o) Os colaboradores informam à gerência um problema que possa ter impacto na segurança do produto final?

3. Armazenamento

a) Qual a probabilidade de o produto final ser armazenado em condições inadequadas de temperatura?

b) O armazenamento inadequado pode originar um perigo biológico?

c) A microbiota do produto se altera durante a etapa de armazenamento?

d) A alteração desta microbiota impacta a segurança do produto?

Anexo B – **Diagrama decisório para perigos biológicos**

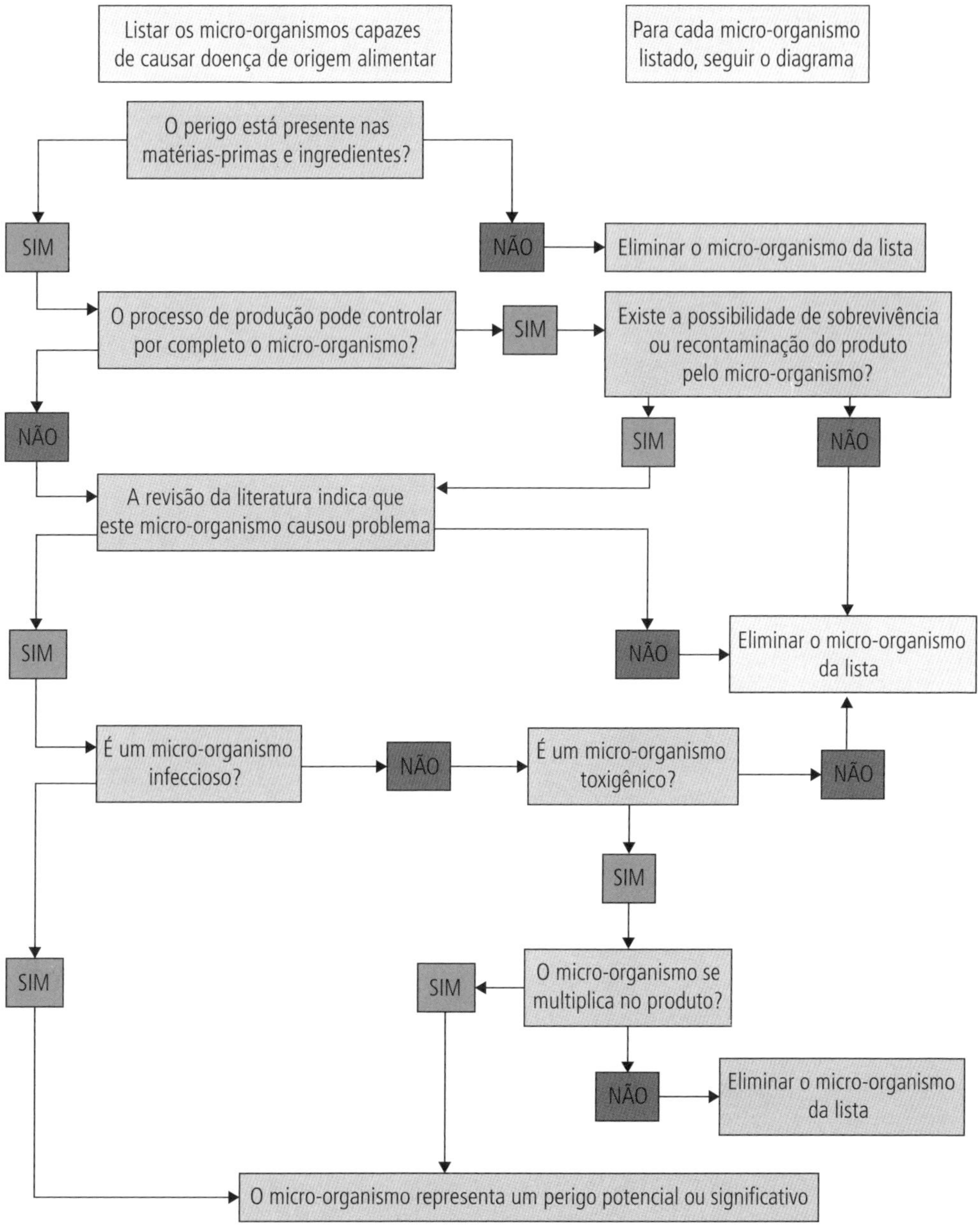

Anexo C – Diagrama decisório para identificação do PCC

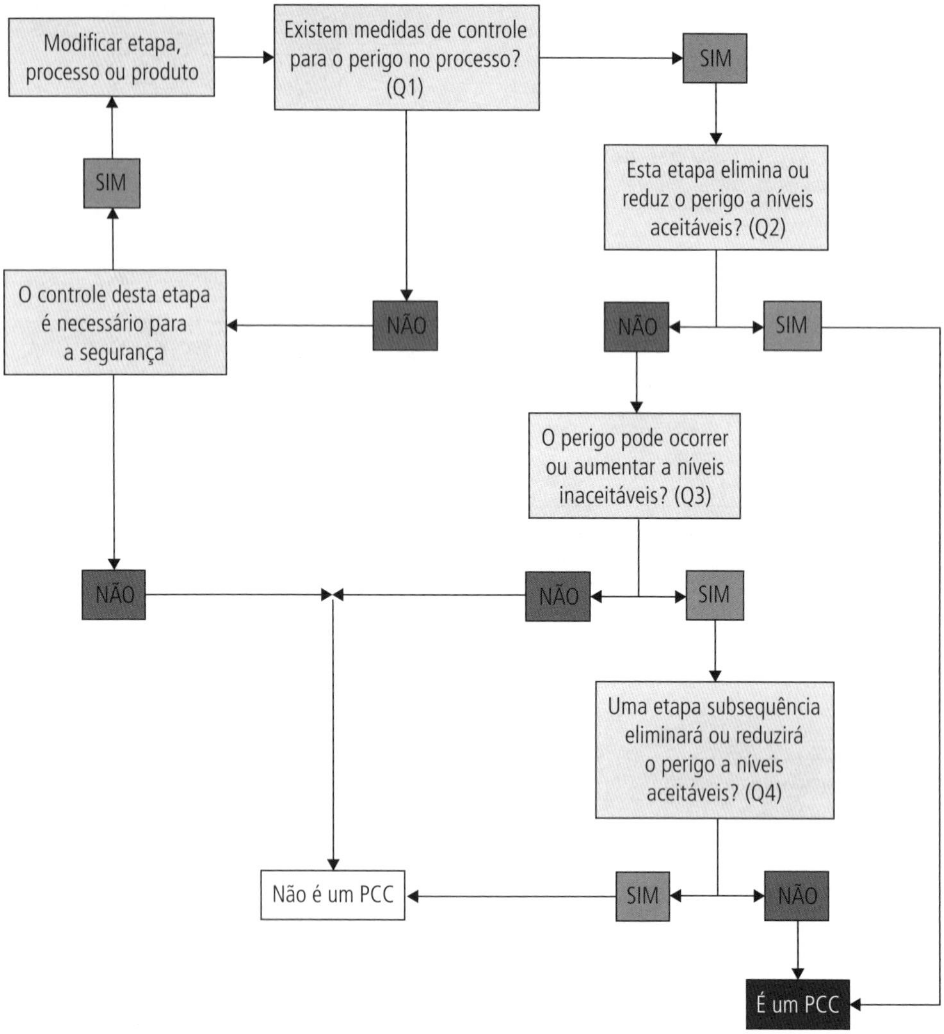

Anexo D – Diagrama decisório para avaliação da criticidade da matéria-prima

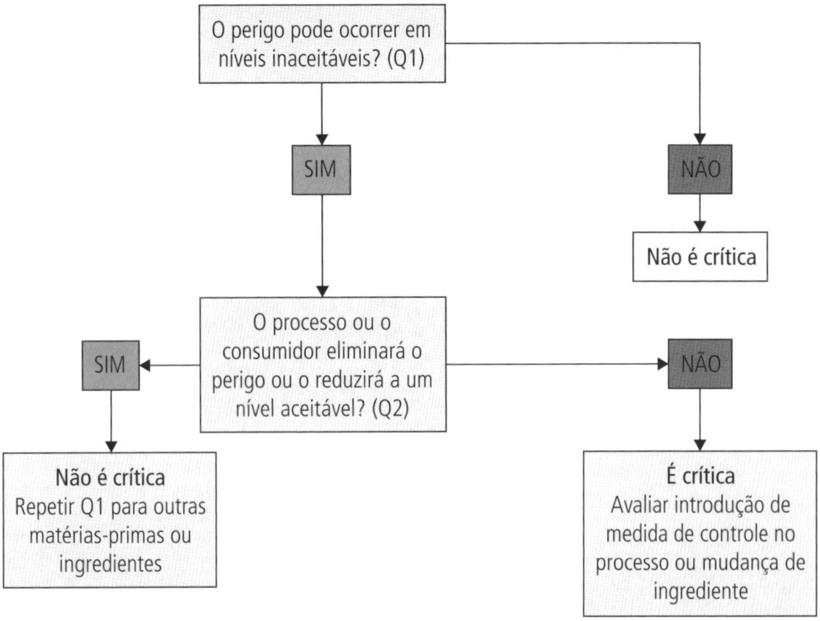

Anexo E – Validação e verificação do sistema APPCC

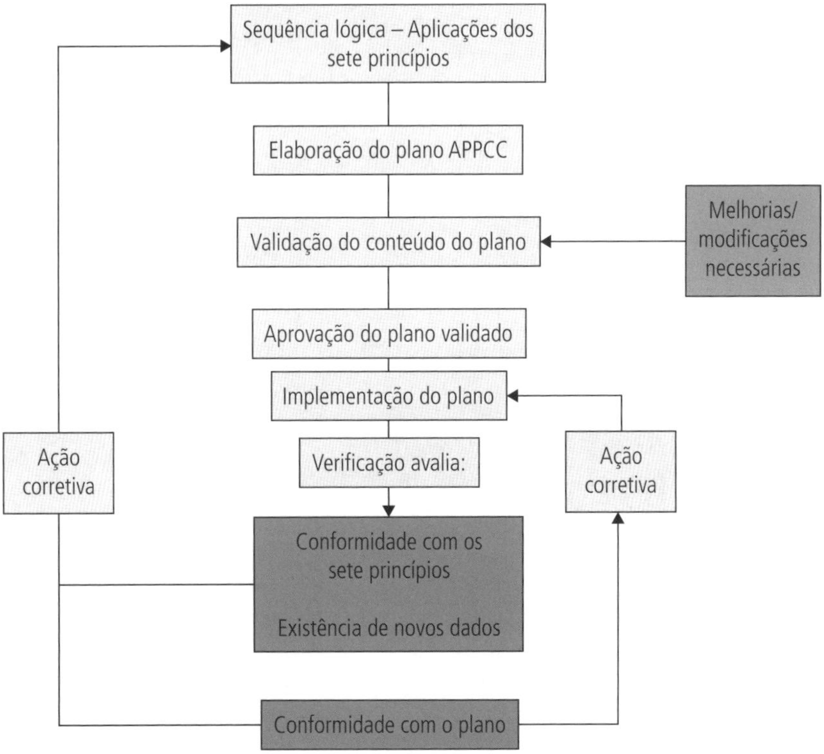

12 CAPÍTULO

As boas práticas agropecuárias e o sistema APPCC na cadeia produtiva de frangos

- Elenita Oliveira da Silva
- Denise R. Perdomo Azeredo

CONTEÚDO

OBJETIVOS E PROPOSTA DE APRENDIZAGEM DO CAPÍTULO

Ao completar o estudo deste capítulo, o leitor estará apto a:

- descrever as boas práticas agropecuárias (BPA) na cadeia produtiva de frangos;
- citar a abrangência das BPA;
- descrever as etapas de abate de aves;
- citar as etapas críticas no abate de aves e os principais controles inerentes;
- descrever as etapas de produção de linguiça de carne de frango do tipo frescal;
- citar as etapas críticas na produção de linguiça de carne de frango do tipo frescal e os principais controles inerentes.

Introdução

A contaminação da carcaça de frango *in natura* pode ocorrer durante a operação de abate, por contato entre aves sadias e aves contaminadas, isto é, por contaminação cruzada durante o processo e subsequente preparação das carcaças. O mecanismo de contaminação da carcaça envolve inicialmente a retenção das bactérias em uma camada líquida sobre a pele.

O elevado teor de nutrientes, a alta atividade de água (Aa), o pH próximo à neutralidade e o potencial *redox*[1] tornam a carne de frango suscetível à contaminação microbiana. Além disso, se as condições higiênico-sanitárias na comercialização das carnes forem precárias, haverá aumento da carga contaminante, o que constitui um sério risco para saúde dos consumidores.

Micro-organismos como *Salmonella* sp., *Escherichia coli* enteropatogênica, *Campylobacter jejuni* e *Clostridium perfringens* podem ser encontrados nas carcaças de frango. A incidência e a quantidade desses micro-organismos variam de acordo com as condições de manejo durante a criação e os cuidados higiênicos nas operações de abate dos animais, posterior manipulação e manutenção da cadeia de frio.

Levantamentos em diferentes países demonstram que 30% a 50% das carcaças de frango congelados ou refrigerados estão contaminadas por *Salmonella* sp. No Brasil, há relatos de contaminação por *Salmonella* em frango e seus derivados, variando de 9,15% a 86,7%.

Nesse contexto, ressalta-se a importância da implementação de um sistema de gestão da segurança de alimentos, tendo como base as boas práticas agropecuárias, o Programa de Pré-Requisitos Operacionais e o sistema APPCC (Análise de Perigos e Pontos Críticos de Controle).

O presente capítulo aplica os conceitos do sistema APPCC abordados no capítulo anterior e está estruturado em três seções:

1) boas práticas agropecuárias relacionadas com a cadeia produtiva de frangos;
2) aplicação do sistema APPCC no abate de aves;
3) aplicação do sistema APPCC no processamento de linguiça de carne de frango do tipo frescal.

As boas práticas agropecuárias

As boas práticas agropecuárias (BPA) para a cadeia produtiva de frangos de corte são uma das formas de garantir o padrão de qualidade exigido pelo mercado interno e externo. Esse conjunto de regras permite adequações no âmbito da gestão ambiental, segurança alimentar, aspectos sociais e bem-estar animal[2]. Além disso, servem de base para a imple-

---

[1] O potencial *redox* (Eh) representa importante fator intrínseco para a multiplicação microbiana. Micro-organismos anaeróbios tendem a se multiplicar em valores de Eh negativo; os aeróbios necessitam de um Eh positivo para seu desenvolvimento. A carne *in natura* apresenta um Eh igual a -150 mV.

[2] O programa de bem-estar das aves preconiza o respeito às "cinco liberdades" definidas pela FAWC (*Farm Animal Welfare Council*): as aves devem ser livres de medo e angústia; livres de dor, sofrimentos e doenças;

mentação do sistema APPCC e de normas ISO. As BPA compreendem as atividades de alojamento das aves até o seu descarregamento na plataforma de abate. Os principais requisitos apresentados a seguir resumem as condições de criação e aspectos da saúde animal.

Edificações

- O telhado deve estar em boas condições e o forro deve ser de fácil limpeza.
- Os pisos devem ter boa drenagem e serem conservados com higiene.
- Os galpões devem ser isolados, impedindo o acesso de outros animais e permitindo o controle de pragas.
- Instalar sistema de ventilação, exaustão, aspersão e aquecimento para permitir o ajuste da ambiência de acordo com a necessidade das aves.
- Os aviários devem ser equipados com muretas, telas e cortinas.
- Deve haver uma instalação de apoio para armazenamento de medicamentos e materiais, realização de necropsia e higienização das mãos.

Alojamento dos pintos

- O pinteiro para o alojamento deve estar limpo e desinfetado adequadamente e sem a presença de aves por pelo menos 10 dias.
- Imediatamente à chegada dos pintos, ao serem alojados na granja, registrar em fichas as conformidades das aves adquiridas.
- Observar e anotar o peso das aves, quantidade de refugos e avaliar se estas estão saudáveis, com olhos brilhantes, umbigo bem cicatrizado, tamanho e cor uniformes, canelas lustrosas sem deformidades, com plumagem seca, macia e sem sujidades aderidas à cloaca.
- Geradores, aquecedores, ventiladores, bebedouros e alarmes deverão ser testados anteriormente à chegada das aves para garantir o funcionamento apropriado.
- A temperatura na área de alojamento deve estar ajustada ao conforto térmico das aves.
- Deve-se utilizar quantidade adequada de bebedouros e comedouros em relação ao número de aves, efetuando a regulagem da altura conforme a idade.
- A cama do pinteiro deve estar seca e com altura mínima de 6 cm.

Densidade de alojamento

- Todo aviário deve ter espaço suficiente que permita acesso irrestrito do tratador, seja para inspeção ou para retirada de aves doentes ou machucadas.

---

livre de fome e sede; livre de desconforto e livre para expressar seu próprio comportamento. No Brasil, o Ministério da Agricultura, Pecuária e Abastecimento (MAPA) estabelece o bem-estar animal mediante a Instrução normativa nº. 56/2008.

- A densidade máxima deve ser de 39 kg/m^2 para aves de abate durante o ciclo de produção.
- Todas as aves devem ter espaço suficiente para expressar seu comportamento natural, permitindo liberdade de movimentos.

Ventilação e controle de temperatura

- A temperatura e nível de ventilação do aviário devem ser apropriados ao sistema de criação, idade, peso e estado fisiológico das aves.
- As temperaturas mínimas e máximas dentro dos aviários de ventilação automática devem ser medidas e registradas diariamente.
- Todo o aviário com ventilação mecânica deve ser desenhado e manejado para evitar uma elevação de temperatura acima da zona de conforto térmico.
- Em condições de clima quente, os produtores devem utilizar práticas de manejo que minimizem o estresse calórico das aves. Estas medidas devem incluir a redução na densidade de alojamento, aumento da ventilação e utilização de nebulizadores.

Iluminação

- A iluminação deve ser uniforme em todo o aviário.
- O sistema de iluminação dos aviários deve ser desenhado e manejado de forma a prover o mínimo de intensidade de iluminação (10 lux para aves de abate) por pelo menos 8 horas em cada 24 horas.
- Níveis de iluminação abaixo ou acima do mínimo podem ser requeridos para minimizar comportamentos anormais. Quando isso se fizer necessário, o técnico responsável deve ser informado. Os dados devem ser registrados e os registros devem ser mantidos por dois anos.
- O sistema de iluminação deve ser capaz de prover, no mínimo, 100 lux para o propósito de limpeza do aviário.

Camas[3]

- As aves do aviário devem ser mantidas em cama de boa qualidade e capacidade de absorção.
- Quando houver troca da cama, ela deve ser retirada do aviário logo após a saída das aves e eliminada respeitando a legislação vigente.
- Os registros de limpeza do aviário, remoção ou tratamento da cama devem ser mantidos e estar disponíveis por no mínimo dois anos.

---

[3] A cama de frango consiste na mistura de excretas e de um material absorvente utilizado como substrato para receber e absorver a umidade das excretas, penas e descamações da pele de aves e restos de alimentos que caem dos comedouros. Seu objetivo é minimizar as lesões em regiões como peito, coxim plantar e articulações.

- O material usado para cama deve ser de fonte aprovada.
- O excesso de umidade na cama está associado à elevação dos níveis de amônia no ambiente de criação dos frangos, podendo aumentar a sensibilidade ao estresse, reduzindo a uniformidade e produtividade do lote, no momento do abate.
- A espessura da cama deve ser de, no mínimo, 5 cm e manejada para permitir a diluição das fezes e manter-se em condições adequadas para o conforto das aves.
- Caso a cama seja reutilizada, ela deve ser tratada para minimizar os riscos microbiológicos. *Salmonella* sp., *Escherichia coli* e *Clostridium* estão entre as bactérias patogênicas encontradas em cama de frango.
- Aproveitar a cama como adubo nas lavouras, respeitando as boas práticas com relação ao solo, mantendo distâncias adequadas do aviário.

Alimentação e água

- O espaço de alimentação adotado na granja deve ser suficiente para permitir o acesso das aves a água e alimentação sem induzir competição.
- As aves devem ter livre acesso aos bebedouros, permitindo fluxo e volume adequados a qualquer momento.
- O dimensionamento de comedouros e bebedouros deve ser validado pelo técnico responsável.
- As unidades de produção devem garantir que a água ministrada as aves seja limpa, potável e não ofereça riscos para saúde destas.
- A ração fornecida às aves não deve conter contaminantes acima dos níveis toleráveis.
- A empresa deverá seguir normas de boas práticas de fabricação (BPF) de ração animal.
- O interior dos silos, localizados na granja, devem ser limpos e higienizados adequadamente.
- Os silos devem ser vedados para evitar a entrada de água, pragas e outros contaminantes.
- Ingredientes e produtos adquiridos de terceiros devem possuir rótulos em suas embalagens, identificando produto, origem, função, prazo de validade e demais informações baseadas na segurança de uso do alimento e que atendam à legislação.
- Deve ser respeitado o período de retirada de medicamentos veterinários e aditivos utilizados nas formulações seguindo a recomendação do fabricante ou à legislação vigente.
- Rações e demais ingredientes e produtos embalados em sacarias devem ser armazenados em local adequado em estrados ou *pallets* distantes do piso e afastados das paredes e do teto, separados e classificados em grupo ou tipo de ingrediente ou produto.
- O projeto de bebedouros e o seu posicionamento devem minimizar o umedecimento da cama.

- Devem-se realizar, anualmente, análises físicas, químicas e microbiológicas da água.
- A limpeza de depósitos intermediários e tubulações, desde a rede até o ponto de acesso a água para as aves, deve ser realizada a cada novo lote.
- A ingestão de água deve ser medida, diariamente, por meio de medidores instalados em cada aviário.

Cuidados gerais com a saúde dos frangos

- As aves devem ser adquiridas de incubatórios registrados no Ministério da Agricultura Pecuária e Abastecimento (MAPA) e serem livres das principais doenças de controle oficial.
- Todas as aves devem ser vacinadas ainda no incubatório, contra a doença de Marek[4].
- Respeitar as recomendações do Programa Nacional de Sanidade Avícola (PNSA) do MAPA, que determina a negatividade em matrizes para *Salmonella Pullorum, S. Enteretidis, S.Galllinarum, S. Typhimurium* e *Mycoplasma gallisepticum.*
- Adquirir pintos de estabelecimentos livres de salmonelas e micoplasmas.
- Monitorar os lotes para controle da infecção por *Mycoplasma synoviae.*
- Fornecer rações livres de *Salmonelas.*
- Fornecer água livre de coliformes.
- Manter controle de coccidiose[5] por meio de anticoccidiano na ração ou vacinação de pintos.
- Evitar a proximidade do aviário com outras criações, especialmente de aves, mas também de outros animais.
- Os períodos de carência dos medicamentos veterinários devem ser conhecidos e seguidos rigorosamente.
- Manter registros da administração dos medicamentos contendo nome do produto, número do lote/partida, período de carência, período de tratamento, número de animais tratados, quantidade total de medicamento utilizado, período de tratamento, período de carência e nome da pessoa que administrou o produto.
- A mortalidade acima do normal deve ter as causas investigadas e um plano de ação deve ser implantado. Retirar diariamente as aves mortas das instalações, destinando-as à compostagem ou incineração.
- Todos os galpões devem operar no sistema “tudo dentro, tudo fora” para que as aves estejam no mesmo grupo de idade.

---

4 A doença de Marek é causada por um herpesvírus, sendo responsável por grandes perdas econômicas na indústria avícola mundial. A transmissão da doença pode ocorrer por contato direto e indireto entre as aves e aparentemente por via aérea. Aves infectadas pelo vírus liberam-no mediante a descamação dos folículos da pena (principal fonte de infecção). Uma vez infectada, a ave libera o vírus indefinidamente. A transmissão indireta ocorre por contaminação de equipamentos, alimentos, pessoas, animais e insetos.

5 A coccidiose aviária é uma enfermidade causada por um protozoário do gênero *Eimeria*, que parasita as células intestinais desses animais. É considerada uma das doenças mais importantes na avicultura industrial, pois causa diarreia e enterite, resultando em uma diminuição da absorção de nutrientes.

- As instalações devem ser higienizadas e desinfetadas de acordo com o plano de limpeza.
- Deve haver sistema de desinfecção ou troca dos calçados na entrada dos aviários.

Preparação para o abate e transporte

Carcaças de boa qualidade são muito dependentes do manejo das aves durante a apanha e transporte ao abatedouro, bem como da alimentação no último dia de criação. As seguintes práticas devem ser cumpridas:

- retirar a ração e manter as aves em jejum por aproximadamente 6 a 8 horas antes do carregamento;
- a apanha das aves nos aviários deve acontecer em condições calmas, limpeza e descanso;
- o carregamento pela cabeça, pescoço, asas e cauda é proibido;
- no caso do carregamento pelas pernas, os carregadores devem respeitar o limite máximo de três aves por mão;
- não é permitido espancar as aves, agredi-las, ou utilizar práticas que causem dor ou sofrimento;
- as equipes envolvidas na apanha e no transporte das aves devem ser treinadas e os registros desses treinamentos devem ser mantidos;
- as aves mortas não devem ser transportadas;
- quando o abate humanitário[6] for necessário a fim de prevenir maiores sofrimentos de aves refugos, este deve ser realizado imediatamente por uma pessoa competente;
- os níveis de danos de apanha devem ser monitorados no abatedouro e disponibilizados ao proprietário, estando disponíveis para serem examinados pelos auditores dos órgãos certificadores;
- a iluminação deve ser ajustada durante a apanha para minimizar reações de medo nas aves; isto inclui cortinas de apanha para cobrirem as portas principais;
- nenhuma ave deve ser restringida de água de bebida até o início do carregamento;
- as aves devem ser apanhadas e transportadas pelo dorso;
- deve haver uma área nivelada e de boa drenagem para carregamento de aves;
- o responsável pelas aves deve estar presente no despovoamento e assegurar que o lote está adequado para ser transportado;
- níveis anormais de danos na apanha devem ser reportados à equipe de apanha.

Aplicação do sistema APPCC no abate de aves

O primeiro passo para a efetiva implementação do sistema APPCC consiste em avaliar se o Programa de Pré-Requisitos, ou seja, se as BPF e o Procedimento Padrão de Higiene

[6] As regras para abate humanitário são definidas na Instrução Normativa nº. 3/2000 do MAPA.

Operacional (PPHO) têm base sólida. Essa atividade pode consistir de uma auditoria interna, na qual sejam observadas as principais não conformidades que podem impactar a adequação do sistema APPCC.

A aplicação do plano APPCC será descrita para frango inteiro congelado. A descrição do produto se encontra no Quadro 12.1.

Cabe esclarecer que a gestão de perigos na cadeia produtiva de frangos é objeto também da educação do consumidor. Nesse contexto, as instruções sobre o modo de preparo do alimento orientam o consumidor de forma que este mantenha o perigo sob controle. Para exemplificar, a RDC nº. 13 de janeiro de 2001 da Agência Nacional de Vigilância Sanitária (Anvisa) exige que nas embalagens das carne de aves e seus miúdos crus, resfriados ou congelados, conste obrigatoriamente as seguintes expressões:

> Este alimento se manuseado incorretamente e/ou consumido cru pode causar danos à saúde.
> Para sua segurança, siga as instruções abaixo:
> Mantenha refrigerado ou congelado. Descongele somente no refrigerador ou no micro-ondas.
> Mantenha o produto cru separado dos outros alimentos. Lave com água e sabão as superfícies de trabalho (incluindo as tábuas de corte), utensílios e mãos depois de manusear o produto cru.
> Consuma somente após cozido, frito ou assado completamente.

Assim, o consumidor mantém a bactéria *Salmonella* sp. sob controle.

Quadro 12.1 – Descrição do produto frango inteiro congelado

Definição do produto	Frango inteiro congelado
Embalagem	Embalagem primária: polietileno com espessura entre 25 e 60 mm pigmentada de branco. Embalagem secundária: caixa de papelão ondulada impressa. Etiqueta adesiva de impressão: plástico termoencolhível envolvendo a caixa de papelão.
Especificações de rotulagem	Data de produção: mês e ano. Prazo de validade: 18 meses. Identificação da empresa e S.I.F. Temperatura de conservação: - 8 °C a -12 °C.
Uso pretendido	Consumir somente após cozimento, fritura ou assamento.

Para o desenvolvimento do plano APPCC, foi utilizado o fluxograma descrito na Fig. 12.1.

Descrição das etapas de processo

Recepção das aves

Ao chegar a carga no abatedouro, a carga deve ser pesada. Nessa fase, a atenção deve se dirigir à fiscalização das condições de chegada dos animais, como o número de animais por caixa, quantidade de aves mortas e condições sanitárias das aves.

O tempo de espera das aves deve ser monitorado; esse tempo deve ser mínimo para garantir o fluxo de abate no frigorífico. Na recepção e no descarregamento não devem ser utilizadas práticas impróprias que ocasionam dor ou sofrimento às aves.

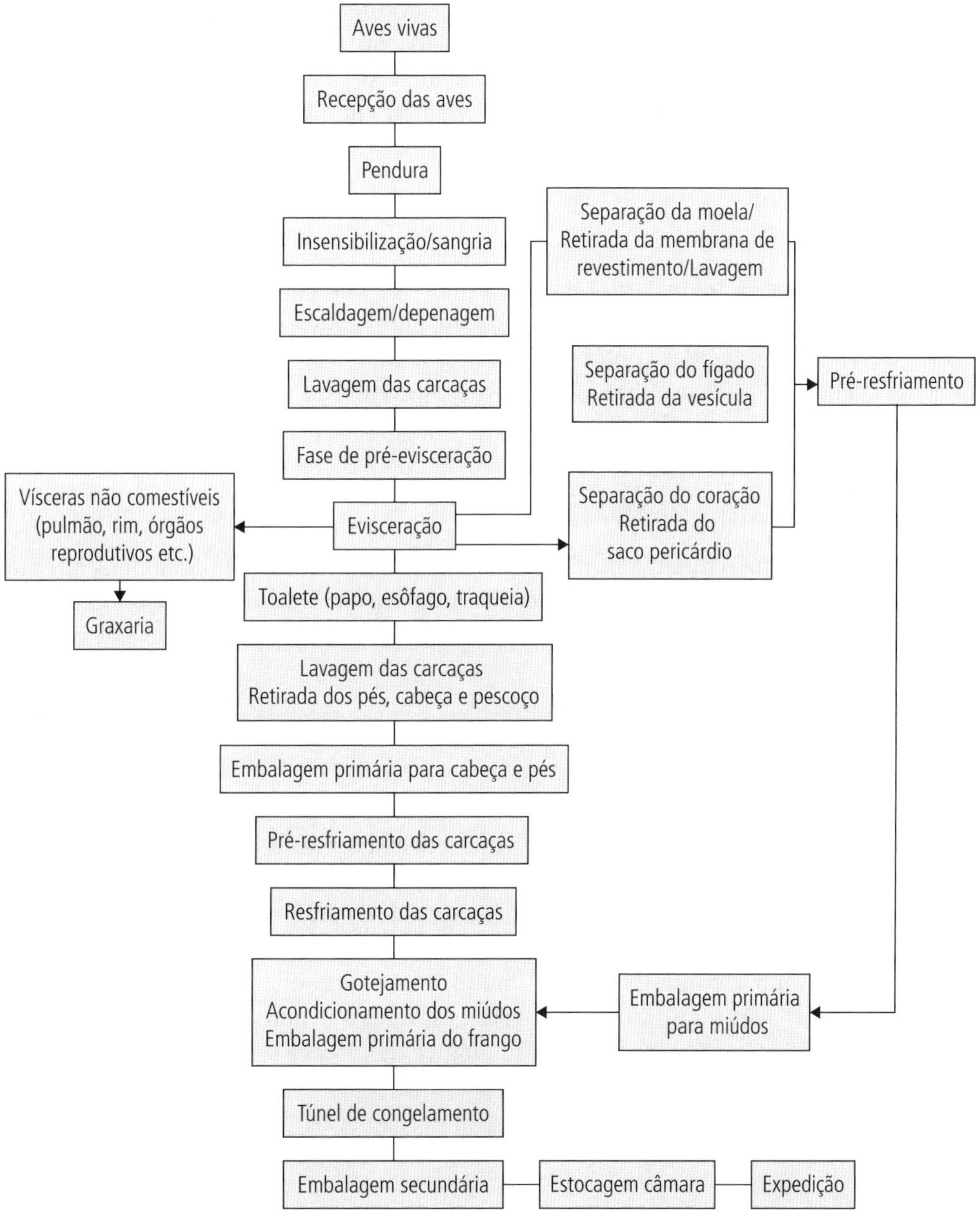

Fig. 12.1. Fluxograma do abate de aves.

Durante a recepção, o responsável pelo recebimento deve verificar as informações dos lotes referentes ao período de carência dos medicamentos. O não atendimento ao período de carência das drogas veterinárias pode levar à contaminação da carne a níveis inaceitáveis. Os promotores de crescimento utilizados na produção de aves são agentes antibióticos e têm o propósito de aumentar o ganho de peso diário ou a eficiência alimentar (taxa de ganho de peso em relação à alimentação). Esses medicamentos são administrados em doses baixas ou subterapêuticas. Os prazos de retirada são definidos de acordo com o tipo de medicamento administrado, a dosagem, o modo de administração e a espécie animal. Como exemplos de promotores e prazo de retirada, citam-se monensina (3 dias), tiamulina (12 dias) e eritromicina (1 a 2 dias).

Área de descanso

Durante a espera a temperatura ambiente deve ser controlada, pois as condições climáticas influenciam na intensidade do estresse do animal que foi submetido ao transporte. As aves devem ser protegidas contra condições climáticas extremas e beneficiar-se de um ambiente adequado. A água utilizada na aspersão deve ter qualidade assegurada para que seja evitada a contaminação das aves por micro-organismos patogênicos.

Descarregamento e pendura

O estresse durante o desembarque é semelhante ao do embarque. Em ambos os casos, as instalações devem ser adequadas, a fim de evitar o desconforto do animal. O setor de pendura deve ter ventilação adequada, iluminação natural e barreiras de prevenção contra insetos ou pragas.

Insensibilização

A insensibilização é o processo aplicado ao animal para provocar rapidamente estado de insensibilidade, mantendo as funções vitais até a sangria. A insensibilização de aves é feita por meio da eletronarcose (insensibilização elétrica). Todos os insensibilizadores devem ter monitores que permitam a visualização dos parâmetros de amperagem, voltagem e frequência. Recomenda-se adicionar à água da cuba de insensibilização 0,15% de sal para melhorar a condutividade. É muito importante que essa operação seja bem executada, pois as aves seguirão para sangria e escalda, e se não estiverem inconscientes haverá problemas de contaminação microbiológica da carcaça por ingestão de água contaminada.

Sangria

A sangria pode ser manual ou automática. Discos ou facas utilizadas na sangria devem ser frequentemente higienizados para que seja evitada a contaminação por micro-organismos presentes na pele e pernas das aves. Os esterilizadores de facas devem ser calibrados de forma adequada, e a temperatura atingida ser constantemente monitorada.

A sangria deve ser realizada imediatamente após a insensibilização, ocorrendo no máximo 12 segundos após esta. O tempo de sangria deve ser de no mínimo 2 minutos, a fim de garantir o máximo de expulsão do sangue.

Escaldagem

É um procedimento realizado para facilitar a retirada das penas, logo após o término da sangria. A temperatura da água deve ser controlada para evitar perda de qualidade da carcaça por endurecimento da carne e alteração na cor. O sistema de controle da temperatura e a renovação contínua de água devem ser constantemente observados, de maneira que em cada turno de trabalho seja renovado o correspondente ao seu volume total e que a temperatura da água seja entre 60 C°-62 C° e a renovação de água em, no mínimo, o equivalente ao volume do tanque de escaldagem a cada oito horas.

Depenagem

As máquinas de depenagem têm a função de retirar todas as penas das asas, do pescoço, das pernas, do corpo e da sambiquira. Todas as máquinas têm aspersores de alta pressão de água com função de lavar a carcaça do animal e auxiliar na retirada das penas. Essa fase do processo é muito importante, pois tem o objetivo de diminuir a contaminação microbiológica, que pode ser causada por uma contaminação cruzada. Atenção especial deve ser dada aos dedos de borracha do equipamento que podem ser colonizados com *Staphylococcus aureus*. O ajuste correto da máquina de depenagem e a higienização após o abate são controles necessários.

Lavagem pós-depenagem

Essa lavagem é feita para retirar os resíduos de pena da carcaça, que constitui uma contaminação física. As carcaças deverão ser lavadas em chuveiros de aspersão dotados de água sob adequada pressão, com jatos orientados de modo que toda a carcaça seja lavada, inclusive os pés.

Evisceração

A evisceração é executada em instalações isoladas da área de escaldagem e depenagem, compreendendo desde o corte da pele do pescoço até o toalete final das carcaças. O perigo potencial é a contaminação da carcaça por matéria fecal e, consequentemente, micro-organismos patogênicos entéricos. Nessa fase pode haver contaminação das aves, com possível presença de *Salmonella* sp., *E. coli enteropatogênica, Listeria monocytogenes e Clostridium perfringens*. Pode haver ruptura das alças intestinais quando a evisceração é manual, provocada por erro operacional, ou também quando a evisceração é automatizada, em razão da velocidade de abate ou do funcionamento inadequado dos equipamentos. Vários fatores nessa etapa devem ser constantemente monitorados: a execução da operação, o funcionamento dos equipamentos e a inspeção visual das carcaças para verificação de restos fecais. As medidas de controle consistem em treinamento adequado dos operadores, regulação da velocidade do abate de acordo com a capacidade operacional e a manutenção frequente dos equipamentos utilizados. As carcaças comprometidas devem retornar à lavagem, atentando-se à pressão da água.

Inspeção sanitária

Não é permitida a retirada de órgãos e/ou partes de carcaças antes que seja realizada inspeção *post-mortem*. O objetivo dessa inspeção é retirar da linha os casos anormais. Deve-se verificar se as carcaças apresentam alterações como hematomas, fraturas, riscos na pele, dermatoses ou contaminação (biliar ou fecal). A inspeção é dividida em três linhas:

1) linha A – exame interno da carcaça: visualização da cavidade torácica e da abdominal;
2) linha B – exame das vísceras: visa ao exame de coração, fígado, moela, baço, intestinos e poedeiras, ovários e ovidutos.
3) linha C – exame externo da carcaça – visa ao exame das superfícies externas, pele e articulações.

Resfriamento das carcaças

O pré-resfriamento e o resfriamento têm como finalidade conter a multiplicação dos micro-organismos e reduzir a velocidade de reações químicas e enzimáticas. Essa etapa é capaz de reduzir significativamente a contaminação bacteriana. O sistema mais utilizado nos abatedouros consiste na imersão em água clorada e gelo (*chiller*). O teor inadequado de cloro e a temperatura elevada nos tanques propiciam a multiplicação bacteriana. No resfriamento devem-se monitorar temperatura da água e tempo de permanência das carcaças nos tanques, renovação da água e cloração da água. No primeiro tanque, a temperatura deve ser menor que 16 °C por 30 minutos, e no segundo deve ser menor que 4 °C por 30 a 40 minutos, ambos com concentração de cloro residual não superior a 5 ppm. A água renovada no último tanque não deve ser inferior a 1L por carcaça (para carcaças com peso até 2,5 kg). Após passagem pelos tanques, a temperatura das carcaças deve ser monitorada e não deve ultrapassar os 4 °C nos miúdos, 7 °C nas carcaças refrigeradas ou no máximo 10 °C nas carcaças congeladas.

Gotejamento

Esta etapa é destinada ao escorrimento da água decorrente da operação de pré-resfriamento. Após essa fase, a absorção de água não pode ser superior a 8% do peso da carcaça.

Classificação e embalagem

Estas operações devem se realizadas através de esteira transportadora. Os miúdos e as carcaças que sejam ou não comercializados receberão embalagem própria, sendo obrigatoriamente cabeça e pés embalados individualmente. No processo de embalagem deve existir um sistema de prevenção contra a introdução de perigos físicos, no tocante à presença de fragmentos de metais.

Estabelecimentos que realizarem desossa devem ter dependência própria climatizada, com temperatura ambiente não superior a 12 °C. Deve existir sistema de controle de registro da higienização de utensílios durante o trabalho nessa seção.

Congelamento

As carcaças são congeladas por túnel de congelamento contínuo a temperatura de -30 °C. As aves congeladas não deverão apresentar na intimidade muscular temperatura superior a -12 °C, com tolerância máxima de 2 °C. Nessa fase do processo poderá haver multiplicação de agentes patogênicos por problema de tempo e temperatura inadequada.

Estocagem e expedição

O tempo e a temperatura de estocagem são fundamentais para garantir a qualidade do produto. A escolha da temperatura de estocagem do produto é determinada após cálculo do custo de estocagem, período de estocagem máxima desejada e susceptibilidade, relacionadas a alterações e qualidade do produto. A transferência do produto da câmara até o sistema de transporte deve ser organizada de forma rápida, evitando-se assim variações de temperatura.

Após o estudo da implantação do sistema APPCC[7], as etapas consideradas críticas (pontos críticos de controle – PCC) no abate de aves foram recepção das aves (PCC_1), evisceração (PCC_2) e resfriamento (PCC_3). A aplicação dos sete princípios do sistema APPCC encontra-se resumida no Quadro 12.2.

Cabe considerar que o plano em questão foi elaborado para carcaças inteiras; entretanto, quando se trata da linha de produção de corte de frangos (espostejamento de frangos), deve-se considerar que a presença de ossos pode causar injúrias físicas e/ou danos à saúde dos consumidores.

---

[7] Consultar o Capítulo 11.

Quadro 12.2 – Aplicação dos sete princípios do sistema APPCC no abate de aves.

Etapa	PCC	Medida de controle	Limite crítico	Monitoramento	Ação corretiva	Verificação	Registro
Recepção das aves	Perigo químico (resíduos de promotores de crescimento animal acima dos limites especificados).	Observação visual do boletim sanitário com especificação dos medicamentos utilizados e o período de retirada.	Ausência de cloranfenicol e nitrofuranos Resíduos de coccidianos (200 ug/kg) Resíduos de sulfonamidas (100 ug/kg) Res Obediência aos prazos de carência.	O que? Boletim sanitário. Como? Observação visual. Quem? Monitor. Quando? A cada lote.	Rejeição do lote.	Análise de resíduos de antibióticos nas carcaças. Programa de amostragem. Auditoria na etapa de manejo das aves.	Planilha de recepção de aves.
Evisceração	*Salmonella* sp., *E. coli* enteropatogênica, *Clostridium perfringens*, *Listeria monocytogenes*.	Observação visual das carcaças, treinamento dos operadores, ajuste do fluxo de produção, controle da temperatura do esterilizador de facas.	Ausência de material fecal nas carcaças. Temperatura do esterilizador de facas: ≥ 85 °C.	O que? Presença de material fecal nas carcaças. Temperatura do esterilizador de facas. Como? Observação visual, termômetro. Quem? Monitor. Quando? A cada lote.	Segregação da carcaça para avaliação.	Análise microbiológica das carcaças. Programa de amostragem. Supervisão do monitor.	Planilha de evisceração.
Resfriamento	*Salmonella* sp., *E. coli* enteropatogênica.	Controle da renovação da água, temperatura e cloração da água de resfriamento.	Renovação da água: 1L por carcaça. Teor de cloro: 5 ppm Tempo/temperatura (tanque 1) < 16 °C/30 min. Tempo/temperatura (tanque 2) < 4 °C/30 a 40 min.	O quê? Tanque de resfriamento. Como? Termômetro/ cronômetro, *kit* dosador de cloro. Quem? Monitor. Quando? A cada etapa.	Ajuste do teor de cloro livre; colocação de gelo para abaixamento da temperatura.	Análise microbiológica das carcaças. Programa de amostragem. Supervisão do monitor.	Planilha de resfriamento.

Aplicação do sistema APPCC no processamento de linguiça de carne de frango do tipo frescal

A fabricação de embutidos propicia o aumento da vida de prateleira e diversifica a oferta de produtos cárneos. As características intrínsecas, a manipulação excessiva, a qualidade das matérias-primas e ingredientes, a concentração dos conservadores e as condições de processo tornam esses produtos de alto risco no tocante à segurança de alimentos.

A linguiça de carne de frango do tipo frescal é caracterizada como um embutido cru e curado. De acordo com a Instrução Normativa nº. 4 de 2000 do MAPA, linguiça é o produto cárneo industrializado, obtido de carnes de animais de açougue, adicionado ou não de tecidos adiposos e outros ingredientes, embutido em envoltório natural ou artificial, e submetido ao processo tecnológico adequado.

A descrição mais detalhada do produto se encontra no Quadro 12.3.

Quadro 12.3 – **Descrição do produto linguiça de carne de frango do tipo frescal**

Definição do produto	Linguiça de frango do tipo frescal
Características intrínsecas	Atividade de água = 0,98 pH = 6,0-6,3
Especificações de rotulagem	Data de produção: mês e ano Prazo de validade: 12 meses Identificação da empresa e S.I.F. Temperatura de conservação: -12 °C a -18 °C
Embalagem	Polietileno selado, embalado a vácuo
Características físico-químicas	Umidade: 65%-70% Proteínas: 12%-13% Gordura: 25%-27%
Padrão de Identidade e Qualidade (PIQ)	É proibido o uso de CMS em linguiça do tipo frescal. É permitida a adição de 3% de água ou gelo na formulação.
Uso pretendido	Consumir somente após fritura ou cozimento.

Para o desenvolvimento do plano APPCC, foi utilizado o fluxograma descrito na Fig. 12.2.

Descrição das etapas de processo

A fabricação da linguiça envolve a moagem das carnes em disco fino com diâmetro que pode variar de 8 a 12 mm (dependendo do tamanho da carne desejado para o produto). Em seguida, ocorre o processo de mistura em misturadeira a vácuo, em que são adicionados os ingredientes e aditivos que promovem a retenção de água, elevando o rendimento do processo, e a cura. Após a mistura, o produto entra em processo de cura por aproximadamente quatro horas, tempo necessário para que o nitrito de sódio retarde o crescimento microbiano, a oxidação das gorduras e promova a coloração desejada. A massa curada é levada para embutimento em tripa natural. A linguiça pronta segue para embalagem primária e posteriormente é levada para câmara de congelamento aguardando até o momento da expedição, quando ela terá atingido a temperatura de congelamento menor que 18 °C.

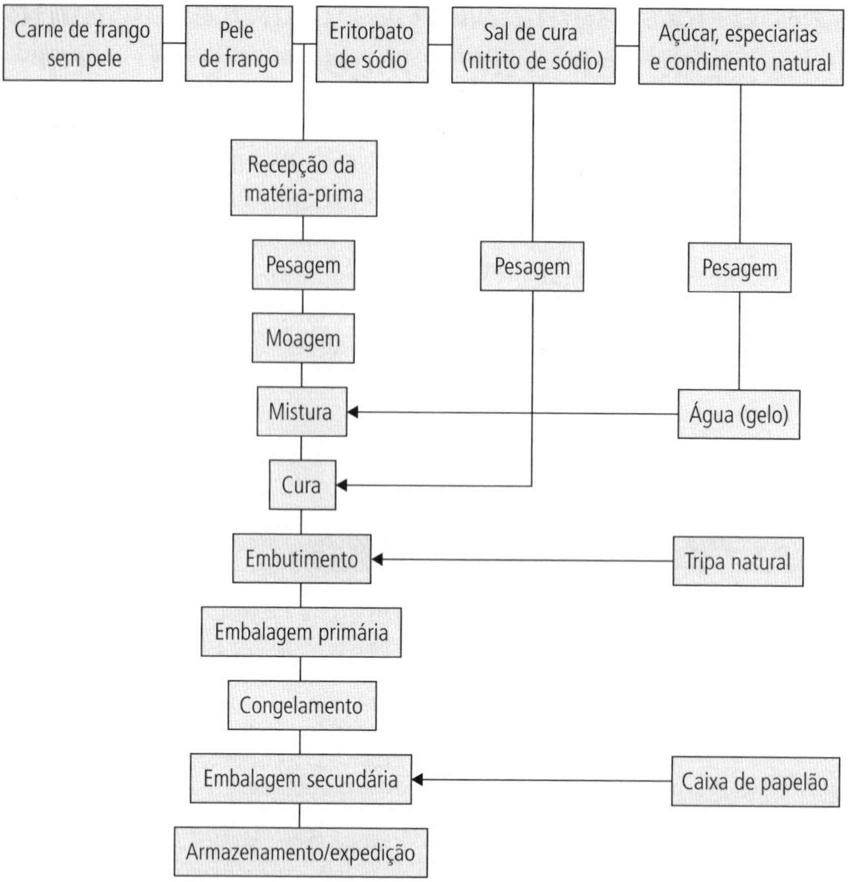

Fig. 12.2. Fluxograma de processamento de linguiça de carne de frango.

Na etapa de condução de análise de perigos relacionados à matéria-prima, observou-se que a carne de frango sem pele e a pele de frango não são críticas para o perigo biológico *Salmonella* sp., uma vez que o consumo do produto só ocorrerá mediante fritura ou cozimento. Em relação ao perigo químico, medicamentos veterinários (promotores de crescimento) não serão eliminados nem pelo processamento nem pelo consumidor, sendo a adoção de um programa de seleção de fornecedores com base nas BPA uma das medidas de controle apontadas para o perigo identificado. A obediência aos prazos de carência bem como a utilização de fármacos aprovados para uso devem nortear o programa a ser instituído, sendo os fornecedores avaliados periodicamente. O perigo físico de fragmentos de ossos deve ser considerado, uma vez que estes podem ser oriundos da etapa de desossa e podem passar despercebidos durante a inspeção visual.

As etapas consideradas críticas foram recepção de matérias-primas (PCC_1), pesagem do aditivo sal de cura (nitrito de sódio) (PCC_2) e embalagem do produto final (PCC_3), conforme demonstrado no Quadro 12.4. Na recepção, a matéria-prima deve conter resíduos de fármacos dentro dos limites especificados pelo MAPA. Sendo assim, é necessário que todos os fornecedores tenham qualidade assegurada, podendo ser comprovada por meio de laudos analíticos que indicam a ausência desses medicamentos com monitoramento e verificações periódicas por parte da indústria.

Com relação ao PCC_2, o perigo envolvido refere-se à subdosagem e superdosagem do nitrito de sódio. A subdosagem pode levar a um perigo biológico, tendo em vista que o nitrito de sódio previne a esporulação de anaeróbios esporulados, especialmente *Clostridium botulinum*. A superdosagem pode originar uma contaminação química. No Brasil, o MAPA determina que não deva remanescer mais do que 0,015% de nitrito residual no produto consumido. O Ministério da Saúde, por meio da Secretaria de Vigilância Sanitária, também determina o limite máximo de 0,015% de nitrito e 0,03% de nitrato residuais no produto. A utilização desse conservador em excesso pode acarretar sérios riscos para saúde humana, com aparecimento de manifestações tóxicas, agudas e crônicas. O nitrito disponível, ou seja, a quantidade em excesso, pode agir sobre a hemoglobina e originar a meta-hemoglobinemia, impedindo de exercer sua função normal, que é transportar oxigênio. A reação do íon nitrito com aminas e amidas presentes no meio pode dar origem as nitrosaminas e nitrosamidas, substâncias consideradas carcinogênicas, mutagênicas e teratogênicas. O nitrito é bem mais tóxico que o nitrato, produzindo principalmente a vasodilatação e o relaxamento da musculatura lisa em geral, além da formação da meta-hemoglobina. Estudos revelam que a dose letal para adultos está em torno de 1 grama. Em doses menores, os sintomas são enrubecimento da face e extremidades, desconforto gastrintestinal e dores de cabeça. Em doses tóxicas um pouco mais elevadas, observam-se cianose, náuseas, vômitos, dores abdominais e colapso.

Consideram-se parâmetros essenciais ao controle da etapa de pesagem do conservador o treinamento do operador (o conteúdo da capacitação deve focar os aspectos da segurança do alimento, como os danos causados aos consumidores e consequências para empresa), a aquisição de um *software* conectado a balança que emite registro de cada pesagem, pesagem em ambiente separado dos demais condimentos e aditivo, e controle do conservador no estoque, mediante o uso de uma planilha.

Na etapa de embalagem do produto, deve-se controlar a presença de metais oriundos da matéria-prima, equipamentos ou de manutenção inadequada destes. No processamento da linguiça, considera-se que os discos do moedor constituem o principal ponto a ser observado, tendo em vista que o desgaste dessas peças pode causar uma fissura, levando à quebra e geração de resíduos de metais no produto. Nesse sentido, é essencial a aquisição de um detector de metais com leitura para fragmentos ferrosos de 1,5 a 2,0 mm, não ferrosos de 1,5 a 2,0 mm e aço inoxidável de 2,0 a 2,5 mm para assegurar o controle do perigo. No programa de seleção de fornecedores de matérias-primas, a presença de metais deve ser considerada um item de reprovação. Como extensão desse programa, sugerem-se auditorias periódicas aos fornecedores.

A aplicação dos sete princípios do sistema APPCC na produção de linguiça de carne de frango do tipo frescal encontra-se resumida no Quadro 12.4.

Quadro 12.4 – **Resumo do plano APPCC para o produto linguiça de carne de frango do tipo frescal.**

Etapa	PCC	Medida de controle	Limite crítico	Monitoramento	Ação corretiva	Verificação	Registro
Recepção das matérias-primas (carne de frango sem pele e pele de frango)	Perigo químico (resíduos de promotores de crescimento animal acima dos limites especificados). Perigo físico (fragmentos de ossos).	Observação visual do laudo do fornecedor. Inspeção visual das carnes recebidas.	Ausência de cloranfenicol e nitrofuranos. Resíduos de coccidianos (200 ug/kg) Resíduos de sulfonamidas (100 ug/kg) Ausência de fragmentos de ossos	O quê? Laudo do fornecedor Como? Observação visual. Quem? Monitor Quando? A cada lote recebido. O quê? Fragmentos de ossos Como? Inspeção visual Quem? Monitor. Quando? A cada lote recebido.	Rejeição do lote. Segregar a matéria--prima para avaliar.	Análise de resíduos de antibióticos nas carcaças. Programa de amostragem. Auditoria no fornecedor. Auditoria no fornecedor.	Planilha de recepção de matéria-prima.
Pesagem do nitrito de sódio	Perigo biológico (*Clostridium botulinum*) e perigo químico (superdosagem do aditivo).	Controle da etapa de pesagem; controle dos dados no *software* Dataweigh. Controle dos relatórios emitidos na pesagem.	Máximo: 0,02% ou 200 ppm de nitrito na formulação.	O que? Balança/ *software* Dataweigh Como? Observação visual. Controle da emissão das etiquetas. Quem? Monitor. Quando? A cada pesagem.	Segregar o produto para avaliar.	Análise microbiológica do produto final. Quantificação de nitrito no produto final. Programa de amostragem. Supervisão do monitor. Controle dos relatórios emitidos pela balança.	Planilha de controle de pesagem.
Embalagem	Perigo físico (metal)	Detecção de metais.	Fragmentos ferrosos (1,5 a 2,0 mm) não ferrosos (1,5 a 2,0 mm) e aço inoxidável (2,0 a 2,5 mm).	O quê? Metais Como? Corpos de prova. Quem? Monitor Quando? A cada hora.	Segregar o produto para avaliar.	Supervisão do monitor. Calibração do detector com os corpos de prova.	Planilha de detecção de metais.

RESUMO

- As boas práticas agropecuárias (BPA) contribuem com o aumento da produtividade e rentabilidade, por meio da gestão eficiente, buscando a produção de alimentos de alta qualidade, economicamente viáveis, socialmente justos e ambientalmente corretos.
- Na cadeia produtiva de frangos as BPA compreendem as operações que envolvem desde o alojamento das aves até o seu descarregamento na plataforma de abate.
- O manejo das camas, a alimentação das aves e os cuidados com a saúde animal, incluindo os medicamentos veterinários, são parâmetros essenciais de controle na produção primária.
- A gestão de perigos na cadeia produtiva de frangos envolve ações relacionadas à indústria, aos órgãos regulamentares e à educação do consumidor.
- No abate de aves podem ocorrer perigos químicos (resíduos de promotores de crescimento) e biológicos (*Salmonella* sp., *E. coli* enteropatogênica, *Clostridium perfringens, Listeria monocytogenes*). As etapas consideradas críticas para controle dos perigos assinalados são recepção de aves, evisceração e resfriamento das carcaças.
- A linguiça de carne de frango do tipo frescal se caracteriza como um embutido curado cru. No processamento desse embutido, as etapas críticas constituem pesagem do aditivo sal de cura (nitrito de sódio) e embalagem do produto final.

SUGESTÕES DE LEITURA

Bellaver C et al. Boas práticas na produção de frangos. Circular Técnica nº. 38. Concórdia, SC, out. 2003.

International Commission on Microbiological Specifications for Foods (ICMSF). Microorganisms in foods, book 4: HACCP in Microbiological Safety and Quality – Application of HACCP System to ensure mictobiological safety and quality. Oxford: Blackwell Science, 1995.

Mendes AA, Paz ICLA. Norma técnica de produção integrada de frango. São Paulo: União Brasileira de Avicultura, 2009.

QUESTÕES DISCURSIVAS

1. Na cadeia produtiva de frangos, a produção primária gerencia alguns perigos com o objetivo de fornecer matéria-prima segura para o abate. Cite dois perigos gerenciados na produção primária.
2. Acesse o endereço eletrônico: <www.avisite.com.br/legislacao/anexos/protocolo_de_bem_estar_para_frangos_e_perus.pdf> e analise o protocolo de bem-estar para frangos e perus. Enumere os principais requisitos que as granjas para aves de abate devem cumprir.
3. O que são promotores de crescimento animal? Qual ó o objetivo do seu uso? Cite três exemplos de promotores de crescimento animal utilizados na cadeia produtiva de frangos.

4. Por que é proibido o uso de cloranfenicol e nitrofuranos como promotores de crescimento?
5. Defina o termo período de carência. Qual é a importância da obediência a esse prazo?
6. No abate de aves, descreva um perigo gerenciado pelo Procedimento Padrão de Higiene Operacional (PPHO) e um perigo gerenciado pelo sistema APPCC.
7. Segundo dados da literatura, a etapa de resfriamento das carcaças de aves é capaz de reduzir, significativamente, a contaminação bacteriana. (Fonte: Rodrigues ACA et al. Análise e monitoramento de pontos críticos no abate de frangos utilizando indicadores microbiológicos. Ciência Rural. 2008;38(7):1948-53. Descreva os procedimentos de monitoramento, ação corretiva e verificação necessários ao gerenciamento da etapa.
8. Na etapa de resfriamento de frangos, a cloração da água é um dos parâmetros de controle. Entretanto, sabe-se que pode ocorrer a formação de THM (trihalometanos), compostos considerados tóxicos. Qual sanificante você proporia em substituição ao cloro? Justifique.
9. Na produção de linguiça de carne de frango descreva os procedimentos de monitoramento, ação corretiva e verificação, necessários ao gerenciamento da etapa considerada PCC – pesagem do aditivo nitrito de sódio.
10. Considere o produto linguiça de carne de frango cozida. Pesquise e descreva quais são os PCC nesse processo. Justifique a escolha das etapas críticas.

REFERÊNCIAS BIBLIOGRÁFICAS

1. Almeida IC, et al. Isolamento e identificação de Salmonella em carcaças de frango congelados e frescais através de método rápido. Hig Alim. 2000;14(70):59-62.
2. Bau AC, et al. Salmonella em produtos de frango e ovos de galinha comercializados em Pelotas – RS. Hig Alim. 1999;13(60):26
3. BRASIL. Ministério da Agricultura, Pecuária e Abastecimento. Portaria n.° 210, de 10 de novembro de 1998. Regulamento técnico de inspeção tecnológica e higiênico-sanitária de carne de Aves. Diário Oficial da União. Brasília, DF, 26 nov. 1998.
4. ______. Ministério da Saúde. Agência Nacional de Vigilância Sanitária (Anvisa). Portaria n.° 1004, de 11 de dezembro de 1998. Regulamento técnico: atribuição de função de aditivos e seus limites máximos de uso para categoria 8 – Carne e produtos cárneos. Diário Oficial da União. Brasília, DF, 14 dez. 1998.
5. _____. Ministério da Agricultura, Pecuária e Abastecimento. Instrução normativa nº. 3, de 17 de janeiro de 2000. Regulamento técnico de insensibilização para abate humanitário de animais de açougue. Diário Oficial da União. Brasília, DF, 18 jan. 2000.
6. _____. Ministério da Agricultura, Pecuária e Abastecimento. Instrução Normativa nº. 4. Anexo III – Regulamento técnico de identidade e qualidade de linguiça. Diário Oficial da União. Brasília, DF, 5 abr. 2000.
7. _______. Agência Nacional de Vigilância Sanitária (Anvisa). RDC nº. 13, de janeiro de 2001. Regulamento técnico para instruções de uso, preparo e conservação na rotulagem de carnes de aves e seus miúdos crus, resfriados ou congelados. Diário Oficial da União. Brasília, DF, 14 jan. 2001.
8. ______. Ministério da Agricultura, Pecuária e Abastecimento. Instrução Normativa n.° 51, de 29 de dezembro de 2006. Regulamento técnico de atribuição de aditivos, e seus limites das categorias de alimentos 8 – Carne e produtos cárneos. Diário Oficial da União. Brasília, DF, 4 jan. 2007.
9. _____. Ministério da Agricultura, Pecuária e Abastecimento. Instrução Normativa nº. 56,

de 6 de novembro de 2008. Estabelece os procedimentos gerais de recomendação de boas práticas de bem-estar para animais de produção e de Interesse Econômico (Rebem), abrangendo o sistema de produção e transporte. Diário Oficial da União, Brasília, DF, 7 nov. 2008.

10. ____. Ministério da Agricultura, Pecuária e Abastecimento. Instrução Normativa nº. 6, de 25 de fevereiro de 2011. Publicar os resultados do acompanhamento dos Programas de Controle de Resíduos e Contaminantes dos subprogramas de monitoramento e exploratório em carnes (bovina, suína, aves e equina), leite, ovos, mel e pescado do exercício de 2010. Diário Oficial da União. Brasília, DF, 28 fev. 2011.
11. Contreras C. Efeitos do transporte no estresse e qualidade da carne de frango. Rev Nac Carne. 2002;279:132.
12. Gomes DM. Resíduos de antibióticos promotores de crescimento em produtos de origem animal [monografia]. Brasília, DF: Universidade de Brasília, 2004.
13. Hill MJ. Nitrate toxicity: myth or reality. Br J Nutrit. 1999;81:343-4.
14. Leandro NSM, et al. Efeito do tipo de captura dos frangos de corte sobre a qualidade da carcaça. Ciênc Animal Bras. 2001;2(2):97-100.
15. Ordóñez JA, et al. Tecnologia de alimentos: alimentos de origem animal. Trad. Fátima Murad. Porto Alegre: Artmed, 2005. v. 2.
16. Rodrigues ACA, et al. Análise e monitoramento de pontos críticos no abate de frangos utilizando indicadores microbiológicos. Ciênc Rural. 2008;38(7):1948-53.
17. Sá Barreto ES, Ramos SM. Pesquisa de Salmonella em cortes congelados de frango comercializados no Município do Rio de Janeiro. Hig Alim. 1999;13(61):53-4.
18. Senai/Sebrae. Guia para elaboração do Plano APPCC: geral. Projeto APPCC. Brasília, Senai/DN, 1999. (Série Qualidade e Segurança Alimentar)
19. Silva MCD, et al. Salmonella sp em ovos e carcaças de frangos "in natura" comercializadas em Maceió, AL. Hig Alim. 2004;18(121):80-4.

PARTE 4

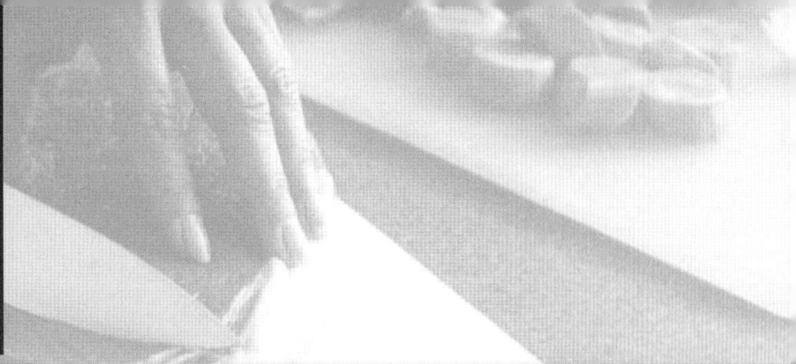

Gestão da segurança de alimentos

13 CAPÍTULO

Análise de risco

- Denise R. Perdomo Azeredo

CONTEÚDO

OBJETIVOS E PROPOSTA DE APRENDIZAGEM DO CAPÍTULO

Ao completar o estudo deste capítulo, o leitor estará apto a:

- contextualizar o acordo SPS no tocante à segurança de alimentos e ao comércio internacional;
- diferenciar barreiras comerciais e técnicas;
- diferenciar os conceitos de risco e perigo;
- diferenciar a Análise de Perigos e Pontos Críticos de Controle da Análise de Risco;
- descrever a importância da Análise de Risco para a segurança de alimentos;
- definir os componentes da análise de risco, segundo o *Codex Alimentarius*;
- definir os principais parâmetros relacionados à avaliação quantitativa de risco microbiológico.

Introdução

Ao longo das últimas décadas, ocorreu uma grande evolução no comércio internacional de alimentos. Até pouco tempo atrás, os alimentos eram produzidos, vendidos e consumidos localmente. Com a globalização, a comercialização de alimentos, matérias-primas e ingredientes cresceu exponencialmente. Hoje, é possível encontrar em nossa mesa batatas da China; pepinos, pimentões e tomates da Holanda; leite em pó chileno; pão elaborado com trigo oriundo dos Estados Unidos ou Canadá. Uma questão, entretanto, surge: como garantir a segurança desses alimentos que são transportados a longas distâncias, produzidos de acordo com demandas regulatórias tão diversas e diferentes tecnologias?

Neste contexto, três eventos foram decisivos para o avanço das questões relativas à segurança dos alimentos, no âmbito internacional: a criação da Organização Mundial do Comércio (OMC) pela ONU, o Acordo sobre Medidas Sanitárias e Fitossanitárias e o Acordo sobre Barreiras Técnicas ao Comércio.

A necessidade da adoção da análise de risco pelos países-membros foi enfatizada nos acordos supracitados, uma vez identificada a necessidade de princípios científicos nas regulamentações do comércio internacional.

A análise de risco possibilita instrumentalizar os processos de tomada de decisão, contribuindo para a definição de metas e de estratégias para a redução da ocorrência das doenças transmitidas por alimentos e água, com embasamento científico; o planejamento e a implementação de intervenções adequadas, bem como o monitoramento de resultados.

O presente capítulo está estruturado em quatro seções:

1) Acordo sobre Medidas Sanitárias e Fitossanitárias – SPS;
2) Perigo e risco;
3) Análise de risco: um processo interativo;
4) Avaliação Quantitativa de Risco Microbiológico.

Acordo sobre Medidas Sanitárias e Fitossanitárias – SPS

A segurança de alimentos constitui um tema que mobiliza consumidores, indústrias e governos, exercendo, estes últimos, o controle por meio das autoridades reguladoras. Cabe ao Estado prover à sociedade alimentos seguros, sejam estes produzidos em território nacional ou importados. No âmbito do comércio internacional de alimentos, o estabelecimento de regras claras e de proteção à saúde do consumidor, a partir de acordos efetivados na Organização Mundial do Comércio (OMC), é primordial para a comercialização de produtos entre as nações. A OMC possui como finalidade precípua promover o livre comércio entre as nações, de forma a garantir a competitividade e o crescimento.

Para protegerem seus mercados, os países procuram utilizar vários mecanismos que visam resguardar o mercado produtor interno e a própria economia nacional da interferência do mercado externo, dificultando o acesso aos produtos importados. Esses mecanismos são denominados barreiras comerciais ou tarifárias.

À medida que as negociações internacionais sobre comércio avançaram em direção à redução de tarifas, outras medidas protecionistas foram adotadas, dessa vez, com o objetivo de proteger os consumidores internos. Daí derivam as barreiras técnicas ou não tarifárias.

As barreiras técnicas foram tratadas no Acordo sobre Barreiras Técnicas ao Comércio ou *Standards Code*, durante a Rodada de Tóquio (1973-1979), cujo escopo era disciplinar o tema de regulamentos técnicos, incluindo as medidas de natureza sanitária. Esse assunto avançou durante a Rodada Uruguai (1986-1993), que deu origem à atual estrutura da OMC, o *Standards Code* foi sucedido por dois novos acordos, o de Medidas Sanitárias e Fitossanitárias (*Sanitary and Phytosanitary Agreement* – SPS) e o Acordo sobre Barreiras Técnicas ao Comércio (*Agreement on Technical Barriers to Trade* – TBT)[1].

Um dos acordos que merece destaque é o relativo à Aplicação de Medidas Sanitárias e Fitossanitárias. De maneira geral, o Acordo SPS objetiva reconciliar o livre comércio com preocupações legítimas à vida e saúde dos homens, animais e plantas de forma que não se transformem em obstáculos ao comércio. O Acordo define medidas sanitárias e fitossanitárias da seguinte forma:

- *para proteger, no território do Membro, a saúde e a vida dos animais ou preservar os vegetais dos riscos decorrentes da entrada, estabelecimento ou propagação de parasitas, doenças, organismos portadores de doenças ou organismos patogênicos;*
- *para proteger, no território do Membro, a saúde e a vida das pessoas e dos animais dos riscos decorrentes dos aditivos, contaminantes, toxinas ou organismos patogênicos presentes no produtos alimentares, bebidas ou alimentos para animais;*
- *para proteger, no território do Membro, a saúde e a vida das pessoas dos riscos decorrentes de doenças veiculadas por animais, plantas ou seus produtos, ou da entrada, estabelecimento ou propagação de parasitas;*
- *para impedir ou limitar, no território do Membro, outros danos decorrentes da entrada, estabelecimento ou propagação* de parasitas.

Para melhor compreensão, uma medida sanitária constitui uma barreira não tarifária, aplicada para proteger a vida e a saúde humana e animal. Quando um país-membro restringe à importação de carne bovina *in natura,* a fim de prevenir a entrada, em seu território, da encefalopatia espongiforme bovina (ou mal da vaca louca) ou do vírus causador da febre aftosa, adota uma medida sanitária. Uma medida fitossanitária é aplicada quando se quer proteger a saúde das plantas. Como exemplo, pode-se citar a proibição da importação de frutas para evitar a entrada ou a disseminação da mosca da fruta[2].

Uma medida sanitária tem que estar baseada nos princípios científicos e não deve ser aplicada ou mantida sem a necessária evidência.

---

1 O acordo TBT será abordado no capítulo sobre a Segurança de Alimentos no Contexto Mundial.

2 Lima, R.C.A. *Medidas Sanitárias e Fitossanitárias na OMC*: Neoprotecionismo ou Defesa de Objetivos Legítimos. São Paulo: Aduaneiras, 2005.

Os membros signatários do Acordo SPS comprometeram-se em seguir os princípios básicos da avaliação de risco e as orientações estabelecidas internacionalmente. Assumiram, ainda, promover uma extensa harmonização das medidas adotadas individualmente, baseadas nos padrões internacionalmente reconhecidos, estabelecidos por três organizações internacionais: o *Codex Alimentarius*[3], para medidas de segurança dos alimentos; a Organização Internacional de Epizootias (*Office International des Epizooties* – OIE), para as medidas de saúde animal; e a Convenção Internacional para Proteção Vegetal (*International Plant Protection Convention* – IPPC), para medidas de saúde vegetal. Essas organizações internacionais são consideradas provedoras dos padrões recomendados nas respectivas áreas de atuação, de forma que um país que as adote estaria em conformidade com o Acordo.

Nesse sentido, o *Codex* possui órgãos assessores, que compreendem comitês científicos de especialistas: Grupo FAO/OMS de peritos sobre Aditivos e Contaminantes (JECFA), Grupo FAO/OMS de peritos sobre Resíduos de Pesticidas (JMPR) e Grupo FAO/OMS de peritos em Avaliação de Risco Microbiológico (JEMRA). É necessário sublinhar que o *Codex* possui profundas implicações nas resoluçãos de disputas comerciais.

Os acordos anteriormente mencionados repercutiram na União Europeia (UE) e nos países individualmente, resultando na criação de Comitês Nacionais de Segurança de Alimentos.

A UE, no ano 2000, publicou o *Livro Branco sobre Segurança de Alimentos*[4], como resultado de um documento de reflexão, com uma série de ideias para análise e debate público sobre os Princípios Gerais da Legislação Alimentar da UE, então denominado *Livro Verde*.

Analisando pormenorizadamente as diretrizes de segurança de alimentos contidas no *Livro Branco*, convém ressaltar alguns pontos importantes abordados no documento:

- a abordagem global e integrada da política de segurança dos alimentos, promovida pela UE, considerando toda a cadeia alimentar (da exploração agrícola até à mesa);
- a criação de uma Autoridade Alimentar Europeia, independente, como resposta mais adequada à necessidade de garantir um nível elevado de segurança dos alimentos;
- uma política de segurança dos alimentos baseada em pareceres científicos;
- uma política alimentar baseada na análise de riscos e na aplicação dos três componentes da análise dos riscos: avaliação dos riscos (pareceres científicos e análise das informações), gestão dos riscos (regulamentação e controle) e comunicação dos riscos;
- uma política alimentar voltada para o rastreamento dos alimentos para consumo humano e dos alimentos para animais, bem como dos respectivos ingredientes;

---

3 O *Codex Alimentarius* possui uma estrutura organizacional que compreende a Comissão do Codex Alimentarius (CAC), órgão máximo do pro.grama, com representação de todos os países-membros, sendo a instância que aprova as normas *Codex*; a Secretaria FAO/OMS, que tem como finalidade fornecer o apoio operacional à Comissão e aos seus órgãos auxiliares em todo o procedimento de elaboração das normas; e o Comitê Executivo, ao qual compete implementar as decisões da Comissão e atuar em seu nome nos períodos entre suas reuniões.

4 Disponível em: <http://europa.eu/legislation_summaries/other/l32041_pt.htm>.

- o fornecimento de informações úteis e claras aos consumidores, por meio da rotulagem, sobre os constituintes dos alimentos e sua qualidade;
- uma maior transparência em todos os níveis da política de segurança dos alimentos, contribuindo para aumentar a confiança dos consumidores na política de segurança dos alimentos.

A Austrália e a Nova Zelândia constituíram a *Australia New Zealand Food Authority* (ANZFA), uma agência de governo binacional que tem por objetivo elaborar os requisitos para alimentos como aditivos, segurança de alimentos, rotulagem e alimentos geneticamente modificados.

Nos Estados Unidos, a lei sobre segurança alimentar aprovada pelo congresso americano em 21 de dezembro de 2010, denominada *Food Safety Modernization Act* (FMSA, da sigla em inglês), enfoca a necessidade de as indústrias de alimentos avaliarem os riscos de suas operações, implementando medidas de controle eficazes para evitar a contaminação e elaborando um plano para a tomada de ações corretivas que venham a ser necessárias. Essa legislação reconhece ainda que as inspeções são uma forma importante de responsabilizar o setor produtivo pela produção de alimentos seguros. Esse objetivo será atingido pela aplicação dos recursos de inspeção, baseado no critério de risco.

O Canadá instituiu um novo marco regulatório para a inspeção federal de alimentos, o documento denominado *The Safe Food for Canadians Act* (SFCA). Entre outros aspectos, esse documento permite uma abordagem com maior embasamento para a inspeção de alimentos que representam maior risco para os consumidores. O documento encontra-se em discussão e espera-se que as regras nele contidas entrem em vigor no início de 2015.

O Brasil, mediante a resolução nº17/99 da Agência Nacional de Vigilância Sanitária (Anvisa), estabeleceu as diretrizes básicas para avaliação do risco e segurança dos alimentos, considerando, entre outros pontos, a necessidade de harmonização da legislação em nível internacional, a intensificação da importação de alimentos e a globalização da economia. Cabe a Gerência de Inspeção e Controle de Riscos de Alimentos[5] (GICRA), ligada à Gerência Geral de Alimentos, as ações de gerenciamento e comunicação de risco.

Observa-se, em termos mundiais, a tendência de os órgãos regulamentadores dos diferentes países pautarem a legislação pertinente com base na análise de risco.

Perigo e risco

É importante que sejam inicialmente apresentadas as definições de **risco** e **perigo**, de forma a diferenciá-las:

- risco[6]: é definido como a possibilidade, ou probabilidade, da ocorrência de um efeito adverso à saúde e da gravidade deste, causado por um perigo ou perigos existentes no alimento;

---

5 Contato com a gerência pelo e-mail: gicra@anvisa.gov.br

6 Fonte: Codigo Internacional Recomendado de Prácticas – Principios Generales de Higiene de los Alimentos. CAC/RCP 1-1969, rev. 4, 2003. 35p.

- perigo[7]: qualquer propriedade biológica, física e química que possa tornar um alimento prejudicial para consumo humano.

O risco dependerá do grau de toxicidade da substância, ou do micro-organismo, e da quantidade à qual a população foi exposta. O risco é então função da toxicidade e da exposição[8]. Já o termo perigo refere-se ao agente.

Poderia ser estimado um valor numérico para risco, relacionado com a ingestão de alimentos contendo determinados perigos, para a sua quantificação, como ocorre nas avaliações estatísticas relacionadas com os acidentes de trânsito. Entretanto, isso se torna particularmente difícil, especialmente nos casos que envolvem agentes químicos ou microbiológicos, considerando que nem sempre é possível estabelecer uma relação direta entre causa e efeito. Cabe destacar que a relação entre o patógeno e a doença é mais direta do que no caso de agentes químicos, cujo efeito pode ser agudo ou crônico[9]; os micro-organismos podem ser isolados do paciente. As principais características dos perigos biológicos e químicos são listadas no Quadro 13.1.

Quadro 13.1 – Principais características dos perigos biológicos e químicos.

Perigos biológicos	Perigos químicos
A contaminação pode ocorrer em diversos pontos da cadeia produtiva, desde a produção até o consumo.	Normalmente entram em contato com o alimento cru, ou ingredientes, ou durante determinadas etapas do processamento.
A prevalência e concentração do perigo variam ao longo da cadeia produtiva.	Após a introdução no alimento, com frequência, não há mudanças significativas no nível do perigo.
A presença no alimento não é homogênea.	Presença homogênea (aditivos alimentares) ou heterogênea (substâncias químicas).
Alto grau de variabilidade do patógeno e também na resposta do hospedeiro.	A toxicidade do perigo é invariável e a toxicologia usualmente não varia entre os indivíduos.
Frequentemente, a manifestação do efeito nocivo tem curso agudo após exposição única.	Os efeitos nocivos podem ter manifestação aguda, porém usualmente o curso é crônico.

Fonte: Dubugras e Pérez-Gutiérrez, 2008.

Outro ponto interessante é a suscetibilidade de cada indivíduo diante do agente. Dois indivíduos expostos à mesma dose do agente tóxico, sob circunstâncias similares, poderão responder de forma diferente, ou ainda, com diferentes graus de severidade. Um exemplo seria o consumo de milho ou amendoim contaminado com aflatoxina. Existem evidências de que essa toxina pode causar câncer de fígado em humanos, particularmente, em indivíduos infectados com hepatite viral. Ou seja, os indivíduos portadores de hepatite seriam mais suscetíveis a desenvolver hepatocarcinoma do que os considerados sãos.

[7] Fonte: Codigo Internacional Recomendado de Prácticas – Principios Generales de Higiene de los Alimentos. CAC/RCP 1-1969, rev. 4, 2003. 35p.

[8] Jardim, A.N.O.; Caldas, E.D. Exposição humana a substâncias químicas potencialmente tóxicas na dieta e os riscos à saúde. *Química Nova*, vol. 32, n. 7, p. 1898-1909, 2009.

[9] **Intoxicação aguda** – decorrente de um único contato com o agente tóxico, num período de tempo de aproximadamente 24h. Os efeitos surgem de imediato, ou no decorrer de alguns dias, no máximo 2 semanas. **Intoxicação crônica** – Resulta de efeito tóxico após exposição prolongada a doses cumulativas do toxicante ou agente tóxico, num período prolongado, geralmente maior de 3 meses a anos.

Lembre-se de que:

- os conhecimentos do perigo e de suas características são importantes para a gestão que visa à saúde do consumidor;
- os conhecimentos do risco, da magnitude de seu efeito e das condições que favorecem os agravos e danos à saúde são importantes para a gestão da segurança do consumidor e para a saúde pública;
- a gestão de segurança deve ser entendida como o somatório da gestão de perigos e de riscos.

Análise de risco: um processo interativo

A análise de risco identifica um problema potencial, avalia a probabilidade da sua ocorrência, estima o seu impacto e sugere as medidas para solucioná-lo. A análise de risco é um processo que envolve a avaliação de risco, a gestão ou gerenciamento de risco e a comunicação de risco (Fig. 13.1), para a coleta e avaliação, sistemática e transparente, de informações científicas relevantes sobre um perigo e definição da melhor opção de gerenciá-lo. Esses componentes interagem entre si; enquanto a avaliação do risco é um processo que exige embasamento científico, o gerenciamento do risco compreende a tomada de decisões pelos órgãos regulamentadores que levam em consideração, além de informações técnicas relevantes relacionadas ao dano à saúde e ao risco, fatores políticos, sociais e econômicos. A troca de informações sobre o risco entre avaliadores, gerenciadores, mídia, grupos de interesse e público em geral envolve a comunicação de risco.

Para que a análise de risco seja realmente operante, o país deve possuir um sistema de segurança do alimento, incluindo legislação e regulamentação, uma estratégia nacional de controle de alimentos, serviços eficientes de inspeção e análises laboratoriais, capacitação técnica e científica, dados epidemiológicos organizados e estrutura para atividades de comunicação e educação.

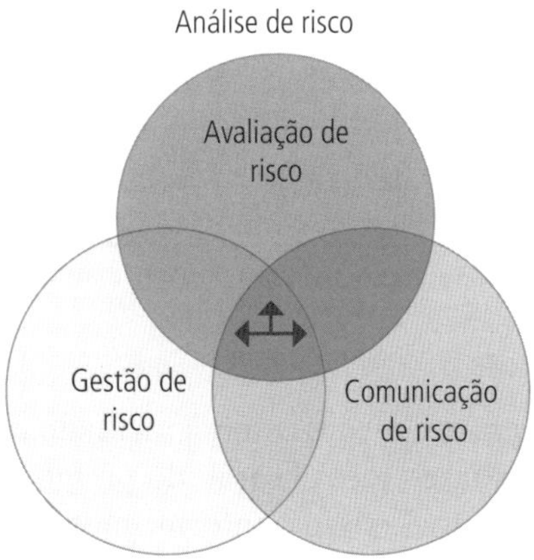

Fig. 13.1. Componentes da análise de risco.
Fonte: Codex, 1999.

A definição de cada componente da análise de risco encontra-se detalhada no Quadro 13.2.

Quadro 13.2 – Definição de cada componente da Análise de Risco

Gerenciamento de risco	Processo de ponderação para seleção de diretrizes e, quando necessário, de medidas de prevenção e controle de problemas, baseado nas conclusões de uma avaliação de risco, em fatores relevantes para a saúde, para a promoção de práticas justas de comércio e na consulta das partes interessadas.
Avaliação de risco	Processo científico formado pelas seguintes etapas: (i) identificação do perigo; (ii) caracterização do perigo; (iii) avaliação da exposição; (iv) caracterização do risco.
Comunicação de risco	Troca de informações e de opiniões, que ocorre durante toda a análise de risco, entre gestores, avaliadores, consumidores, indústria, comunidade científica e outros interessados, a respeito dos perigos, riscos, resultados da avaliação e sobre as decisões do gerenciamento.

Fonte: Dubugras e Pérez-Gutiérrez, 2008.

A Análise de Perigos e Pontos Críticos de Controle (APPCC) e a análise de risco

A Análise de Perigos e Pontos Críticos de Controle (APPCC) é uma ferramenta operacional que objetiva o controle de perigos no âmbito da indústria de alimentos, enquanto a análise de risco é uma ferramenta utilizada pelos governos para auxiliar os processos de tomada de decisão de gerenciamento. A APPCC é específica para uma planta/fábrica e não correlaciona a eficiência das medidas de controle com o nível de proteção à saúde, por exemplo, a redução da incidência das doenças de origem alimentar em um país.

O Quadro 13.3 resume as diferenças entre as ferramentas APPCC e análise de risco.

Quadro 13.3 – Principais diferenças entre a APPCC e a análise de risco

	APPCC	Análise de risco
Descrição geral	Ferramenta operacional de gerenciamento.	Ferramenta governamental de gerenciamento.
Aplicação	Aplicada na indústria de alimentos.	Aplicada pelas agências reguladoras.
Objetivos	Identificar, avaliar e controlar perigos nas etapas de produção e processamento de alimentos.	Identificar perigos e avaliar riscos em nível regional ou nacional.
Propósitos	Selecionar e implementar medidas de controle efetivas para garantir a segurança do produto.	Gerar dados e informações para orientar a seleção de medidas adequadas de redução de riscos.

Fonte: Dubugras e Pérez-Gutiérrez, 2008.

Avaliação de risco

A avaliação de risco consiste em um processo fundamentado conduzido por um comitê científico, envolvendo as seguintes fases: identificação do perigo, caracterização do perigo, avaliação da exposição e caracterização do risco, conforme mostra a Fig. 13.2. Não é um modelo fixo, pois, após a identificação do perigo, a ordem das demais etapas é definida de acordo com as hipóteses e os dados obtidos, sendo possível repetir alguma etapa, se necessário.

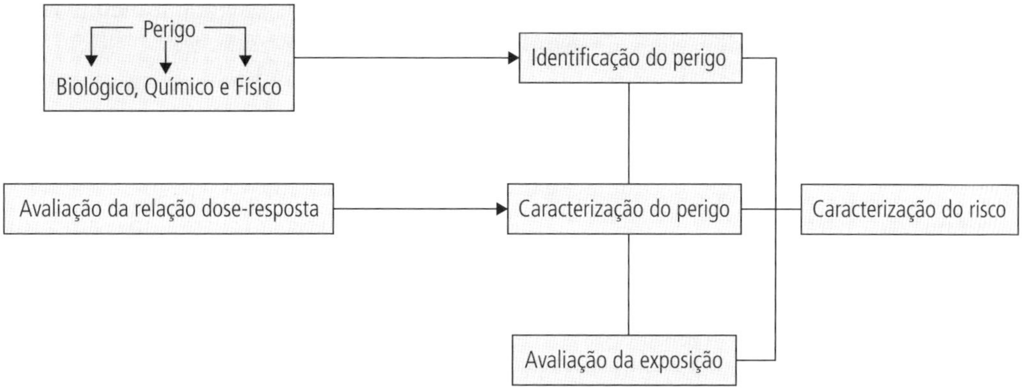

Fig. 13.2. Etapas de avaliação de risco.
Fonte: FAO/WHO, 2005, adaptado.

Identificação de perigos

Etapa em que são identificados os agentes biológicos, químicos ou físicos capazes de causar efeito adverso à saúde, que podem estar presentes em um determinado alimento ou grupo de alimentos.

Para melhor caracterizar a etapa de identificação do perigo, convém recorrer ao exemplo do perigo químico, aflatoxina:

- as aflatoxinas são mutagênicos potentes, causando mudanças permanentes no material genético;
- são capazes de induzir câncer hepático na maioria das espécies animais que foram estudadas;
- a maioria dos estudos epidemiológicos mostra uma correlação entre a exposição à aflatoxina B1 e o aumento da incidência de câncer de fígado;
- as aflatoxinas são metabolizadas em seres humanos e espécies animais, produzindo o mesmo efeito, que é considerado mutagênico;
- estima-se que 50%-100% dos casos de câncer hepático são associados à infecção persistente de hepatite B e/ou hepatite C;
- as aflatoxinas são consideradas causadoras de câncer hepático nos seres humanos, com base no peso do indivíduo;
- a incerteza consiste no fato de as aflatoxinas serem capazes ou não de induzir câncer hepático na ausência de infecção por hepatite.

Caracterização do perigo

É a elaboração de um perfil da natureza e da extensão do efeito adverso à saúde, associado ao perigo que foi identificado na fase anterior. Quando for possível, é interessante estabelecer a relação dose-resposta para diferentes níveis de exposição do perigo e a probabilidade da ocorrência de diferentes efeitos nocivos.

Os dados utilizados no estabelecimento da relação dose-resposta podem incluir resultados oriundos de tipos diferentes de estudo, como estudos em humanos, de toxicidade realizados em animais de laboratório ou testes *in vitro* com o propósito de triagem e classificação das substâncias presentes nos alimentos, de acordo com sua toxicidade. Cada uma dessas fontes de informação tem vantagens e limitações; maior confiança é fornecida por uma avaliação que inclui uma combinação de diferentes abordagens.

A relação dose-resposta é a caracterização matemática da relação entre a dose administrada e a probabilidade da infecção, ou doença, na população exposta.

Em relação às aflatoxinas, o fator de potência carcinogênica estimado pelo JECFA[10] foi de 0,1 casos de câncer/10^6 habitantes/ano/ng aflatoxina/kg pc[11]/dia. Para populações com alta prevalência do vírus da hepatite B, o fator foi de três casos de câncer/10^6 habitantes/ano/ng aflatoxina/kg pc/dia. Esses dados fornecem fortes evidências da relação causal entre a ingestão de aflatoxina e a incidência de câncer hepático em humanos. Embora essa evidência não possa ser considerada prova de que a aflatoxina seja o único agente causador do carcinoma hepático em humanos, os dados são suficientes para indicar que a exposição ao agente, em determinadas condições, eleva a incidência desse tipo de tumor.

Avaliação da exposição

A avaliação da exposição indica a quantidade do perigo em que a população ou segmentos dessa população pode estar exposta, estimada pelos níveis de perigos nas matérias-primas, nos ingredientes dos alimentos incorporados ao alimento. Esses dados se correlacionam com o consumo de alimentos da população.

Em termos matemáticos, a exposição humana às substâncias químicas presentes nos alimentos é diretamente proporcional à concentração da substância no alimento (mg/kg) e ao consumo do alimento (kg) e inversamente proporcional ao peso corpóreo (kg) (individual ou da população em estudo). A estimativa da exposição é expressa em mg/kg peso corpóreo.

Caracterização do risco

Consiste na estimativa qualitativa e/ou quantitativa[12], incluindo as incertezas inerentes da probabilidade de ocorrência e da gravidade de um efeito adverso, conhecido ou potencial, em uma determinada população. Em termos simples, permite gerar uma estimativa do risco, integrando os resultados oriundos das etapas anteriores. A caracterização dos riscos fornece a base para a tomada de decisões sobre como gerenciá-los em diferentes situações.

Prosseguindo o estudo por meio do exemplo das aflatoxinas, a probabilidade de ocorrência de casos de câncer, em áreas com baixos níveis de infecção por hepatite e baixos níveis de

[10] Fonte: <www.inchem.org/documents/jecfa/jecmono/v040je16.htm>.

[11] pc: peso corpóreo

[12] Dados quantitativos expressam valores numéricos, enquanto dados qualitativos resultam em termos descritivos: alto, médio e baixo.

contaminação por aflatoxina, levando-se em consideração uma contaminação máxima de 20 μg/kg, pode resultar em um número estimado de 0,041 casos de câncer/ano/10^6 de pessoas. Em um cenário em que os altos níveis de infecção por hepatite e alta contaminação por aflatoxinas são esperados, levando-se em consideração a contaminação máxima de 20 μg/kg, o número de casos estimados de câncer aumentaria para 1,7 casos/ano/10^6 de pessoas.

Avaliação Quantitativa de Risco Microbiológico (*Quantitative Microbiological Risk Assessment* – QMRA)

Um dos pontos importantes da avaliação de riscos microbiológicos é sua capacidade de quantificar os perigos por meio da cadeia de produção alimentar e associar diretamente a probabilidade da ocorrência de doenças transmitidas por alimentos.

Conforme já assinalado, diferentemente dos perigos químicos, os micro-organismos podem multiplicar-se, se as condições do ambiente forem favoráveis, o que pode ocorrer na cadeia produtiva. Este é um dos desafios da avaliação de riscos microbiológicos. Modelos preditivos, e outras ferramentas para incrementar a quantificação dos riscos, têm sido desenvolvidos.

Alguns países usam técnicas científicas para a avaliação quantitativa de risco microbiológico, empregando informações detalhadas da relação entre o número de micro-organismos nos alimentos e a ocorrência de doenças. Independentemente do método utilizado para estimar os riscos de doenças de origem alimentar, deve-se decidir se esse risco pode ser tolerado ou reduzido. O nível de risco que uma sociedade deseja aceitar é definido como *Appropriate Level of Protection* (ALOP). Países importadores, com exigências mais rígidas em relação a um perigo em particular (por exemplo, bactérias patogênicas) podem ser solicitados a determinar o valor de ALOP que esteja em conformidade com o Acordo Sanitário e Fitossanitário.

Objetivo de inocuidade dos alimentos (*Food safety objectives*)

Quando um governo determina as metas de saúde pública em relação à incidência de doenças, não fornece aos processadores de alimentos, produtores, manipuladores, comerciantes e partes interessadas informações sobre o que é necessário ser feito para que essas metas sejam atingidas. Para que tenham sentido, as metas de inocuidade de alimentos estabelecidas pelos governos necessitam ser transformadas em parâmetros que possam ser avaliados pelas agências governamentais e utilizados pelos produtores no processamento de alimentos.

Um *food safety objectives* (FSO) é "a frequência máxima e/ou a concentração máxima de um perigo em um alimento, no momento do consumo, que dá suporte ao ALOP, ou que contribui para que ele seja atingido".

De forma simples, o FSO transforma uma meta de saúde pública em um número que expressa a concentração e/ou a frequência (nível) de um perigo em um alimento.

Objetivo de desempenho (*Performance Objective*)

O objetivo de desempenho está relacionado à frequência e/ou concentração máxima de um perigo em um alimento, estabelecido para uma determinada etapa na cadeia produtiva.

O FSO e o *Perfomance Objective* (PO) são referências métricas que expressam os níveis de perigo máximo para o momento do consumo (FSO) e para os elos anteriores da cadeia produtiva (PO). Esse nível de segurança pode ser obtido pela adoção das boas práticas agrícolas (BPA) e das boas práticas de fabricação (BPF), bem como pela aplicação do APPCC.

Um PO é estabelecido com base no FSO, podendo ser mais ou menos rígido do que o FSO, dependendo se o perigo em questão permanece ou não no mesmo nível entre a etapa do PO e o consumo. O PO pode ser mais rígido do que o FSO quando pode haver contaminação ou multiplicação microbiana durante a distribuição, a preparação e o armazenamento. Por sua vez, o PO pode ser mais tolerante que o FSO quando, por exemplo, o alimento necessitar de cozimento antes do consumo. Os POs podem ser estabelecidos pelo governo ou pela indústria.

A aplicação dos conceitos de FSO e PO pode ser exemplificada relacionando frangos e a possível contaminação pelo patógeno *Salmonella* sp. A carne de frango deve ser cozida antes de seu consumo, entretanto, pode causar contaminação cruzada no ambiente da cozinha, durante seu preparo. Nesse cenário, o FSO corresponde à ausência de *Salmonella* sp. nos frangos prontos para consumo e o PO corresponde ao nível de contaminação que não pode ser excedido durante o abate de frangos.

RESUMO

- Dois eventos foram decisivos para o avanço das questões relativas à segurança dos alimentos no âmbito internacional: a criação da Organização Mundial do Comércio (OMC) pela ONU, o Acordo sobre Medidas Sanitárias e Fitossanitárias e o Acordo sobre Barreiras Técnicas ao Comércio. Ambos os acordos suscitaram a necessidade da adoção da Análise de Risco pelos países-membros, como forma de aderir princípios científicos nas regulamentações do comércio internacional.
- O tradicional sistema de segurança do alimento (reativo, com responsabilidades centralizadas no governo do país, sem um processo de análise de risco estruturado, utilizando a avaliação de produtos finais) não tem capacidade para lidar com o panorama globalizado atual. A abordagem moderna inclui o conceito da análise de risco, pois seus princípios e técnicas permitem o diagnóstico de problemas e a definição de soluções mais específicas e eficientes.
- A análise de risco é um processo que envolve a avaliação, a gestão ou gerenciamento e a comunicação de risco.
- A avaliação de risco se caracteriza como um processo científico formado pelas seguintes etapas: (i) identificação do perigo; (ii) caracterização do perigo; (iii) avaliação da exposição; (iv) caracterização do risco.

- O gerenciamento de risco consiste em um processo de ponderação para seleção de diretrizes e, quando necessário, de medidas de prevenção e controle de problemas, baseado nas conclusões de uma avaliação de risco, em fatores relevantes para a saúde, para a promoção de práticas justas de comércio e na consulta das partes interessadas.
- A comunicação de risco consiste na troca de informações e de opiniões, que ocorre durante toda a análise de risco entre gestores, avaliadores, consumidores, indústria, comunidade científica e outros interessados a respeito dos perigos, riscos, resultados da avaliação e sobre as decisões do gerenciamento.
- A Avaliação Quantitativa de Risco Microbiológico envolve diferentes parâmetros. Objetivos de inocuidade de alimentos (FSO) e objetivos de desempenho (PO) podem ser utilizados por uma autoridade governamental para comunicar níveis de inocuidade de alimentos à indústria e a outras autoridades governamentais.

SUGESTÕES DE LEITURA

Benford D. Principles of risk assessment of food and drinking water related to human health. Disponível em: <www.ilsi.org/Europe/Publications/C2001Prin_Risk.pdf>.

Dubugras MTB, Pérez-Gutérrez E. Perspectiva sobre a análise de risco na segurança dos alimentos. Curso de sensibilização. Rio de Janeiro: Área de Vigilância Sanitária, Prevenção e Controle de Doenças – OPAS/OMS, 2008. Disponível em: <http://bvs.panalimentos.org/local/File/Apostila_Final_12_08_2008.pdf>.

International Commission on Microbiological Specifications for Foods – ICMSF. Guia Simplificado para Compreensão e Uso de Objetivos de Inocuidade Alimentar e Objetivos de Desempenho. Disponível em: <www.icmsf.org/pdf/FSO%20Ojectives/GuiaSimplificadoPO.pdf>.

Jardim ANO, Caldas ED. Exposição humana a substâncias químicas potencialmente tóxicas na dieta e os riscos à saúde. Quim Nova. 2009;32(7):1898-1909.

QUESTÕES DISCURSIVAS

1. Julgue a afirmativa: A ferramenta APPCC é específica para uma indústria e não correlaciona a eficiência das medidas de controle com o nível de proteção à saúde.
2. ... "enquanto um país tem o direito soberano de decidir o grau de proteção que deseja para sua população, ele deve fornecer, sempre que necessário, as evidências científicas para o grau de proteção desejado." Essa foi uma das medidas adotadas no âmbito do SPS. Contextualize a medida citada no âmbito das barreiras técnicas ou comerciais.
3. Diferencie os conceitos de perigo e risco.
4. Descreva, pormenorizadamente, por que o conhecimento do risco, da magnitude de seu efeito e das condições que favorecem os agravos e danos à saúde é importante para a gestão da segurança do consumidor e para a saúde pública.

5. As frases abaixo referem-se a qual componente da análise de risco?

   A confiança na segurança dos alimentos é definida como a extensão em que os consumidores percebem que um determinado alimento ou alimentos são seguros e não causam danos à saúde ou ao meio ambiente.

   _________________________________.

   Exigir rotulagem com informações direcionadas a grupos de consumidores que podem ser especialmente sensíveis (como pessoas alérgicas a nozes ou glúten).

   _________________________________.

6. Cite três fontes de informação científica que podem auxiliar o processo de avaliação de risco.
7. Julgue a afirmativa: "As boas práticas e a APPCC continuam sendo sistemas de gerenciamento da segurança de alimentos essenciais para se atingir FSOs e POs".
8. Quais são as principais abordagens utilizadas na avaliação de riscos para perigos químicos?
9. O resultado da avaliação das exposições é comparado com a IDA (Ingestão Diária Aceitável) para determinar se o cálculo da exposição à substância química, pelo consumo dos alimentos, está dentro dos limites seguros. De acordo com a afirmativa, pesquise a IDA para o perigo químico aflatoxina.
10. Descreva de que forma os modelos preditivos podem auxiliar na avaliação quantitativa de riscos microbiológicos. Sugestão de pesquisa: </www.combase.cc/index.php/en/>

REFERÊNCIAS BIBLIOGRÁFICAS

1. BRASIL. Agência Nacional de Vigilância Sanitária. Resolução nº. 17 de 30 de abril de 1999. Estabelece as diretrizes básicas para avaliação de risco e segurança dos alimentos. Brasília, DF, Diário Oficial da União, 3 maio 1999.
2. Coleman M, Marks H. Qualitative and quantitative risk assessment. Intern J Food Microbiol. 1999;10(4-5):289-97.
3. Codex Alimentarius Comission – Codex. Principles and guidelines for the conduct of Microbiological Risk Assessment. CAC/GL – 30. Rome, 1999. Disponível em: <www.codexalimentarius.net>
4. Codex Alimentarius Comission – Codex. Appendix IV. Working principles for risk analysis for application in the framework of the Codex Alimentarius. In: Report of the Twenty-Sixty session of the Codex Alimentarius Commission; 30 June - 7 July; Rome, 2003. Disponível em: <www.fao.org/docrep/006/y4800e/y4800e0o.htm>
5. Food and Agriculture Organization of the United Nations. Food quality and safety systems: a training manual on Food Hygiene and the Hazard Analysis and Critical Control Point (HACCP) System. Roma: FAO; 1998. Disponível em: <www.fao.org/docrep/W8088E/w8088e00.htm>.
6. Food and Agriculture Organization of the United Nations, World Health Organization. Food Safety Risk Analysis: an overview and Framework Manual. Part I. Provisional Edition. Rome: FAO, 2005. Disponível em: <www.fsc.go.jp/sonota/foodsafety_riskanalysis.pdf>.
7. Franco BDGM, Cozzolino SMF. Segurança e alimento. São Paulo: Edgard Blucher, 2010. v. 2. (Série Sustentabilidade).
8. Inmetro. Divisão de Superação de barreiras técnicas. Barreiras Técnicas às Exportações. O que são e como superá-las. 3. ed. Disponível em: <www.inmetro.gov.br/barreirastecnicas/pdf/Manual_BarrTec2009.pdf>.
9. Lima RCA. Medidas sanitárias e fitossanitárias na OMC: neoprotecionismo ou defesa de objetivos legítimos. São Paulo: Aduaneiras, 2005.
10. Programa Alimentos Seguros – PAS. Ações especiais – Análise de risco. Análise de Riscos na Gestão da Segurança de Alimentos, 2003.

11. Risk Management and Food Safety. Report of a Joint FAO/WHO Consultation, Rome, Italy, 27 to 31 January 1997.
12. Sant'Anna AS, Franco BDGM. Avaliação quantitativa de risco microbiológico em alimentos: conceitos, sistemática e aplicações. Braz J Food Technol. 2009;12(4):266-76.
13. Van Schothorst M. A proposed framework for the use of FSOs. Food Control, Guildford. 2005;16(9):811-6.
14. World Health Organization. International Programme on Chemical Safety. Safety Evaluation of Certain Food Additives and Contaminants. 9th Meeting of the Joint FAO/WHO Expert Committee on Food Additives (JECFA). Genebra, 1998. Disponível em: <www.inchem.org/documents/jecfa/jecmono/v040je16.htm>.

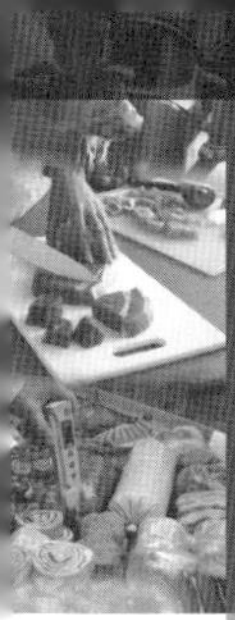

14 CAPÍTULO

Avaliação da Conformidade aplicada à área de alimentos e bebidas

- Caetano da Conceição

CONTEÚDO

OBJETIVOS E PROPOSTA DE APRENDIZAGEM DO CAPÍTULO

Ao completar o estudo deste capítulo, o leitor estará apto a:

- descrever os principais conceitos, os objetivos e a importância da Avaliação da Conformidade;
- definir os principais mecanismos de Avaliação da Conformidade aplicados à área de alimentos e bebidas;
- descrever a importância da acreditação como ferramenta de reconhecimento da competência de organismos de Avaliação da Conformidade;
- definir Programa de Avaliação da Conformidade e discutir a importância do envolvimento das partes interessadas em seu desenvolvimento;
- descrever as etapas e as técnicas envolvidas na preparação e condução de auditorias;
- dar exemplos de aplicações dos mecanismos de Avaliação da Conformidade de produtos, serviços, sistemas de gestão e de pessoas, na área de alimentos e bebidas.

Introdução

As principais referências utilizadas na elaboração do texto deste capítulo são o manual do Instituto Nacional de Metrologia, Qualidade e Tecnologia (Inmetro), intitulado Avaliação da Conformidade[1], e o artigo de Conceição e Fermam[2] sobre certificação e acreditação na área de produtos orgânicos, regulamentos e normas da Associação Brasileira de Normas Técnicas (ABNT)[3] e International Standardization Organisation (ISO)[4] aplicados à Avaliação da Conformidade e à acreditação de certificadoras de produtos, de sistemas de gestão e de profissionais.

Vários regulamentos e normas são aqui referenciados e, portanto, é importante enfatizar que se deve sempre ter como base documentos válidos, versões atualizadas e assegurar que documentos revogados, versões obsoletas, não venham a ser utilizados. Para se certificar da validade de um regulamento, norma, ou outro documento, recomenda-se o acesso frequente aos portais eletrônicos de órgãos regulamentadores, normalizadores e outros responsáveis pela publicação de documentos relacionados à sua área de interesse.

As cadeias de produção de alimentos englobam atividades ligadas à produção agropecuária, pesqueira e extrativista, insumos agropecuários, transporte, beneficiamento e processamento agroindustrial, conservação, comercialização e consumo de alimentos *in natura*, beneficiados e processados.

No Quadro 14.1, são apresentados exemplos de categorias da cadeia produtiva de alimentos.

O Brasil possui uma legislação estabelecida em nível federal, estadual e municipal visando ao controle da produção, transporte, armazenamento, processamento, conservação e comercialização de produtos agropecuários, alimentos e bebidas.

Em nível internacional, o Brasil é membro do *Codex Alimentarius*, organismo da Organização das Nações Unidas para a Alimentação e a Agricultura (FAO) e a Organização Mundial da Saúde (OMS). O *Codex* é um ponto de referência mundial para consumidores, produtores e elaboradores de alimentos, organismos nacionais de controle de alimentos e o comércio internacional de alimentos. O país também é signatário de vários acordos no âmbito da Organização Mundial do Comércio. Em nível regional, o Brasil é signatário de vários acordos, resoluções e normas estabelecidas no âmbito do grupo Mercado Comum do Sul (Mercosul).

O Brasil tem como foro nacional de normalização a ABNT. Externamente, o país participa de atividades de normalização no âmbito da ISO e o Mercosul, por exemplo. Existem várias normas aplicáveis à Avaliação da Conformidade de alimentos e bebidas.

---

1 Inmetro, 2007.

2 Conceição e Fermam, 2011.

3 Para informações gerais sobre as normas à venda pela ABNT (Associação Brasileira de Normas Técnicas), visite <www.abntcatalogo.com.br>.

4 Para informações sobre as atividades desenvolvidas no âmbito da ISO (International Organization for Standardization), visite <www.iso.org>.

Quadro 14.1 – Exemplos de categorias da cadeia produtiva de alimentos.

Categorias da cadeia produtiva de alimentos	Exemplo de setores
Produção animal	Criação de bovinos, ovinos; pescados; ovos; produção leiteira; pesca; caça e capturas.
Agricultura	Frutas; hortaliças; grãos; condimentos.
Processamento de produtos de origem animal (perecíveis), incluindo todas as atividades após campo, por exemplo, abate.	Carne; aves; ovos; laticínios e pescados.
Processamento de produtos de origem vegetal (perecíveis e em conserva)	Frutos e sucos frescos; frutos em conservas; hortaliças frescas; hortaliças em conservas; produtos pasteurizados conservados sob refrigeração.
Processamento de produtos de longa vida de prateleira, conservados à temperatura ambiente	Alimentos enlatados; produtos esterilizados; produtos pasteurizados conservados à temperatura ambiente; biscoitos; óleo; água; bebidas; massas; farinha; açúcar; sal.
Serviços de alimentação	Cozinhas industriais, hotéis; restaurantes.
Distribuição	Mercado atacadista e varejista.
Serviços	Abastecimento de água; limpeza; esgoto; descarte de resíduos; desenvolvimento de produtos; processo e equipamentos; serviços veterinários.
Transporte e armazenamento	Transporte e armazenamento.
Fabricação de equipamentos (manufatura)	Equipamentos para processos; máquinas automáticas de venda.
Fabricação de produtos químicos/ bioquímicos	Aditivos; vitaminas; pesticidas; drogas; fertilizantes; agentes de limpeza; bioculturas.
Fabricação de material de embalagem	Materiais de embalagem.
Produção de alimentos para animais	Rações.

Fonte: Adaptado de Norma ABNT ISO/TS 22003.

As atividades de Avaliação da Conformidade têm como objetivo aferir se determinado objeto – que pode ser um sistema de gestão, um produto, um serviço, um processo ou até mesmo a competência de um profissional ou de uma organização – atende a requisitos estabelecidos em normas ou regulamentos.

Em um enfoque mais particular, para as organizações, a Avaliação da Conformidade induz à busca contínua da melhoria da qualidade. Aquelas que se engajam nesse movimento orientam-se para assegurar a qualidade dos seus produtos, processos ou serviços, beneficiando-se com a melhoria da produtividade e o aumento da competitividade tornando a concorrência mais justa, na medida em que indica, claramente, os produtos, processos ou serviços que atendem aos requisitos especificados.

O presente capítulo está estruturado em quatro seções:

1) Avaliação da Conformidade: definição e classificação;
2) Mecanismos de Avaliação da Conformidade;
3) Acreditação;
4) Programas de Avaliação da Conformidade.

Avaliação da Conformidade: definição e classificação

A norma ABNT NBR ISO/IEC 17000 define Avaliação da Conformidade como "a demonstração de que os requisitos especificados relativos a um produto, processo, sistema de gestão, pessoa ou organismo são atendidos." O processo de Avaliação da Conformidade baseia-se em regras estabelecidas em documentos de referência, como normas, regulamentos e especificações técnicas.

O principal objetivo da Avaliação da Conformidade é prover confiança aos clientes, usuários, consumidores, ou outras partes interessadas, de que um determinado objeto da Avaliação da Conformidade (material, produto, processo, serviço, instalação, sistema de gestão ou um profissional) atende aos requisitos preestabelecidos.

A seguir, são apresentados alguns exemplos de objetos da Avaliação da Conformidade na área de alimentos:

- material - matérias-primas e ingredientes utilizados na indústria de alimentos são frequentemente objetos de auditorias e ensaios para fins de compra, venda ou qualificação de fornecedores;
- produto - alimentos de origem animal, vegetal, *in natura* ou processados podem ser objetos de inspeções e de certificação (por exemplo, alimentos orgânicos);
- serviço - serviços de alimentação podem ser submetidos a auditorias, inspeções de boas práticas de fabricação, entre outras;
- instalações - uma instalação de produção de alimentos e bebidas pode ser objeto de auditorias de boas práticas de fabricação e de sistema de gestão da segurança de alimentos;
- processo - processos de produção agropecuária, beneficiamento, processamento de alimentos, transporte e armazenagem;
- sistema de gestão - o Sistema de Gestão da Segurança de Alimentos (SGSA) de uma unidade produtora de matérias-primas agropecuárias ou de produtos processados pode ser objeto de certificação com base, por exemplo, na norma ABNT NBR ISO 22000;
- Organismo de Avaliação da Conformidade - por exemplo, um laboratório de ensaios, uma certificadora ou organismo de inspeção, que pretende prestar serviços de Avaliação da Conformidade, pode ter a sua competência avaliada e atestada por um organismo de acreditação, com base em normas internacionais;
- pessoas - profissionais, por exemplo, manipuladores e supervisores de produção de alimentos podem se preparar e buscar certificações baseadas em normas que estabeleçam requisitos de competência para atuação nas suas respectivas áreas de ocupação.

Considerando o agente econômico que realiza uma atividade de Avaliação da Conformidade pode ser classificado como:

- de 1ª parte (primeira parte) – realizada pelo próprio produtor, fabricante ou fornecedor do objeto;
- de 2ª parte (segunda parte) – realizada pelo comprador, cliente ou usuário do objeto;
- de 3ª parte (terceira parte) – realizada por uma organização (certificadora, laboratório, organismos de inspeção) com independência em relação ao fornecedor e ao cliente, não tendo, portanto, interesse direto na comercialização do objeto (produto ou serviço).

Quanto ao campo de utilização, uma atividade de Avaliação da Conformidade pode ser classificada como compulsória (obrigatória) ou voluntária:

- compulsória (obrigatória) – atividade de Avaliação da Conformidade de cumprimento obrigatório, determinada por força de legislação, emanada de uma autoridade governamental competente, com o objetivo de assegurar que o produto ou serviço atenda a requisitos de qualidade e desempenho especificados em regulamentos ou normas, de modo a evitar danos à saúde, à segurança do consumidor, ao meio ambiente ou prejuízos econômicos à sociedade. Por exemplo, o Sistema Brasileiro de Avaliação da Conformidade Orgânica (Sisorg) contém as regras de cumprimento obrigatório para que produtos *in natura* ou processados oriundos da produção primária vegetal, animal, da aquicultura e do extrativismo possam ser comercializados no Brasil como produtos orgânicos;
- voluntária – atividade de Avaliação da Conformidade adotada voluntariamente pelo produtor, fabricante ou fornecedor de um produto ou serviço, sem que haja uma determinação governamental para fazê-lo. Esses programas voluntários podem ser estabelecidos pelo setor público ou por setores privados. Os proprietários de programas voluntários podem incluir, por exemplo, órgãos governamentais, organismos de Avaliação da Conformidade, associações e consórcios nacionais, regionais e internacionais formados por produtores, indústrias e comércio varejista.

Alguns exemplos de programas voluntários na área de alimentos:

- Programa de Certificação de Sistema de Gestão da Segurança de Alimentos, com base na norma ABNT NBR ISO 22000;
- o Programa de Certificação da Produção Integrada Agropecuária (PI-Brasil), coordenado por órgãos governamentais brasileiros (Inmetro e MAPA – Ministério da Agricultura, Pecuária e Abastecimento), estabelece requisitos a serem atendidos pelos produtores que desejarem obter a certificação voluntária da produção, com foco nas boas práticas agrícolas e pecuárias;
- o Programa de Certificação GLOBALG.A.P estabelece, em nível internacional, requisitos de certificação voluntária da produção agrícola, pecuária e aquícola, com foco nas boas práticas de produção;
- Programa de Certificação da cachaça, baseado em portaria do Inmetro e regulamentos técnicos do MAPA.

Mecanismos de Avaliação da Conformidade

Existem vários mecanismos que podem ser utilizados na Avaliação da Conformidade de um objeto, sendo os principais:

- ensaio – consiste em determinar uma ou mais características de uma amostra por meio de análises laboratoriais ou ensaios de campo de acordo com um procedimento especificado; além de constituírem um mecanismo de Avaliação da Conformidade, ensaios também podem ser usados como partes integrantes, por exemplo, em processos de certificação, inspeção e etiquetagem de produtos;
- calibração de instrumentos de medição – mecanismo que tem como objetivo assegurar a confiança no resultado das medições, proporcionando rastreabilidade baseada em padrões metrológicos de referência;
- etiquetagem – este mecanismo faz uso de etiquetas para declarar as características de um produto, especialmente o seu desempenho, medido por meio de ensaios laboratoriais. Por exemplo, no âmbito do Programa Brasileiro de Etiquetagem (PBE), foi estabelecida a Etiqueta Nacional de Conservação de Energia (Ence) que classifica os equipamentos, veículos e edifícios em faixas de "A" (mais eficiente) a "E" (menos eficiente) quanto ao atendimento aos requisitos mínimos de desempenho energético (e, em alguns casos, também de segurança), estabelecidos em normas e regulamentos técnicos;
- declaração de fornecedor – declaração de conformidade de um produto ou serviço, feita pelo próprio fornecedor, aos requisitos estabelecidos.
- inspeção – é um mecanismo que utiliza a observação e o julgamento técnico, podendo ser acompanhado por medições, ensaios e/ou testes do tipo passa não passa.
- certificação – é um mecanismo em que a avaliação é feita por um organismo de terceira parte (certificadora) que se utiliza da realização de análises de documentos, testes, ensaios, inspeções e/ou auditorias para avaliar e atestar a conformidade de produtos, serviços, processos, sistema de gestão, competência profissional de pessoas, quanto ao atendimento aos requisitos especificados. O capítulo 16 deste livro aborda o tema auditoria e certificação.

Organismos de Avaliação da Conformidade, como laboratórios, certificadoras e organismos de inspeção, podem ser pessoas jurídicas de direito público ou privado. Em dezenas de países, existem mecanismos para avaliar a competência dos organismos que prestam serviços de avaliação da conformidade. A acreditação destaca-se como o principal mecanismo para avaliar a competência de organismos de avaliação da conformidade.

A seguir são fornecidas detalhadamente as aplicações de mecanismo de ensaios na Avaliação da Conformidade de alimentos e bebidas.

Ensaios aplicados à área de alimentos e bebidas

Alguns exemplos de aplicações do mecanismo de ensaios na avaliação da conformidade de alimentos e bebidas são:

- determinação de características físicas, químicas e biológicas de matérias-primas, ingredientes, produtos alimentícios e material de embalagem, análises da composição, eficácia e toxicidade de agrotóxicos, medicamentos veterinários, fertilizantes e aditivos alimentares;
- avaliação das condições higiênico-sanitárias de equipamentos e instalações de produção, armazenagem, transporte e distribuição.

Os laboratórios de ensaios podem ser operados por organizações públicas ou privadas, por empresas fabricantes de alimentos e bebidas, agências reguladoras, órgãos de fiscalização, universidades, institutos de pesquisa, escolas técnicas e por empresas prestadoras de serviços.

Um laboratório interno de uma empresa processadora de alimentos e bebidas realiza atividade de Avaliação da Conformidade de 1ª parte ao analisar as características de um produto ou processo oriundo da própria organização à qual o laboratório pertence.

No entanto, esse laboratório realiza atividade de 2ª parte, ao analisar produtos, insumos, matérias-primas e ingredientes provenientes de seus possíveis fornecedores, para fins de compra, seleção de fornecedores ou de recepção na indústria à qual o laboratório pertence.

Os laboratórios de 3ª parte são organismos de Avaliação da Conformidade que se caracterizam pela independência em relação ao fornecedor (1ª parte) e ao comprador (2ª parte) do produto ou serviço.

Declaração de fornecedor

É um mecanismo de Avaliação da Conformidade de 1ª parte, por meio do qual um fornecedor (produtor, fabricante, prestador de serviço ou profissional) de um produto ou serviço declara formalmente que o seu sistema de gestão, produto, processo, serviço ou competência profissional atende aos requisitos especificados em determinado programa de Avaliação da Conformidade.

Quando a legislação, os compradores de determinado bem e outras partes interessadas não exigem a Avaliação da Conformidade feita pela 2ª ou 3ª parte, a Declaração de Conformidade feita pelo fornecedor, provavelmente, será uma opção viável para agregar valor às empresas ao assegurarem que atendem às normas aplicáveis a seus produtos, processos ou serviços.

A Declaração de Conformidade feita pelo fornecedor deve se basear em avaliações criteriosas e responsáveis, sustentadas em evidências objetivas, de que os requisitos especificados são efetivamente cumpridos.

A norma ABNT ISO/IEC 17050 estabelece requisitos gerais para a Avaliação da Conformidade por meio desse mecanismo. Essa norma também especifica requisitos gerais da documentação necessária para que a Declaração de Conformidade do fornecedor seja bem fundamentada e confiável.

Um fabricante ou produtor poderá, por exemplo, implantar voluntariamente um sistema de gestão da qualidade (ISO 9001), ambiental (ISO 14001), da segurança de alimentos (ISO 22000), de responsabilidade social e trabalhista, uma norma de requisitos de qualidade e desempenho aplicável a um produto e realizar autoavaliações para verificar o atendimento aos requisitos.

É importante que o fabricante ou produtor conte com o comprometimento da equipe da organização envolvida no desenvolvimento e implementação do programa de Avaliação da Conformidade.

Também é recomendável que o produtor ou fabricante propicie condições para receber manifestações das partes interessadas na Avaliação da Conformidade do sistema de gestão, produto ou serviço, de modo que possam contribuir para a estruturação, implementação, eficácia e melhoria contínua do programa de Avaliação da Conformidade. A comunicação interativa com os ambientes interno e externo da organização poderá contribuir de forma efetiva para o êxito e aprimoramento do programa de avaliação da conformidade.

A Declaração de Conformidade de um objeto, emitida pelo fornecedor, deve conter as seguintes informações:

- nome e endereço de contato do fornecedor (pessoa, organização, empresa);
- identificação do objeto da Declaração de Conformidade (por exemplo, nome e tipo de produto, data de produção, número do lote, modelo, descrição de um processo, sistema de gestão, pessoa ou organismo);
- relatório da Avaliação da Conformidade do objeto;
- identificação de regulamentos, normas, na íntegra ou outros requisitos aplicáveis ao objeto;
- local e data de emissão da Declaração de Conformidade;
- validade da Declaração de Conformidade, quando aplicável;
- nome e assinatura do emitente da Declaração de Conformidade.

Inspeção

Na área de alimentos e bebidas, as atividades de inspeção de áreas de produção têm como objetivo avaliar e assegurar o atendimento a regulamentos, normas ou especificações, por exemplo, padrões de identidade e qualidade de um produto, requisitos de boas práticas agrícolas e pecuárias, boas práticas de fabricação, programas de pré-requisitos e requisitos de segurança de alimentos. O agente econômico pode realizar uma inspeção de 1ª, 2ª, 3ª parte.

Acreditação – Ferramenta para avaliar a competência de organismos que prestam serviços de Avaliação da Conformidade

Acreditação é definida como a atestação realizada por um organismo acreditador independente (3ª parte), relativa a um organismo de Avaliação de Conformidade representando a demonstração formal de sua competência para realizar tarefas específicas de Avaliação de Conformidade (ABNT ISO/IEC 17000).

A Coordenação Geral de Acreditação (CGCRE) do Inmetro é o organismo acreditador dentro do Sistema Nacional de Metrologia, Normalização e Qualidade Industrial (SinMetro).

A acreditação é uma atividade voluntária, no entanto, as partes interessadas (por exemplo: regulamentadores, fornecedores de produtos ou serviços, compradores, clientes ou usuários) em determinado programa de avaliação da conformidade podem estabelecer regras que a tornem obrigatória, com o objetivo de assegurar a competência dos organismos, tais como certificadoras, laboratórios e organismos de inspeção.

A Coordenação Geral de Acreditação do Inmetro desenvolveu uma marca de acreditação e o símbolo de acreditação visando destacar a atividade de acreditação. A marca de acreditação é de uso exclusivo da CGCRE. No endereço www.inmetro.gov.br, os interessados podem consultar as regras estabelecidas pela CGCRE, para que os organismos de Avaliação da Conformidade acreditados sejam autorizados a usar o símbolo de acreditação.

A acreditação de laboratórios de calibração e de ensaios tem como documentos de referência a norma ABNT ISO/IEC 17025, as diretrizes da Cooperação Internacional de Acreditação de Laboratórios (*International Laboratory Accreditation Cooperation* - ILAC) e da Cooperação Interamericana de Acreditação (*Inter American Accreditation Cooperation* - IAAC).

O critério antes utilizado para a acreditação de organismos de certificação de produtos, processos e serviços consistia na norma ABNT ISO/IEC 17065. Mas, de acordo com a política de transição, o Guia será substituído pela norma ABNT ISO/IEC 17065.

A acreditação de certificadoras de sistemas de gestão da segurança de alimentos baseia-se nos requisitos estabelecidos nas duas normas a seguir:

- ABNT NBR ISO/IEC 17021-1 - Avaliação da conformidade - Requisitos para organismos que fornecem auditoria e certificação de sistemas de gestão – Parte 1: Requisitos;
- ABNT NBR ISO/TS 22003 – requisitos para organismos de auditoria e certificação de sistemas de gestão da segurança de alimentos.

A acreditação de certificadoras de pessoas é conduzida com base nos requisitos estabelecidos pela norma ABNT NBR ISO/IEC 17024. A de organismos de inspeção tem como base os da norma ABNT ISO/IEC 17020, que estabelece os critérios gerais para o funcionamento de diferentes tipos de organismos que executam inspeção.

Os processos de acreditação são conduzidos de acordo com diretrizes e documentos mandatórios estabelecidos nos foros internacionais de cujos acordos a CGCRE é signatária.

Para obter mais informações técnicas sobre processos de acreditação e para consultar a relação dos organismos de Avaliação da Conformidade acreditados pela CGCRE, bem como as respectivas áreas de competência dos organismos (escopos de acreditação), recomenda-se o acesso à página de Acreditação no portal <www.inmetro.gov.br>.

Acordos internacionais na área de acreditação

Com o objetivo de cumprir com competência a sua missão, a CGCRE possui um sistema de gestão estruturado com base na norma ABNT ISO/IEC 17011 que estabelece requisitos aplicáveis a organismos que oferecem serviços de acreditação de organismos de Avaliação da Conformidade.

A CGCRE é membro de vários acordos de reconhecimento mútuo em fóruns internacionais de acreditação, como:

- *International Accreditation Forum* (IAF – Fórum Internacional de Acreditação);
- *International Laboratory Accreditation Cooperation* (ILAC – Cooperação Internacional de Acreditação de Laboratórios);
- *Inter-American Accreditation for Cooperation* (IAAC – Cooperação Interamericana de Acreditação).

Nesses acordos internacionais cada organismo de acreditação passa por avaliações periódicas conhecidas como avaliações de pares, por meio das quais têm as suas competências analisadas por outros acreditadores, signatários do acordo. As avaliações de pares são fundamentais para que a competência de um organismo de acreditação seja reconhecida internacionalmente.

Esses acordos são documentados em Memorandos de Entendimento (*Memorandum of Understanding*) e possibilitam o reconhecimento da equivalência entre serviços de acreditação prestados por diferentes acreditadores, dentro de um foro internacional.

Além disso, esses acordos estabelecem compromissos que possibilitam a aceitação de resultados de calibração de instrumentos de medição, ensaios, certificações e inspeções realizados por diversos organismos de Avaliação da Conformidade certificados por diferentes acreditadores. Entretanto, a aceitação de resultados não é automática e devem ser respeitados outros requisitos, por exemplo, as regras estabelecidas pelos proprietários do sistema de avaliação da conformidade, sempre que aplicáveis.

Com isso, a acreditação é uma ferramenta que contribui para o aumento da competitividade das empresas e superação de barreiras técnicas ao comércio, assegurando a confiança nas atividades de Avaliação da Conformidade e reduzindo custos ao eliminar a necessidade de reavaliações de produtos, processos ou serviços de empresas que possuam a conformidade avaliada e declarada por organismos de certificação e laboratórios acreditados.

Isso mostra a importância estratégica da acreditação como promotora da confiança à sociedade brasileira nos produtos e nas medições, por meio da atestação formal da competência de organismos de Avaliação da Conformidade, proporcionando a harmonização das relações de consumo, a inovação e a competitividade do país.

Programas de Avaliação da Conformidade

Este programa é um sistema que reúne as regras e procedimentos que devem ser seguidos no processo de Avaliação da Conformidade compulsória ou voluntária de um determinado objeto.

Os requisitos de Avaliação da Conformidade são estabelecidos em documentos de referência, como regulamentos de Avaliação da Conformidade, normas técnicas e regulamentos técnicos aplicados ao objeto.

Entre os principais objetivos de um programa da Avaliação da Conformidade de produto podem ser citados[5]:

- informar e proteger o consumidor, principalmente em aspectos de segurança e saúde;
- proteger o meio ambiente;
- propiciar a concorrência justa;
- estimular a melhoria contínua da qualidade;
- agregar valor às marcas de produtos ou serviços;
- facilitar o comércio internacional e fortalecer o mercado interno.

Em um procedimento de Avaliação da Conformidade, quanto mais se lança mão das ferramentas de gestão da qualidade (auditorias, acreditação, calibração, ensaios, amostragem etc.) maior é o grau de confiança alcançado na conformidade do produto, mas também maior será o custo, ou melhor, o investimento a ser realizado pelo setor produtivo.[7]

Para que um Programa de Avaliação da Conformidade seja bem-sucedido, deve atender ao critério de viabilidade técnica e econômica, de modo que seja alcançado um alto nível de confiança, com o menor custo possível para os produtores, usuários e consumidores dos produtos ou serviços com conformidade avaliada.

Partes interessadas em programas de Avaliação da Conformidade

O sucesso de um Programa de Avaliação da Conformidade depende do envolvimento e comprometimento das partes interessadas na definição dos princípios, mecanismos e requisitos de avaliação, na elaboração de normas e regulamentos técnicos, na produção, comercialização e consumo do produto ou serviço com conformidade avaliada.

As partes interessadas em um Programa de Avaliação da Conformidade na área de alimentos e bebidas podem ser identificadas em vários segmentos, por exemplo:

- indústria e consumidores de alimentos e bebidas;
- produtores de alimentos *in natura*, armazenadores e beneficiadores de produtos da agropecuária, pesca e extrativismo sustentável;
- comércio atacadista e varejista, exportadores e importadores de produtos agropecuários, alimentos processados e bebidas;
- serviços de alimentação – cozinhas industriais, restaurantes, churrascarias, sorveterias e bares;
- fornecedores de insumos utilizados na produção agropecuária e na transformação agroindustrial;
- autoridades regulamentadoras (órgãos governamentais);

[5] Ver Inmetro. Avaliação da Conformidade, 2007.

- proprietários de programas de Avaliação da Conformidade compulsórios ou voluntários;
- Organismos de Avaliação da Conformidade – certificadoras, laboratórios de ensaios e organismos de inspeção;
- organizações ligadas às áreas de educação, pesquisa, treinamento, assessoria técnica, saúde, segurança, meio ambiente e meios de comunicação;
- profissionais ligados à área de Avaliação da Conformidade – auditores, inspetores, especialistas, pessoal de laboratórios de calibração e ensaios;
- associações e federações ligadas à produção agropecuária, pesca, extrativismo sustentável e agroindústria;
- associações e órgãos de defesa dos direitos dos consumidores;
- organizações não governamentais;
- outras partes interessadas.

No desenvolvimento e implementação de um Programa de Avaliação da Conformidade devem ser considerados vários fatores, por exemplo, os objetivos do programa, o objeto ao qual o programa se aplica, as características tecnológicas do setor produtivo, o nível de regulamentação e normalização do setor, a importância do programa para a saúde e segurança do consumidor e para o meio ambiente, o caráter voluntário ou compulsório do programa, a abrangência geográfica de aplicação do programa, o nível de exigência dos requisitos, a possibilidade de dar oportunidade para que as partes interessadas possam opinar sobre o programa durante o seu desenvolvimento e implementação.

RESUMO

- Avaliação da Conformidade pode ser entendida como "a demonstração de que os requisitos especificados, relativos a um produto, processo, sistema de gestão, pessoa ou organismo, são atendidos".
- O principal objetivo da Avaliação da Conformidade é prover confiança aos clientes, usuários, consumidores ou outras partes interessadas de que um determinado objeto atende aos requisitos preestabelecidos.
- A atividade de Avaliação da Conformidade pode ser classificada como de primeira, segunda ou terceira parte, de acordo com o agente econômico que a realiza. Quanto ao campo de utilização, pode ser classificada como compulsória ou voluntária.
- Os principais mecanismos de avaliação de conformidade são: ensaio, calibração de instrumentos de medição, etiquetagem, declaração do fornecedor, inspeção e certificação.
- O Inmetro é o responsável pela gestão dos Programas de Avaliação da Conformidade, no âmbito do Sistema Brasileiro de Avaliação da Conformidade – SBAC.
- Uma certificadora de sistemas de gestão da segurança de alimentos, baseados na ABNT NBR ISO 22000, interessada em obter a acreditação, deve cumprir as normas ABNT NBR ISO/IEC 17021-1 e ABNT NBR ISO/TS 22003.

- A acreditação de certificadoras de sistemas de gestão da segurança de alimentos baseia-se nos requisitos estabelecidos nas normas ABNT NBR ISO/IEC 17021-1 e ABNT NBR ISO/TS 22003.
- A Coordenação Geral de Acreditação do Inmetro (CGCRE) é o organismo de acreditação de Avaliação da Conformidade reconhecido pelo Governo Brasileiro.

SUGESTÕES DE LEITURA

ABNT NBR ISO/IEC 17065:2013 – Avaliação da conformidade – Requisitos para organismos de certificação de produtos, processos e serviços. 32p.

Conceição C, Fermam RKS. Certificação e acreditação: política de fortalecimento da agricultura orgânica brasileira. Rev Polit Agri. 2011;20(2):66-79. Disponível em: <www.embrapa.br/publicacoes/tecnico/revistaAgricola/rpa-de-2011-2/RPA_2-2011_LR.pdf>.

Instituto Nacional de Metrologia, Qualidade e Tecnologia (Inmetro). Avaliação da Conformidade. Manual da Qualidade. 5. ed. Disponível em: <www.inmetro.gov.br/infotec/publicacoes/acpq.pdf>.

______. Manual da Qualidade – CGCRE. Disponível em: <www.inmetro.gov.br.>.

QUESTÕES DISCURSIVAS

1. Acesse o portal da Qualidade e Avaliação da Conformidade em <www.inmetro.gov.br> e responda às questões:

   a) conceitue Verificação da Conformidade;

   b) diferencie Verificação da Conformidade de Fiscalização;

   c) dê exemplos de atividades de Verificação da Conformidade e de Fiscalização e indique os nomes de órgãos responsáveis por realizá-las.
2. Comente a afirmativa: "A Avaliação da Conformidade induz a busca contínua da melhoria da qualidade".
3. Elabore um texto (cerca de 15 linhas) correlacionando os termos Avaliação da Conformidade, Globalização e Estratégia Competitiva.

   (Para embasar seu texto utilize o documento publicado pelo Inmetro sobre Avaliação da Conformidade disponível em: <www.inmetro.gov.br/infotec/publicacoes/acpq.pdf>).
4. Suponha que você ouça a seguinte afirmativa em uma palestra sobre o tema Avaliação da Conformidade: "... não se pode comparar produtos com conformidade avaliada com o objetivo de identificar se um é melhor ou pior que o outro.". Você concorda ou discorda? Justifique.
5. Explique o gráfico a seguir, caracterizando o ponto "A".

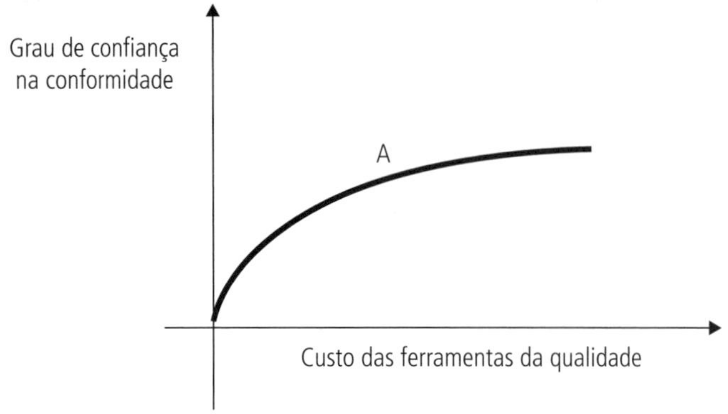

Fonte: <www.inmetro.gov.br/infotec/publicacoes/acpq.pdf>

6. Quando o processo de Avaliação da Conformidade é realizado por uma 3ª parte, o agente econômico (a organização que atesta a conformidade) deve ser acreditado. Com base no texto, responda:
   a) o que significa Avaliação da Conformidade de 3ª parte?
   b) o que significa o termo Acreditação?
   c) elabore um esquema inter-relacionando a Avaliação da Conformidade de 1ª, 2ª e 3ª parte.
7. Trace um paralelo entre atividade de Avaliação da Conformidade compulsória e voluntária. Exemplifique.
8. Dê um exemplo que se encaixe na seguinte afirmativa: "... podem ser utilizados diferentes mecanismos, concomitantemente, para a Avaliação da Conformidade de um mesmo objeto em função de suas especificidades.".
9. São termos pertinentes à Avaliação da Conformidade: amostragem, ensaio e inspeção. Defina-os.
10. Descreva de que forma a Avaliação da Conformidade se inter-relaciona com o Código de Defesa do Consumidor.

REFERÊNCIAS BIBLIOGRÁFICAS

1. ISO/TS 22003:2013 – Food safety management systems – Requirements for bodies providing audit and certification of food safety management systems.
2. ABNT NBR ISO/IEC 17050-1: 2005 – Avaliação de conformidade – Declaração de conformidade de fornecedor – Parte 1: Requisitos gerais. 6p.
3. ABNT NBR ISO/IEC 17050-2: 2005 – Avaliação de conformidade – Declaração de conformidade de fornecedor – Parte 2: Documentação de suporte. 2p.
4. ABNT NBR ISO/IEC 17011:2005 – Avaliação de conformidade – Requisitos gerais para os organismos de acreditação que realizam acreditação de organismos de avaliação de conformidade. 23p
5. ABNT NBR ISO/IEC 17025:2005 Versão Corrigida 2:2006 – Requisitos gerais para a competência de laboratórios de ensaio e calibração. 31p.

15 CAPÍTULO

A Norma ABNT NBR ISO 22000

- Rose Mary Maduro Camboim de Azevedo
- Denise R. Perdomo Azeredo

CONTEÚDO

OBJETIVOS E PROPOSTA DE APRENDIZAGEM DO CAPÍTULO

Ao completar o estudo deste capítulo, o leitor estará apto a:

- definir normalização;
- diferenciar os termos regulamento e norma;
- descrever a sistemática de elaboração de normas no âmbito da ABNT;
- resumir os principais benefícios da Norma ISO 22000;
- descrever os elementos-chave, os objetivos e os requisitos da Norma ISO 22000;
- relacionar os elementos da ISO 22000 e do sistema APPCC.

Introdução

É crescente a preocupação do consumidor, principalmente em países desenvolvidos, e dos mercados em torno da qualidade e segurança de alimentos. Diante disso, as organizações se mobilizaram para cumprir um elevado grau de exigência, adotando práticas como a certificação e o rastreamento, que permitem identificar a origem e informações pertinentes ao produto ao longo da cadeia produtiva.

Em resposta às exigências dos consumidores, observou-se uma proliferação de regulamentos e normas adotados pelas organizações, o que leva a uma multiplicação de referenciais privados e nacionais, dificultando especialmente o comércio entre os países. Nesse contexto, faz-se necessário distinguir os termos norma e regulamento. O cumprimento dos regulamentos é compulsório, enquanto o das normas é voluntário, uma vez que elas são estabelecidas após ampla discussão pela sociedade e emitida por uma organização não governamental. Entretanto, ambos estabelecem características de um produto ou de processos a ele relacionados.

A Norma ISO 22000 veio harmonizar, em termos internacionais, as várias diretrizes relacionadas a qualidade e segurança dos alimentos. A norma ABNT NBR ISO 22000 é a versão brasileira da norma internacional ISO 22000 que estabelece requisitos para a implementação de um Sistema de Gestão da Segurança de Alimentos. A norma abrange comunicação interativa, sistema de gestão e controle de riscos.

Este capítulo tem como objetivo descrever o roteiro para a elaboração de normas, bem como identificar os principais aspectos da norma ISO 22000.

O presente capítulo está estruturado em seis seções:

1) normalização;
2) o trabalho na ISO;
3) o trabalho na ABNT;
4) benefícios da Norma ISO 22000;
5) estrutura da Norma ISO 22000;
6) relação entre a ISO 22000 e o sistema APPCC (Análise de Perigos e Pontos Críticos de Controle).

O que é normalização?

Antes da abordagem sobre a Norma ISO 22000 é importante compreender o significado de normalização e seus objetivos. A normalização é a atividade que estabelece, em relação a problemas existentes ou potenciais, as prescrições destinadas à utilização comum e repetitiva com vistas à obtenção do grau ótimo de ordem em um dado contexto. São termos sinônimos: normatizar, regularizar e reorganizar.

Entre os objetivos que norteiam a normalização, merece destaque a eliminação de barreiras técnicas e comerciais. Para protegerem seus mercados, os países procuram utilizar vários mecanismos que dificultem o acesso de mercadorias importadas – as barreiras comerciais, que também podem ser entendidas como barreiras tarifárias. Com as negociações internacionais, que garantem redução nas tarifas aplicadas pelos países, surgiram outros mecanismos para proteger as importações, as barreiras técnicas ou barreiras não tarifárias, derivadas da utilização de normas ou regulamentos técnicos não claros, ou que não se baseiam em normas internacionalmente aceitas, ou ainda, em decorrência de regulamentos excessivamente rigorosos impostos pelas legislações estrangeiras.

O trabalho na ISO (*International Standard Organization*)

Histórico da norma ISO 22000

O *Danish Standards* (DS)[1] apresentou à ISO uma proposta para elaboração de uma norma sobre sistema de gestão da segurança de alimentos. A proposta foi aprovada pelo comitê de produtos alimentícios da ISO[2] que coordenou e articulou o desenvolvimento da Norma, com a formação do grupo de trabalho TC34/WG8. O *Draft International Standard* ISO/DIS 22000 foi concluído em 3 de junho de 2004. A versão final, consensada após discussões, foi então enviada para as organizações de normalização nacionais dos países-membros. No grupo de trabalho havia também representantes do *Codex Alimentarius*[3], do *Global Food Safety Initiative* (GFSI)[4] *e do FoodDrinkEurope*[5].

O grupo de trabalho elaborou dois documentos que foram publicados em novembro de 2005, a Norma ISO 22000:2005 – *Food safety management systems: requirements for any organization in the food chain* – e, para facilitar a sua aplicação, uma outra norma: ISO/TS 22004:2005 – *Food safety management systems: guidance on the application of ISO 22000:2005.*

Posteriormente, no ano de 2007 foram publicados mais dois documentos da família ISO22000, a Norma ISO/TS 22003:2007 – *Food safety management systems: requirements for bodies providing audit and certification of food safety management systems* e ISO 22005: 2007 – *Traceability in the feed and food chain – General principles and guidance for system design and development.* Esta última complementa os requisitos estabelecidos no documento CAC/GL 60-2006 do *Codex* sobre rastreabilidade. O Quadro 15.1 resume as normas da família ISO 22000.

---

1 *Danish Standard Foundation* é o órgão Nacional de Normalização da Dinamarca. A norma de segurança alimentar elaborada por este organismo foi a DS 3027E:2002.

2 Na ISO, o TC 34 é o comitê responsável pelas normas na área de alimentos para humanos e animais. O Escopo do ISO/TC 34 abrange quase todos os produtos agrícolas que foram ou não processados para consumo humano ou animal e tem como foco a segurança e qualidade dos produtos. O comitê baseia seu programa de trabalho em métodos de análise e avaliação dos resultados. As normas elaboradas são basicamente de amostras, embalagens, métodos de ensaio, terminologia, especificações de produtos, transporte e sistemas de gestão.

3 Disponível em: <www.codexalimentarius.org>

4 Disponível em <www.mygfsi.com>

5 Disponível em: <www.fooddrinkeurope.eu>

Quadro 15.1 – Família ISO 22000

Norma	Título
ISO 22000:2005	Sistemas de Gestão da Segurança de Alimentos – Requisitos para qualquer organização na cadeia produtiva de alimentos.
ISO/TS 22004:2005	Sistemas de Gestão da Segurança de Alimentos – Guia de aplicação da ISO 22000:2005.
ISO/TS 22003:2007	Sistemas de Gestão da Segurança de Alimentos – Requisitos para organismos de auditoria e certificação de Sistemas de Gestão da Segurança de Alimentos.
ISO 22005:2008	Rastreabilidade na cadeia alimentar – Princípios gerais e requisitos básicos para a concepção e implementação do sistema.
ISO 22006:2009	Sistemas de Gestão da Qualidade – Guia para aplicação da ISO 9001: 2008 na produção agrícola.
ISO/TS 22002-1: 2009	Programa de pré-requisitos para segurança de alimentos – Parte 1: Produção de alimentos.

O trabalho na ABNT

A Associação Brasileira de Normas Técnicas (ABNT), entidade privada sem fins lucrativos, reconhecida como Fórum Nacional de Normalização, fornece a base necessária ao desenvolvimento tecnológico brasileiro. A ABNT é membro fundador da ISO, da Comissão Pan-Americana de Normas Técnicas (COPANT) e da Associação Mercosul de Normalização (AMN).

As normas brasileiras, cujo conteúdo é de responsabilidade dos Comitês Brasileiros (ABNT/CB) e dos Organismos de Normalização Setorial (ABNT/NOS), são elaboradas por Comissões de Estudo (CE) formadas por representantes dos setores envolvidos, delas fazendo parte: produtores, consumidores, universidades, laboratórios e outros. Dessa forma, a ABNT promove a elaboração de normas que tenham demanda da sociedade.

Os projetos de Norma Brasileira, elaborados no âmbito dos ABNT/CB e ABNT/NOS, circulam para consulta pública entre os associados da ABNT e demais interessados. A Fig. 15.1 ilustra o processo de elaboração de normas brasileiras.

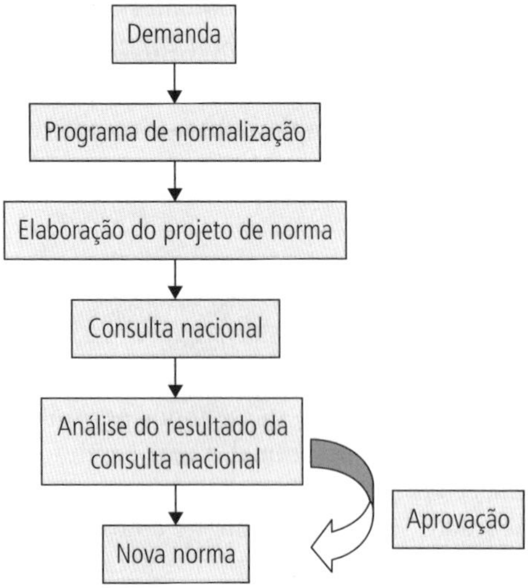

Fig. 15.1. Processo de elaboração de normas brasileiras.
Fonte: ABNT, modificado.

Inicialmente, a necessidade de normalização de determinado tema deve ser manifestada à ABNT pelo interessado, seja ele representante do governo, setor produtivo, consumidores ou qualquer outra parte interessada. Manifestada a demanda, o tema é encaminhado ao comitê técnico responsável, onde será exposto aos diversos setores envolvidos. Após consenso quanto à necessidade de normalização e prioridade, o tema é inserido no programa de normalização do comitê técnico relacionado. Para a elaboração do projeto de norma deve haver a formação de uma comissão de estudo que reúne representantes de todas as partes interessadas que desenvolverão o texto a ser submetido à consulta nacional. Nesta fase, qualquer interessado pode se manifestar, sem qualquer ônus, apresentando as objeções técnicas justificadas. Reunidos todos os pareceres, a comissão de estudos autora do projeto delibera, junto com os interessados que se manifestaram durante a consulta nacional, se esse projeto deve ser aprovado como norma brasileira. Caso o projeto seja alterado tecnicamente, deve haver uma nova submissão à consulta nacional como segundo projeto de norma. Se receber objeções técnicas que justifiquem que o tema proposto ainda não possui o consenso necessário para a sua aprovação, a comissão de estudos autora poderá solicitar seu cancelamento à ABNT.

É importante destacar que a ABNT já possuía uma norma voltada para gestão da segurança de alimentos, a ABNT NBR 14900:2002 – Sistema de gestão da análise de perigos e pontos críticos de controle – Segurança de alimentos, que foi substituída pela norma ABNT NBR ISO 22000.

A ABNT NBR ISO 22000:2006 foi elaborada na Comissão de Estudo Especial Temporária de Análise de Perigos e Pontos Críticos de Controle - ABNT/CEET-00:001.40. Essa norma é uma tradução idêntica da ISO 22000:2005.

Benefícios da Norma ISO 22000

Existem inúmeras motivações para a organização querer implementar a Norma ISO 22000, destacando-se a garantia da inocuidade do alimento; a otimização do uso de recursos e a conquista e manutenção de mercados, que reforça a sua competitividade em nível internacional. O Quadro 15.2 sumariza os benefícios estratégicos da adoção da Norma ISO 22000.

Quadro 15.2 – Benefícios estratégicos da Norma ISO22000

Norma auditável, fornecendo uma estratégia para a certificação por entidades terceiras.
Redução de queixas por não conformidades relativas à segurança do alimento.
Aumento da produtividade no trabalho.
Os colaboradores tornam-se mais conscientes sobre a higiene e segurança dos alimentos.
Comunicação simplificada e maior colaboração entre parceiros da cadeia alimentar.
Maior aceitação dos produtos alimentícios em termos internacionais.
Melhor cumprimento da legislação, promovendo a melhoria na comunicação com os órgãos regulamentares.
Valorização da marca.

Dados do ano de 2011 apontam que 19.980 organizações foram certificadas pela Norma ISO 22000, registrando um aumento de 8% em relação ao ano de 2010[6].

[6] Dados disponíveis no *site*: <www.iso.org/iso/news.htm?refid=Ref1686>.

Cabe salientar que, com a adoção da ISO 22000, haverá a prevenção da ocorrência de perigos com consequente aumento do faturamento da organização, uma vez que diminui o índice de reclamações de clientes insatisfeitos em razão de problemas de inocuidade, demandas judiciais e fiscalizações sanitárias. Os documentos gerados na normatização podem ser usados, inclusive, juridicamente para assegurar as condições de controle de processo. O aumento de confiabilidade no produto e a valorização da marca constituem conquistas muito importantes, pois uma marca confiável é fruto de muito empenho e trabalho de anos.

Estrutura da Norma ISO 22000

A estrutura dos requisitos da Norma ISO 22000, baseada nas disposições da ISO 9001:2000, apoia-se em elementos do ciclo PDCA – planejar, desenvolver, checar e agir – que garantem a articulação entre a gestão e a segurança do alimento. A Fig. 15.2 ilustra o modelo do sistema de gestão da segurança de alimentos de acordo com a referida Norma.

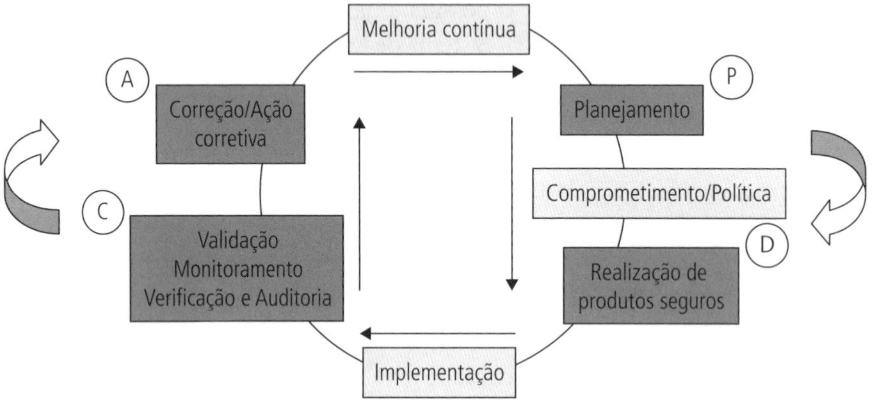

Fig. 15.2. Modelo do sistema de gestão de segurança do alimento de acordo com a Norma.

Principais elementos da Norma

A Norma ISO 22000 especifica os requisitos para um sistema de gestão da segurança do alimento, combinando elementos-chave reconhecidos como essenciais. Os elementos na Norma para garantir a segurança ao longo da cadeia produtiva até o consumo final são representados na Fig. 15.3.

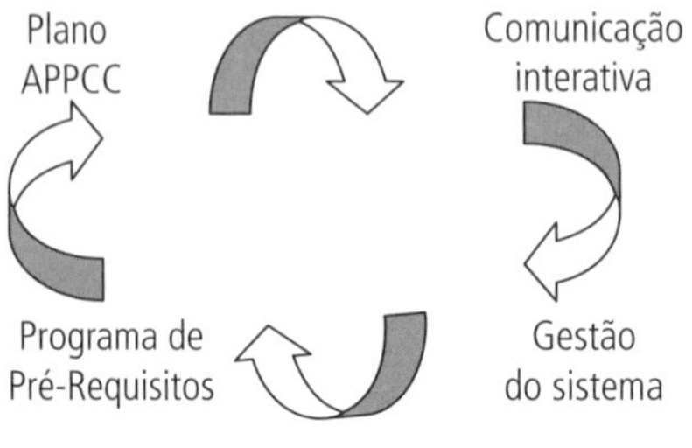

Fig. 15.3. Elementos-chave da Norma ISO22000.

Comunicação interativa

A comunicação ao longo da cadeia alimentar é essencial para assegurar que todos os perigos relevantes à segurança dos alimentos sejam identificados e controlados adequadamente em cada elo da cadeia produtiva. A Organização deve estabelecer um plano de comunicação externa, descrevendo os intervenientes externos (clientes, fornecedores, consumidores, parceiros comerciais e autoridades) e internos (responsáveis internos por repassar a informação). A Fig. 15.4, retirada da ISO 22000, mostra um exemplo de como deve ocorrer a comunicação na cadeia produtiva de alimentos.

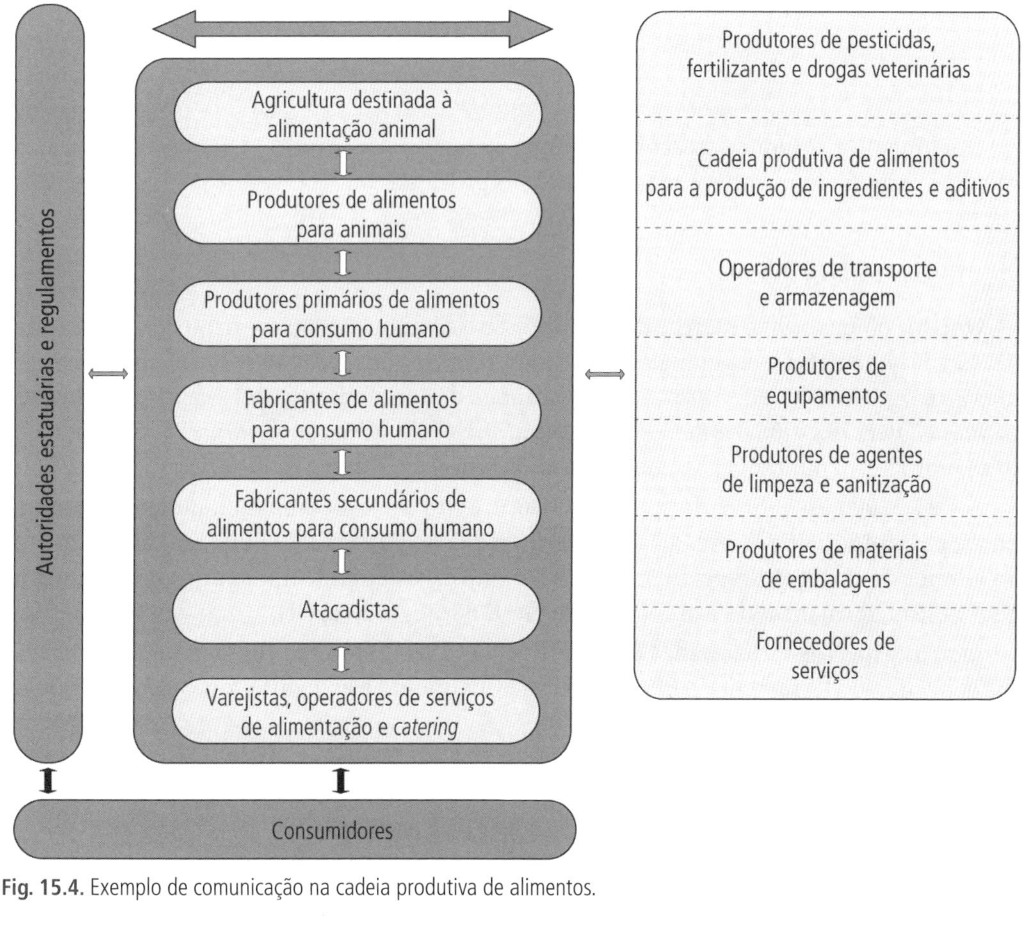

Fig. 15.4. Exemplo de comunicação na cadeia produtiva de alimentos.

Gestão do sistema

A eficácia de um sistema de gestão da segurança de alimentos resulta do seu estabelecimento, operação e atualização dentro do quadro estruturado e integrado nas atividades administrativas globais de gestão da organização.

Programa de Pré-Requisitos

O Programa de Pré-Requisitos (PPR) se refere às condições básicas e atividades necessárias à obtenção de produtos seguros. O PPR está orientado para a manutenção de ambientes de produção, processamento e manipulação adequada no tocante à higiene.

A Norma ainda estabelece o Programa de Pré-Requisito Operacional (PPRO), que está orientado a gerenciar os perigos associados às instalações utilizadas e que não fazem parte do escopo do APPCC.

A combinação dos requisitos do plano APPCC com o PPR assegura o controle de perigos em toda a cadeia produtiva.

Plano APPCC

Documento preparado de acordo com os princípios do APPCC para assegurar o controle dos perigos significativos identificados no processo.

Objetivos da Norma

Um dos objetivos que merece destaque é o fato de a ISO 22000 contribuir para a harmonização das normas internacionais voluntárias, uma vez que existem normas internacionais que visam igualmente à certificação da segurança dos alimentos (BRC – *British Retail Consortium Global*; IFS – *International Food Standard*; Gap – *Good Agricultural Practice*), o que torna o processo, muitas vezes, confuso e complexo.

A ISO 22000 está alinhada com a ISO 9001 e promove a compatibilidade dos dois sistemas, permitindo que as organizações certificadas na Norma ISO 9001 tenham facilidade em estender a certificação para a ISO 22000 e outros sistemas, como o de gestão ambiental (ISO 14001), formalizando um Sistema de Gestão Integrado (SGI).

Outros aspectos relacionados aos objetivos da ISO 22000 são fornecer a comunicação dos conceitos da ferramenta APPCC internacionalmente e assegurar a proteção do consumidor.

Requisitos da Norma

A norma ABNT NBR ISO 22000 especifica requisitos que permitem que a organização:

- planeje, implemente, opere, mantenha e atualize o sistema de gestão da segurança de alimentos, direcionado ao fornecimento de produtos que, de acordo com seu uso pretendido, são seguros para o consumidor;
- demonstre conformidade com os requisitos estatutários e regulamentares de segurança de alimentos aplicáveis;
- avalie e julgue os requisitos do cliente e demonstre conformidade com aqueles mutuamente acordados, relacionados à segurança dos alimentos, a fim de aumentar a satisfação do consumidor;

- comunique eficazmente assuntos de segurança de alimentos aos seus fornecedores, clientes e outras partes interessadas, relevantes na cadeia produtiva de alimentos;
- assegure que a organização está em conformidade com sua política em segurança de alimentos declarada;
- demonstre essa conformidade às partes interessadas relevantes;
- procure certificação ou registro de seu sistema de gestão da segurança de alimentos em uma organização externa, ou faça autoavaliação ou autodeclaração em conformidade com a Norma.

Diante do exposto, acredita-se que a ISO 22000 constitui uma ferramenta de gestão efetiva para produção de alimentos seguros e que correspondam às exigências legais dos consumidores e das empresas.

A Norma está dividida em oito seções, descritas a seguir:

Seção 1 – Nessa seção encontra-se a introdução da Norma, seu objetivo e âmbito de aplicação. Destaca-se que a Norma especifica requisitos que permitem a uma organização procurar certificação ou registro de seu sistema de gestão da segurança de alimentos por terceira parte, ou fazer autoavaliação, ou ainda autodeclaração de conformidade;

Seção 2 – Referências Normativas – A norma ISO 9001: 2000[7] é estabelecida como documento de referência indispensável para aplicação da ISO 22000;

Seção 3 – Termos e definições – Essa seção apresenta as definições da Norma com destaque para algumas notas, por exemplo: Nota 3 – Os perigos relacionados à segurança de alimentos incluem os alergênicos;

Seção 4 – Sistema de gestão da segurança de alimentos – Apresenta os requisitos gerais e as documentações;

Seção 5 – Responsabilidade da direção – Trata dos requisitos relacionados aos compromissos assumidos pela direção da organização, da política de segurança e da indicação do coordenador da equipe de segurança de alimentos. Além disso, especifica como a comunicação externa e interna deve ser estabelecida. Há também destaque para o estabelecimento e a implementação de procedimentos para administrar potenciais situações emergenciais e acidentes;

Seção 6 – Gestão de recursos – Estabelece que a organização deve gerenciar a provisão de recursos, de modo a estabelecer, implementar, manter e atualizar o sistema de gestão da segurança de alimentos;

Seção 7 – Planejamento e realização de produtos seguros – Os princípios do APPCC estão contidos nessa seção, iniciando-se pelo Programa de Pré-Requisitos, passando a formação da equipe de segurança do alimento, as características do produto, os fluxogramas, etapas do processo e medidas de controle e finalizando com os sete princípios do APPCC. Nessa seção, também há destaque para implantação do sistema de rastreabilidade e do tratamento de produtos potencialmente inseguros;

[7] A norma ISO 9001 está sendo revisada pela ISO e sua publicação é aguardada para 2015. Em decorrência disso, acredita-se que todas as normas a ela alinhadas também passem por revisão.

Seção 8 – Validação, verificação e melhoria do sistema de gestão da segurança de alimentos – A melhoria contínua do sistema é o foco dessa seção. O estabelecimento de requisitos que consideram o controle do monitoramento e medições e o estabelecimento de auditoria interna são essenciais para a melhoria contínua.

Relação entre a ISO 22000 e o sistema APPCC

A ISO 22000 combina os requisitos de gestão da Norma ISO 9001:2000 e os princípios do sistema APPCC, conforme preconizado pelo *Codex*, usando a análise como estratégia para garantir o controle de perigos, que são gerenciados pela combinação do PPRO e do plano APPCC.

O Quadro 15.3 apresenta as referências cruzadas entre APPCC e a Norma ISO 22000.

Quadro 15.3 – **Referências cruzadas entre APPCC e a Norma ISO 22000**

APPCC	ISO22000
Estruturação da equipe APPCC	7.3.2. Equipe de segurança de alimentos.
Descrição do produto	7.3.3. Características dos produtos. 7.3.5.2. Descrição das etapas do processo e medidas de controle.
Identificar intenção de uso Construir fluxograma Confirmar fluxograma *in loco*	7.3.4. Intenção de uso. 7.3.5.1. Fluxogramas.
Princípio 1 Conduzir uma análise de perigos	7.4. Análise de perigos 7.4.2. Identificação de perigos e determinação de níveis aceitáveis 7.4.3. Avaliação do perigo 7.4.4. Seleção e avaliação das medidas de controle.
Princípio 2 Determinar os pontos críticos de controle (PCC)	7.6.2. Identificação de pontos críticos de controle (PCC).
Princípio 3 Estabelecer limites críticos	7.6.3. Determinação dos limites dos pontos críticos de controle.
Princípio 4 Estabelecer um sistema de monitoramento	7.6.4. Sistema de monitoramento dos pontos críticos de controle.
Princípio 5 Estabelecer ações corretivas	7.6.5. Ações quando os resultados do monitoramento excedem os limites críticos.
Princípio 6 Estabelecer procedimentos de verificação	7.8. Plano de verificação.
Princípio 7 Estabelecer procedimentos de registro	4.2. Requisitos de documentação. 7.7. Atualização de informações preliminares e documentos especificando os PPR e o plano APPCC.

RESUMO

- A normalização é a atividade que estabelece, em relação a problemas existentes ou potenciais, as prescrições destinadas à utilização comum e repetitiva, com vista à obtenção do grau ótimo de ordem em um dado contexto.

- A elaboração da Norma ISO 22000 congregou esforços de várias entidades e órgãos internacionais, com o objetivo de harmonizar as normas internacionais voluntárias, evitando a existência de regulamentos conflitantes sobre produtos e serviços em diferentes países, o que facilita, assim, o intercâmbio comercial.
- Em 2006, a ABNT lançou a versão da ISO 22000 que foi elaborada na Comissão de Estudo Especial Temporária de Análise de Perigos e Pontos Críticos de Controle - ABNT / CEET-00:001.40. A ABNT já possuía uma norma voltada para gestão da segurança de alimentos, a ABNT NBR 14900:2002 - Sistemas de Gestão da Análise de Perigos e Pontos Críticos de Controle - Segurança de Alimentos, que foi cancelada e substituída pela ISO 22000.
- A ISO 22000 combina os requisitos de gestão da Norma ISO 9001:2000 e os princípios do sistema APPCC, conforme preconizado pelo *Codex*, usando a análise como estratégia para garantir o controle de perigos, que são gerenciados pela combinação do Programa de Pré-Requisito e do plano APPCC.
- A ISO 22000 é uma norma auditável que fornece uma estratégia para a certificação por entidades terceiras. A certificação promove uma maior aceitação dos produtos no mercado externo, minimizando as barreiras técnicas ou não tarifárias.
- A estrutura dos requisitos da Norma ISO 22000, baseada nas disposições da ISO 9001:2000, apoia-se em elementos do ciclo PDCA - planejar, desenvolver, checar e agir - que garantem a articulação entre a gestão e a segurança do alimento.
- Os elementos-chave da Norma ISO 22000 são: comunicação interativa, gestão do sistema, PPR e plano APPCC.
- A ISO 22000 está dividida em oito seções: Objetivo; Referência normativa; Termos e definições; Sistema de gestão da segurança de alimentos; Responsabilidade da direção; Gestão de recursos; Planejamento e realização de produtos seguros e Validação, verificação e melhoria do sistema de gestão da segurança de alimentos.

SUGESTÕES DE LEITURA

Associação Brasileira de Normas Técnicas (ABNT). NBR-ISO 9001 - Sistemas de gestão da qualidade - Requisitos. Rio de Janeiro, 2008; 28 p.

_____. NBR ISO 22000 - Sistema de gestão da segurança de alimentos - Requisitos para qualquer organização na cadeia produtiva de alimentos. Rio de Janeiro, 2006. 35 p.

Codex Alimentarius Commission. Recommended International Code of Practice - General Principles of Food Hygiene. CAC/RCP 1 - 1969, Rev. 4 - 2003. Disponível em: <www.codexalimentarius.net/>.

European Food Safety Authority (EFSA). Disponível em <http://www.efsa.europa.eu/>

Instituto Nacional de Metrologia, Normalização e Tecnologia (Inmetro). Barreiras técnicas às exportações: o que são e como superá-las. 3. ed. Brasília, 2009. 45p. Disponível em: <www.inmetro.gov.br/barreirastecnicas/pdf/Manual_BarrTec2009.pdf>.

QUESTÕES DISCURSIVAS

1. Leia o documento "Barreiras técnicas as exportações: o que são e como superá-las", disponível em: <www.inmetro.gov.br/barreirastecnicas/pdf/Manual_BarrTec2009.pdf>. Pesquise a definição de "barreiras técnicas" de acordo com as regras estipuladas pela OMC (Organização Mundial do Comércio).
2. A afirmativa: "As normas, por terem caráter voluntário, não impedem que nenhum produto seja comercializado. Contudo, os produtos que não estão de acordo com as normas estipuladas têm maior dificuldade para a sua aceitação no mercado", está correta? Justifique.
3. A norma publicada no âmbito da DS (*Danish Standard Foundation*) sobre segurança alimentar foi a DS 3027E:2002, que foi revogada após a adoção da ISO 22000. Pesquise na internet, no guia interpretativo desta norma elaborado pela APCER – Associação Portuguesa de Certificação, as principais características desse referencial normativo.
4. A norma brasileira voltada para gestão da segurança de alimentos, a NBR 14900:2002 – Sistema de Gestão da Análise de Perigos e Pontos Críticos de Controle, foi elaborada no âmbito da ABNT, porém foi revogada após a adoção da ISO 22000. Descreva, resumidamente, o processo de elaboração de normas pela ABNT.
5. Entre os principais benefícios da implementação da ISO 22000 destaca-se a otimização de recursos. Desenvolva este item, elaborando um texto que aborde a forma como os recursos (financeiro, pessoal e material) podem ser otimizados com a implementação da Norma.
6. De que forma a adoção da Norma ABNT NBR ISO 22000 promove a articulação entre um sistema de gestão e a segurança do alimento?
7. Correlacione os elementos-chave da Norma ABNT NBR ISO 22000: comunicação interativa, gestão do sistema, PPR e plano APPCC.
8. Comente a afirmativa: "A comunicação é essencial para garantir que todos os perigos relevantes sejam identificados e adequadamente controlados em cada etapa durante a cadeia produtiva de alimentos".
9. Você concorda com a seguinte afirmativa: "A ISO 22000 promoveu a harmonização das normas internacionais voluntárias". Sim ou não? Justifique.
10. A Norma ISO 22000 permite a adesão a um SGI (Sistema de Gestão Integrado)? Justifique sua resposta.

REFERÊNCIAS BIBLIOGRÁFICAS

1. Associação Brasileira de Normas Técnicas (ABNT). NBR ISO 22000 – Sistema de gestão da segurança de alimentos – Requisitos para qualquer organização na cadeia produtiva de alimentos. Rio de Janeiro, 2006. 35 p.
2. Associação Portuguesa de Certificação (APCER). Guia interpretativo DS 3027E:2002. São Paulo, 2005. 47p.
3. Faergemand J, Jespersen D. ISO 22000 to ensure integrity of food supply chain. ISO Management Systems, 2004. p. 21-24.
4. Fonseca HDM. Desenvolvimento de um sistema de gestão da segurança alimentar segundo a ISO 22000:2005 numa unidade industrial de exportação de produtos de pesca frescos [dissertação]. Lisboa: Universidade Técnica de Lisboa, 2011.
5. Miranda EPR. Estudo da implementação da NPEN ISO 22000:2005 na sala de desmancha de carnes frescas da empresa "X" Cash & Carry [dissertação]. Lisboa: Universidade Nova de Lisboa, 2012.

16 CAPÍTULO

Auditoria e certificação

- Caetano da Conceição

CONTEÚDO

OBJETIVOS E PROPOSTA DE APRENDIZAGEM DO CAPÍTULO

Ao completar o estudo deste capítulo, o leitor estará apto a:

- definir o termo auditoria e a sua classificação;
- descrever as atividades prévias à auditoria, bem como as concernentes à condução e à conclusão da auditoria;
- descrever as ações a serem desencadeadas pela organização auditada de modo a tratar as não conformidades;
- definir o termo certificação e exemplificar por meio das principais normas que se aplicam a alimentos.

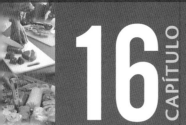

Introdução

A auditoria é uma ferramenta de gestão para monitorar e verificar a eficácia da implementação da política de segurança de alimentos, no contexto da norma ABNT NBR ISO 22000. Auditorias também são partes essenciais das atividades de Avaliação da Conformidade, como certificação/registro externo e avaliação e acompanhamento da cadeia de fornecedores.

O mecanismo de certificação pode ser aplicado a produtos, processos, serviços, sistemas de gestão e à avaliação da competência de um profissional e é, por definição, realizado por terceira parte, isto é, por uma organização independente, para executar a avaliação da conformidade.

Um dos modelos mais utilizados no Sistema Brasileiro de Avaliação da Conformidade (SBAC) para a certificação é o de Ensaio de Tipo, Avaliação e Aprovação do Sistema de Gestão da Qualidade, mediante auditorias e ensaio em amostras coletadas no comércio e no fabricante. Esse modelo proporciona um sistema confiável e completo de Avaliação da Conformidade de uma produção em série e em grande escala. Este capítulo abordará a Certificação de Sistema de Gestão da Segurança de Alimentos e a Certificação de Produtos Agropecuários, mais especificamente, produtos orgânicos que merecem destaque no contexto da Avaliação da Conformidade aplicada aos alimentos.

Certificados de conformidade, relatórios de auditorias, laudos de ensaios e selos de identificação da conformidade são instrumentos utilizados para comunicar às partes interessadas que um objeto passou com êxito por um processo de avaliação e que atende aos requisitos estabelecidos em normas e regulamentos, proporcionando confiança quanto à conformidade do objeto avaliado.

O presente capítulo está estruturado em cinco seções:

1) auditoria;
2) tratamento das não conformidades pela organização auditada;
3) Certificação de Sistemas de Gestão;
4) implementação de um programa de certificação em uma organização;
5) estudo de caso – Mecanismos de controle e informação da qualidade orgânica.

Auditoria

Auditoria é um processo sistemático, independente e documentado para obter registros, afirmações de fatos ou outras informações pertinentes, e avaliá-los de maneira objetiva para determinar a extensão na qual os requisitos especificados são atendidos (ABNT NBR ISO/IEC 17000). A Norma ABNT NBR ISO 19011 estabelece diretrizes para auditorias de sistemas de gestão.

Uma auditoria pode ser:

- de 1ª parte – é uma autoavaliação realizada pelo fabricante (ou fornecedor) de um produto ou serviço, de acordo com as regras de auditoria (auditoria interna);
- de 2ª parte – é uma avaliação realizada pelo cliente ou usuário de um produto ou serviço para fins de aquisição;

- de 3ª parte – é uma avaliação realizada por um organismo independente que não possui interesse nem de fabricante/fornecedor nem de comprador/usuário do produto, processo ou serviço fornecido.

Auditorias de 3ª parte, geralmente, são realizadas por:

- órgãos regulamentadores para avaliar a conformidade dos regulamentos técnicos;
- organismos independentes, prestadores de serviços de auditoria e de certificação, tais como certificadoras.

As auditorias de 2ª e 3ª parte são conhecidas como auditorias externas[1].

Atividades de auditoria

Programa de auditoria é o conjunto formado por uma ou mais auditorias a serem realizadas dentro de um determinado período de tempo, com um determinado objetivo (ABNT NBR ISO 19011; ABNT NBR ISO/IEC 17021-1).

O responsável pelo programa deve manter contato com o cliente da auditoria para fazer os arranjos necessários ao cumprimento do programa. Uma vez acertados data, locais, objetivos da auditoria e o escopo a ser auditado, deve ser designada uma equipe auditora responsável pela realização das atividades.

O escopo de auditoria é formado pela sua abrangência e limites incluindo, por exemplo, identificação e descrição dos locais, unidades da organização a serem auditados, atividades, processos e período de tempo cobertos pelas atividades de auditoria (adaptado da ABNT NBR ISO 19011:2012).

Uma equipe auditora é composta por um ou mais profissionais, incluindo necessariamente um auditor líder. O auditor líder poderá ser acompanhado por outros auditores, especialistas[2] e observadores.

Para realizar com êxito as tarefas sob sua responsabilidade, a equipe auditora deve reunir as competências necessárias, sendo estas:

- conhecimentos, formação educacional, treinamentos em técnicas de auditoria e conhecimento dos requisitos expressos nos regulamentos, normas e procedimentos aplicáveis à auditoria;
- experiência profissional, inclusive experiência em auditoria;
- habilidades e atitudes pessoais condizentes com o tipo de tarefa a ser executada.

Esses profissionais devem atuar de modo ético, responsável, imparcial, objetivo e equilibrado, zelando pela confidencialidade das informações pertinentes ao auditado, sempre assegurando que a avaliação tenha como base a busca de evidências objetivas, que permitam concluir se os requisitos especificados são efetivamente cumpridos. Os relatos da

---

1 Quando sistemas de gestão da qualidade, ambiental e segurança de alimentos são auditados em conjunto, denomina-se auditoria combinada. Quando duas ou mais organizações de auditoria cooperam para auditar um único cliente, denomina-se auditoria conjunta.

2 Um especialista nem sempre possui a qualificação de auditor, e vice-versa, mas a equipe auditora, como um todo, deve reunir as competências necessárias e suficientes para que a auditoria seja conduzida com eficácia.

equipe auditora devem ser verdadeiros e exatos e ter domínio dos termos de trabalho a serem usados.

Durante a preparação da auditoria, é importante que o auditor-líder mantenha comunicação com o representante da organização a ser auditada, para obter os documentos da organização aplicáveis ao escopo da auditoria e para tratar dos arranjos necessários à elaboração do plano de auditoria.

Para cada auditoria deve ser realizado um plano que identifique o cliente, o critério (normas, regulamentos, procedimentos), organização a ser auditada, endereços e locais a serem auditados, atividades e processos, escopo, objetivos, distribuição das tarefas entre os membros da equipe e o cronograma de atividades.

O plano de auditoria deve ser apresentado com antecedência ao responsável pela organização, para aprovação e realização de eventuais ajustes, caso sejam considerados necessários à boa condução da auditoria, especialmente no que concerne à logística das atividades. A Fig. 16.1 mostra um exemplo ilustrativo de um formulário de plano de auditoria.

Os membros da equipe auditora devem fazer uso dos documentos para condução dos trabalhos de auditoria, conforme necessário:

- normas, regulamentos e procedimentos;
- registros referentes à auditoria anterior, por exemplo, relatório de auditoria, preocupações, registros de não conformidades e ações corretivas cuja eficácia deve ser avaliada;
- listas de verificação, se aplicáveis;
- planos de amostragem, se aplicável;
- material de embalagens e etiquetas para coleta de amostras de produtos para ensaios, se aplicável;
- formulários para registro de informações a serem coletadas durante a auditoria;
- formulários para registro de constatações de conformidade ou não conformidade, caso sejam detectadas;
- formulários de registros de reuniões;
- registros referentes à análise da eficácia do tratamento de reclamações referentes à organização a ser auditada – caso sejam aplicáveis.

Durante a auditoria, a equipe deve buscar evidências objetivas obtidas por meio de entrevistas, observações de fatos, documentos, registros e informações que permitam concluir se cada requisito é cumprido apropriadamente pela organização.

A auditoria em um sistema de gestão envolve:

- análise de documentos e registros da organização auditada, com o objetivo de avaliar se estes evidenciam cumprimento dos requisitos estabelecidos nos documentos de referência (normas, regulamentos, procedimentos, especificações, instruções de trabalho) aplicáveis ao escopo auditado;
- entrevistas com o pessoal da organização auditada;
- auditoria no local com o objetivo de avaliar se o funcionamento do sistema de gestão evidencia o cumprimento dos documentos normativos (normas e regulamentos) e dos documentos do sistema de gestão da organização.

Dados da organização responsável por realizar a auditoria: endereço/contatos

Plano de Auditoria

Cliente da auditoria (nome/endereço/pessoas de contato)	
Tipo de auditoria: ☐ 1ª parte (auditoria interna) ☐ 2ª parte (auditoria no fornecedor) ☐ 3ª parte (auditoria conduzida por um organismo independente) Objetivos da auditoria:	
Norma(s) e regulamento(s) aplicáveis:	
Local (ou locais) a ser(em) auditado(s)/endereço(s)/processo(s):	
Documentos da empresa a ser auditada (especificar os documentos aplicáveis à auditoria, por exemplo, manual de qualidade, procedimentos, instruções de trabalho e registros):	
Equipe auditora	Auditor líder:
	Auditor(es):
	Especialista(s):
	Observador(es):

Cronograma de atividades

Reunião de abertura: __/__/___ às __h__min.
Reunião da equipe auditora: __/__/___ às __h__min.
Reunião de encerramento: __/__/___ às __h__min.

Critério de auditoria (Identificar as normas, regulamentos e procedimentos aplicáveis)		Distribuição de atividades: Identificar data, turno (ou horário) e nomes dos componentes da equipe auditora, responsáveis por cada uma das atividades					
		__/__/___		__/__/___		__/__/___	
Atividades de auditoria: (Identificar os requisitos a serem auditados)							
Norma/ Regulamento/ Procedimento	Requisitos da Norma/Regulamento/Procedimento						

Local: ________________, Data: ___/___/____. Plano de auditoria aprovado em: ___/___/____.

Nomes e assinaturas:

________________________ ________________________

Auditor líder **Cliente da auditoria – Responsável pela organização a ser auditada**

Fig. 16.1. Exemplo ilustrativo de um formulário de plano de auditoria.

Condução da auditoria

As atividades pertinentes à condução de auditoria devem incluir:

- reunião de abertura, presidida pelo auditor líder, para confirmação do plano de auditoria a ser executado, apresentação da equipe auditora, apresentação da equipe da organização, especialmente os responsáveis pelas atividades a serem auditadas, afirmação do compromisso da equipe auditora com a imparcialidade e a confidencialidade, confirmação das atividades a serem realizadas, confirmação dos métodos de registro das constatações de conformidade ou não conformidade[3];

- análise da documentação da organização (manual de qualidade, procedimentos, instruções de trabalho, formulários de registros) pode ser realizada antes ou durante a auditoria principal, dependendo da metodologia utilizada;
  - esta atividade tem como objetivo verificar se os documentos da organização estão em conformidade com as normas e regulamentos aplicáveis à auditoria. Além disso, possibilita à equipe auditora a obtenção de informações necessárias para condução das atividades de auditoria referentes à estrutura e o funcionamento do sistema de gestão;
- a coleta e verificação de informações tem como objetivo a obtenção das evidências quanto ao cumprimento dos critérios de auditoria. Os métodos para coletar informações incluem:
  - entrevistar os responsáveis pelo sistema de gestão e pelos processos e atividades;
  - visitar os locais onde são realizados os processos e atividades;
  - observar o funcionamento dos processos e atividades;
  - analisar documentos, incluindo os registros, referentes aos processos e atividades;
- análise e registro das evidências de conformidade (ou não conformidade), com base nos requisitos das normas, regulamentos e procedimentos utilizados como critérios de auditoria;
- reunião da equipe auditora. É recomendável que, ao longo da auditoria, o auditor líder mantenha contato periódico com os membros da equipe para acompanhar o andamento das atividades, avaliar o cumprimento do plano de auditoria e verificar a eventual necessidade de ajustes. Antes da reunião de encerramento, deve ser realizada uma reunião da equipe auditora para consolidar posições quanto às constatações de conformidade (ou não conformidade), referentes aos requisitos avaliados.
- constatações de auditoria – a decisão sobre a conformidade ou não conformidade deve ser tomada pelo auditor líder, sempre com base nas evidências coletadas, analisadas e relatadas pelos membros da equipe auditora, quanto ao atendimento aos requisitos aplicáveis às atividades de auditoria realizadas.
- reunião de encerramento – o auditor líder deve conduzir a reunião final entre a equipe auditora e representantes da organização auditada. Durante a reunião de encerramento, o líder deve informar se o plano de auditoria foi cumprido, realçar o caráter amostral da auditoria, reafirmar o compromisso da equipe auditora com imparcialidade e a confidencialidade, apresentar as constatações e os registros de não conformidade, caso existam, esclarecer dúvidas do auditado, informar os prazos para que a equipe auditora emita o relatório de auditoria e para que o cliente trate as eventuais não conformidades[4];

[3] Ver ABNT ISO/IEC 19011.
[4] Ver ABNT ISO/IEC 19011.

- conclusão da auditoria – a auditoria está concluída quando todas as atividades descritas no plano forem realizadas e o relatório de auditoria aprovado for distribuído.

As atividades típicas da auditoria encontram-se resumidas na Fig. 16.2.

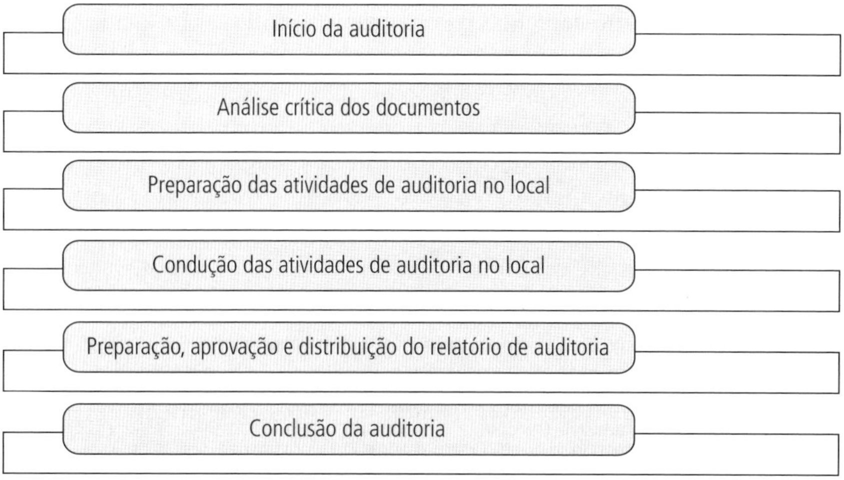

Fig. 16.2. Visão geral das atividades típicas de auditoria.
Fonte: ABNT NBR ISO 19011.

Relatório da auditoria

Dada a sua importância, o relatório de auditoria será abordado de forma mais detalhada.

O auditor líder deve emitir o relatório, no qual devem ser registradas as evidências que corroboram as constatações de não conformidade. O prazo para entrega do relatório de auditoria deve ser acordado com o cliente. A Fig. 16.3 representa um modelo simplificado de relatório de auditoria.

Convém que o relatório seja datado, analisado criticamente e aprovado de acordo com os procedimentos do programa de auditoria.

Podem também ser registradas oportunidades de melhorias, detectadas pela equipe auditora e que contribuam para o sistema de gestão, cabendo ao auditado avaliá-las e decidir se são ou não pertinentes. Tais oportunidades de melhoria, entretanto, não podem se confundir com consultoria, uma vez que os membros da equipe auditora devem sempre agir com imparcialidade, mantendo-se isentos de conflitos de interesses, e, portanto, são impedidos de oferecer soluções para os problemas detectados na organização auditada.

Recomenda-se que a equipe auditora também registre no relatório toda a situação preocupante que, mesmo não se caracterizando prontamente como não conformidade, possa futuramente a se tornar uma, caso não seja tratada preventivamente. Neste caso, convém que o auditado faça uma análise da causa e adote ações preventivas.

Organização responsável por realizar a auditoria (nome da empresa, logomarca, endereço)

Relatório de Auditoria

1. Número de referência (código de identificação do processo de avaliação da conformidade): ___/____
2. Cliente (código de identificação do cliente avaliado, nome da empresa, endereço, pessoas de contato):
3. Unidades organizacionais e funcionais e processos auditados:
4. Normas, regulamentos e procedimentos aplicáveis:
5. Objetivos da auditoria:
6. Equipe auditora (nomes/funções):
7. Representantes do auditado, que participaram da auditoria:
8. Datas e locais de auditoria:
9. Constatações de auditoria, quanto à situação de conformidade ou não conformidade, ou preocupação, referente ao cumprimento dos requisitos das normas, regulamentos e outros documentos aplicáveis à auditoria.

Número de identificação de cada requisito da norma/ regulamento	O requisito foi cumprido satisfatoriamente? Sim (conforme) ou Não (não conforme).	Descrição das evidências que comprovam a conformidade ou não conformidade referente ao atendimento a cada requisito auditado.	Número de identificação do RNC (registro de não conformidade), referente a cada requisito que não tenha sido cumprido satisfatoriamente.

Documentos anexos a este relatório:

- Registros de não conformidade.
- Plano de auditoria assinado pelo cliente auditado.
- Lista de presença referente às reuniões inicial e final.
- Parecer técnico do especialista, caso este documento seja aplicável ao escopo da auditoria.
- Outro(s):________________.

Prazo estabelecido para o tratamento de não conformidades: ___/___/____.

Considerações finais:

Data de emissão do relatório: ___/___/_______	Nome e assinatura do auditor-líder:

Declaro que recebi uma via deste relatório de auditória, na data de ___/___/_______.

Responsável pela organização auditada

Fig. 16.3. Exemplo ilustrativo de formulário de relatório de auditoria.

Ao redigir uma não conformidade, o auditor deve fazê-lo com clareza, apontando o requisito que a caracteriza, descrevendo detalhadamente as evidências que suportem a constatação, para que seja compreendida e tratada apropriadamente pelo auditado. A Fig. 16.4 ilustra um modelo de relatório de não conformidade.

Dados da organização responsável por realizar a auditoria (empresa, logomarca) **Registro de não conformidade**	
1. Campos a serem preenchidos pelo auditor-líder: a) RNC nº: ___/___ Norma aplicável: ____________________ Nº do requisito da norma: _________ b) Descrição da não conformidade: c) Evidências:	
Data: / /	Nome e assinatura do auditor-líder:
2. Campos a serem preenchidos pela organização auditada: a) Análise de causa da não conformidade: b) Análise de abrangência da não conformidade: c) Correção / data da implementação: d) Ações corretivas / data da implementação: e) Evidências que comprovam a implementação da correção e das ações corretivas:	
Data: / /	Nome e assinatura do responsável pela organização/área auditada:
3. Conclusões do auditor-líder referentes às ações adotadas pela organização auditada: a) Não conformidade encerrada: __Sim __Não. Se a resposta for não, o auditor-líder deve justificar e solicitar que o auditado refaça a análise de causa, a análise de abrangência e adote novas ações corretivas, conforme apropriado. b) Na próxima auditoria, deve ser avaliada a eficácia das ações corretivas? __Sim __Não. c) Comentários do auditor-líder:	
Data: / /	Assinatura do auditor-líder:

Fig. 16.4. Exemplo ilustrativo de formulário de registro de não conformidade.

A organização auditada deve tratar de modo eficaz, e dentro do prazo estabelecido, as não conformidades detectadas.

Tratamento das não conformidades pela organização auditada

O tratamento de uma não conformidade geralmente envolve atividades como:

- adoção de correções – para eliminar uma não conformidade;
- análise de abrangência – o auditado deverá avaliar a extensão com que os fatos apontados no registro de não conformidade atingem as suas atividades, procedimentos, processos, produtos ou serviços, considerando que a auditoria tem caráter amostral;
- análise de causas – deve ser realizada com o objetivo de identificar as causas fundamentais que provocaram a ocorrência de uma não conformidade. Convém que o auditado utilize as ferramentas de qualidade disponíveis, como por exemplo o diagrama de Ishikawa e o gráfico de Pareto, para realizar análises de causa;
- adoção de ações corretivas – para eliminar as causas fundamentais de uma não conformidade e evitar que ela volte a ocorrer;

- ao adotar correções e ações corretivas, deve-se considerar o nível de abrangência da não conformidade;
- verificação da eficácia das ações corretivas – após a implementação das correções e ações corretivas, e, decorrido um prazo estabelecido, convém que façam verificações de eficácia, com o objetivo de constatar se há evidências que demonstrem que as ações implementadas foram de fato eficazes para eliminar da não conformidade e evitar que ela volte a ocorrer.

O auditado deve registrar, em formulário próprio, a análise de causa, a análise de abrangência, correção e ações corretivas e apresentar os registros, inclusive as evidências objetivas de implementação, à equipe auditora que, após análise, decidirá se a não conformidade está encerrada.

Uma certificadora só pode tomar a decisão de conceder uma certificação a um cliente após a demonstração de que atendeu a todos os requisitos aplicáveis à avaliação da conformidade, tendo inclusive feito o tratamento das não conformidades.

Dependendo da gravidade de uma não conformidade registrada por um organismo de terceira parte, pode ser necessária a aplicação de sanções ao auditado. Diferentes níveis de sanções podem estar previstas em regulamentos e procedimentos de Avaliação da Conformidade estabelecidos pelo dono do Programa de Avaliação da Conformidade, nos procedimentos ou em contratos de certificação.

Por exemplo, a detecção de não conformidades graves pode levar uma certificadora a tomar decisões como:

- recusar-se a conceder uma certificação a um cliente quando constatar uma falha que venha a colocar em risco a credibilidade e a integridade da certificação;
- aplicar uma suspensão a um cliente certificado;
- proibir que o cliente utilize o certificado de conformidade ou faça referência à certificação de um sistema de gestão ou produto, até que a não conformidade seja solucionada;
- proibir que o cliente utilize o selo de conformidade em produtos, até que efetivamente sejam adotadas correções e ações corretivas;
- determinar que o fornecedor faça o recolhimento (*recall*) do produto não conforme, que eventualmente tenha sido comercializado;
- cancelar em caráter definitivo o certificado de conformidade de um fornecedor de produto ou serviço.

Caso o fornecedor receba uma reclamação referente a um produto ou serviço com conformidade avaliada, deverá registrá-la, analisá-la e responder ao reclamante sobre a procedência ou não dos fatos alegados sendo aplicável, inclusive o Código de Defesa do Consumidor. Caso a reclamação seja procedente, a organização deve adotar correções e ações corretivas pertinentes, além de reparar, de acordo com sua responsabilidade legal, os danos causados aos clientes e consumidores.

Os registros do tratamento de reclamações devem ser mantidos e disponibilizados às certificadoras sempre que solicitados ou que fizerem parte do processo de avaliação da conformidade.

Certificação de Sistemas de Gestão

No Brasil, a certificação dos sistemas de gestão é voluntária e atesta a conformidade do sistema de gestão das organizações, quanto ao atendimento a requisitos estabelecidos. Alguns exemplos de normas de referência para sistemas de gestão são:

- ABNT ISO 9001 – requisitos para sistema de gestão da qualidade;
- ABNT ISO 14001 – requisitos para sistemas de gestão ambiental;
- ABNT ISO 22000 – requisitos para sistema de gestão da segurança de alimentos (SGSA);
- ABNT ISO 16000 – requisitos para sistema de gestão da responsabilidade social;
- OHSAS[5] 18001 – requisitos para sistemas de gestão da saúde e segurança no trabalho.

Certificação de Sistema de Gestão da Segurança de Alimentos

Durante um processo de certificação inicial do Sistema de Gestão da Segurança de Alimentos, com base na norma ABNT ISO 22000, uma empresa deve passar com êxito pela **auditoria inicial de certificação**, em que uma certificadora avaliará se os requisitos da norma aplicável estão efetivamente implementados.

Uma auditoria inicial de certificação de Sistema de Gestão da Segurança de Alimentos deve constar de duas fases:

Auditoria Fase 1 – nesta fase, a certificadora realiza a auditoria da documentação do sistema de gestão, analisa a situação e a compreensão do cliente quanto aos aspectos da norma aplicável, especialmente relacionados à identificação de aspectos relevantes de desempenho, de processos, de objetivos e da operação do sistema de gestão. Nessa fase são coletadas informações necessárias ao escopo do sistema de gestão, produtos, características dos processos e localização do cliente, aspectos estatutários e regulamentares, características dos processos, plano APPCC, Programa de Pré-Requisitos.

Também se avalia se as auditorias internas e a análise crítica pela direção estão sendo planejadas e realizadas com a periodicidade apropriada. O principal objetivo da auditoria Fase 1 é verificar se a organização está preparada para receber a auditoria Fase 2 e fornecer subsídios para o planejamento desta fase, considerando: atividades e locais a serem auditados, número de homens, dia de trabalho de auditoria, distribuição temporal das atividades e distribuição de tarefas entre os componentes da equipe auditora, sendo documentadas e comunicadas ao cliente, a fim de alcançar os objetivos. **Áreas de preocupação** quanto aos atendimentos dos requisitos especificados devem ser resolvidas pelo cliente antes da realização da auditoria Fase 2.

---

[5] OHSAS é a sigla de *Occupational Health and Safety Assessment.*

Auditoria Fase 2 – esta fase da auditoria tem por objetivo avaliar a implementação, a eficácia do sistema de gestão, incluindo, no mínimo:

- evidências objetivas quanto ao atendimento aos requisitos da norma e regulamentos aplicáveis;
- monitoramento, medições, comunicação e análise de desempenho referentes aos objetivos do sistema de gestão e metas estabelecidas;
- atendimento aos requisitos legais relacionados ao Sistema de Gestão da Segurança de Alimentos;
- controle dos processos abrangidos pelo sistema de gestão;
- auditoria interna e análise crítica;
- responsabilidade da direção;
- coerência entre a estrutura e o funcionamento do sistema e os requisitos da norma em termos de política, objetivos do sistema de gestão, metas de desempenho, requisitos legais aplicáveis, responsabilidades, competência do pessoal, operações e processos, procedimentos, dados de desempenho, constatações e conclusões de auditoria interna;
- uso dos resultados das auditorias internas e análises críticas para retroalimentar o sistema de gestão e promover a melhoria contínua do sistema.

De posse do relatório de auditoria e das evidências objetivas de que todas as não conformidades foram devidamente tratadas, caberá ao organismo verificar se todas as etapas do processo de certificação foram cumpridas apropriadamente e tomar a decisão quanto à certificação do cliente.

Uma vez que seja concedida uma certificação do Sistema de Gestão da Segurança de Alimentos, o ciclo de certificação terá a duração de até três anos. Durante cada ciclo de certificação, deve ser feito um programa de auditorias de terceira parte, conduzidas pelo organismo de certificação, em que estejam previstas pelo menos as seguintes auditorias:

- uma auditoria de manutenção, no primeiro ano do ciclo.
- uma auditoria de manutenção, no segundo ano do ciclo.
- uma auditoria de recertificação, no terceiro ano do ciclo.

Além das auditorias estabelecidas no programa, pode ser necessária a realização de auditorias extraordinárias, sempre que houver razões que as justifiquem.

Certificação de Unidades Armazenadoras em Ambiente Natural

Trata-se de um programa de Avaliação da Conformidade compulsório, instituído pelo MAPA, com regras aplicáveis à certificação de armazéns destinados à guarda e conservação de produtos agropecuários. A certificação é obrigatória para as unidades que prestam serviços remunerados de armazenagem (grãos e fibras) em ambiente natural a terceiros, inclusive estoques públicos, ou aqueles que, de forma voluntária, solicitarem a Certificação.

As atividades de certificação devem ser conduzidas por Organismos de Certificação de Produtos (OCP), acreditados pela Coordenação Geral de Acreditação do Inmetro (Cgcre), com base nos requisitos estabelecidos em legislação pelo MAPA.

Certificação da Produção Integrada Agropecuária (PI Brasil)

O programa de certificação da Produção Integrada Agropecuária (PI Brasil), estabelecido por portaria do Inmetro[6], define os requisitos para a certificação voluntária da produção agropecuária, oriunda de fazendas, e para o processamento industrial de produtos agrícolas.

O programa PI Brasil é definido como o "sistema de produção que gera alimentos e demais produtos de alta qualidade e seguros, mediante a aplicação de recursos naturais e regulação de mecanismos para a substituição de insumos poluentes, garantindo a sustentabilidade e viabilizando a rastreabilidade da produção agropecuária".

A base normativa do programa PI Brasil é composta por legislação emitida pelo MAPA, que inclui as Diretrizes Gerais para Produção Integrada Agropecuária[7] e as Normas Técnicas Específicas (NTE). Este programa inclui, por exemplo, as NTEs para a certificação de abacaxi, caju, citros, maçã, mamão, manga, morango, melão e pêssego. O programa PI Brasil também se propõe a atuar na certificação da produção animal. As certificações devem ser realizadas por certificadoras de produtos acreditadas.

Certificação GLOBALG.A.P

GLOBALG.A.P. é um programa de certificação voluntário, instituído em nível internacional pelo consórcio FoodPlus, que reúne partes interessadas na certificação da produção vegetal, animal e aquicultura. As certificações devem ser realizadas por certificadoras de produtos acreditadas. Os documentos aplicáveis à certificação GLOBALG.A.P são estruturados em módulos para grupos de produtos.

Por exemplo, na área de alimentos, os principais objetos de certificação GLOBALG.A.P são constituídos por grupos de produtos pertencentes aos seguintes âmbitos e subâmbitos:

- âmbito unidade de produção;
- âmbito produção vegetal – subâmbitos: frutas e legumes, café, chá, além de culturas para alimentação animal e transporte;
- âmbito produção animal – subâmbitos: bovinos e ovinos, gado leiteiro, bezerros (carne de vitela), suínos, frangos e perus;
- âmbito aquicultura: peixes, crustáceos e moluscos.

Os clientes de certificações GLOBALG.A.P são constituídos por produtores individuais ou grupos. Uma certificação individual pode abranger um único ou mais locais de produção (multilocais), ou ainda um produtor individual multilocais com sistema de gestão da qualidade.

Os documentos de referência GLOBALG.A.P estabelecem níveis de competência mínima para o pessoal da certificadora, incluindo requisitos de formação, conhecimento e experiência, para a qualificação de auditores e inspetores.

---

6 Ver anexo à Portaria Inmetro n.º 443, de 23/11/2011.

7 Consultar à Instrução Normativa MAPA n.º 27, de 30/08/2010. Recomenda-se sempre que necessário a confirmação do *status* de vigência dos documentos legais e normativos aplicáveis.

As certificações devem ser conduzidas por organismos de certificação de produtos credenciados pelo GLOBALG.A.P e acreditados por organismos de acreditação, reconhecidos pelo Fórum Internacional de Acreditação (*IAF – International Accreditation Forum*) ou pela Acreditação Europeia (*EA – European Accreditation*).

A certificação GLOBALG.A.P propõe-se a possibilitar ao produtor de alimentos demonstrar aos seus clientes o atendimento aos requisitos de:

- boas práticas de produção agropecuária e aquícola;
- qualidade e segurança dos alimentos produzidos;
- a minimização de impactos ambientais relacionados às atividades de produção;
- controle no uso de agroquímicos;
- responsabilidade com a saúde e a segurança dos trabalhadores.

A documentação aplicável à certificação GLOBALG.A.P contém regras a serem seguidas pelos produtores (clientes da certificação), organismos de certificação e organismos de acreditação. Essa documentação está disponível no *site* <www.globalgap.org> (módulo *standards*), e inclui estes, entre outros documentos: Regulamento Geral do Sistema Integrado de Garantia da Produção (versão vigente), Pontos Críticos de Controle e Critérios de Cumprimento e Listas de Verificação.

Certificação de cachaça

O programa de Avaliação da Conformidade de Cachaça, estabelecido por meio de portaria do Inmetro, e regulamentos técnicos, estabelecidos pelo MAPA, utiliza o mecanismo de certificação voluntária do produto e possui os seguintes requisitos:

- atendimento aos padrões de identidade e qualidade do produto;
- auditoria inicial e auditorias de manutenção periódica;
- ensaios iniciais e periódicos;
- metodologias analíticas a serem adotadas;
- requisitos de amostragem;
- locais de coleta de amostras;
- responsabilidade pela coleta e envio da amostra ao laboratório;
- ensaios de rotina;
- requisitos para uso de laboratórios;
- responsabilidade pela análise dos resultados dos ensaios;
- responsabilidade pela decisão sobre a conformidade do produto;
- uso do selo de identificação da conformidade.

Certificação de pessoas

A certificação de pessoas é frequentemente de natureza voluntária e tem como objetivo avaliar e atestar a competência de profissionais, com base em requisitos estabelecidos em normas aplicáveis às suas áreas de ocupação. Esses requisitos geralmente incluem o nível de escolaridade, experiência profissional, habilidades, atitudes pessoais, conhecimentos teóricos e desempenho na condução de atividades práticas.

Implementação de um programa de certificação em uma organização

Ao analisar a viabilidade da implementação de um programa de Avaliação da Conformidade em uma organização, devem ser considerados vários fatores internos e externos a ela, como, por exemplo:

- escopo de aplicação do programa de Avaliação da Conformidade;
- objetivos a serem alcançados com a implementação do programa de Avaliação da Conformidade;
- campo de aplicação: compulsório (obrigatório) ou voluntário;
- benefícios trazidos pelo programa à empresa e à sociedade;
- natureza da atividade exercida pela organização (por exemplo, produção agrícola ou agroindustrial, comércio, serviços públicos ou privados);
- produtos ou serviços fornecidos pela organização;
- ambiente de negócios em que a organização está inserida: características do mercado fornecedor, consumidor e concorrentes, nível de regulamentação do mercado, necessidades dos clientes e usuários dos produtos e serviços;
- necessidades atuais e futuras da organização;
- política, objetivos e metas da organização;
- riscos associados ao negócio;
- processos envolvidos direta ou indiretamente na aquisição de insumos, produção e fornecimento do bem ou serviço;
- porte da organização;
- grau de complexidade da estrutura organizacional;
- competência do pessoal da organização;
- disponibilidade de recursos materiais para implementação de um programa de avaliação da qualidade;
- investimentos e custos referentes à implementação do programa de Avaliação da Conformidade.

A implementação de um programa de avaliação da conformidade deve contribuir para a melhoria contínua de processos, produtos, serviços do sistema de gestão e da competência da organização. Convém que sejam utilizadas ferramentas de gestão da qualidade, como por exemplo, o Ciclo PDCA, abordado anteriormente em outros capítulos.

No Quadro 16.1, mostra-se um exemplo ilustrativo da aplicação do ciclo PDCA à implementação de um programa de Avaliação da Conformidade em uma organização, re-

Quadro 16.1 – Exemplo ilustrativo da aplicação do ciclo PDCA na implementação de um programa de Avaliação da Conformidade em uma organização.

Etapa do ciclo PDCA		Atividades
P (*plan*)	**Planejamento**	Formar uma equipe multidisciplinar responsável por coordenar as atividades relacionadas ao programa de Avaliação da Conformidade na organização. Definir o escopo da Avaliação da Conformidade: sistema de gestão, produto, processo, serviço, profissionais, instalações, unidades da organização. Identificar os requisitos normativos (normas, regulamentos) aplicáveis ao objeto de Avaliação da Conformidade. Definir (ou aprimorar) os métodos, procedimentos e processos inerentes à organização e ao objeto da Avaliação da Conformidade. Estabelecer (ou aprimorar) as estratégias a serem seguidas e definir objetivos e metas a serem alcançados com a implementação do programa de Avaliação da Conformidade. Definir (ou aprimorar) os indicadores de desempenho associados ao programa de Avaliação da Conformidade; Definir (ou aprimorar) os planos de ação, para assegurar que as metas sejam alcançadas, identificando: o que fazer (por exemplo: treinamentos, investimentos, melhorias nos procedimentos, métodos e processos produtivos, projetos, monitoramento da qualidade e do monitoramento do desempenho), onde, por que fazer, como fazer, quando, responsáveis por cada ação, recursos a serem disponibilizados, resultados esperados, documentação, registros e controles necessários.
D (*do*)	**Execução**	Treinar as pessoas responsáveis pela implementação dos planos de ação, métodos, processos e procedimentos. Implementar os planos de ação, métodos, processos e procedimentos definidos (ou revisados) na etapa de planejamento. Registrar os resultados das ações inerentes aos processos executados.
C (*check*)	**Verificação**	Realizar ensaios, quando aplicáveis. Avaliar os resultados da execução das ações, a execução dos métodos e processos, o cumprimento das metas e o alcance dos objetivos definidos na etapa de planejamento. Realizar auditorias internas, análise crítica da direção e passar por auditorias externas periódicas, com o objetivo de avaliar a implementação do programa de Avaliação da Conformidade.
A (*act*)	**Ações corretivas e preventivas**	Adotar correções, para solucionar possíveis não conformidades referentes ao descumprimento de requisitos pertinentes ao sistema de gestão, produto, processo ou profissional. Identificar as causas fundamentais, que tenham provocado as não conformidades. Adotar ações corretivas para eliminar as causas fundamentais das não conformidades e evitar a reincidência de problemas. Adotar ações preventivas para evitar que possíveis fragilidades dos processos venham a se transformar em futuras não conformidades. Utilizar os resultados das auditorias, das análises críticas e das informações de origem externa para retroalimentar o ciclo PDCA e para promover a melhoria contínua dos produtos, processos, serviços, procedimentos e a competência do pessoal da organização.

lacionando atividades típicas de planejamento, implementação propriamente dita, verificação do desempenho do sistema de gestão, produto ou processo e a adoção de correções, ações corretivas e preventivas, dentro de uma visão de melhoria contínua dos produtos, dos processos do sistema de gestão e da competência profissional e organizacional.

Convém que, ao se preparar para participar de um processo de certificação de produto ou serviço, o fabricante ou fornecedor procure:

- conhecer os critérios de avaliação da conformidade aplicáveis aos produtos, serviços ou sistemas de gestão (regulamentos, normas etc.), atentando, inclusive, para a necessidade de cumprir prazos estabelecidos pelo regulamentador, referentes à conformidade do produto ou serviço a ser comercializado.
- possuir pessoal competente, estrutura física e logística apropriada para realizar tarefas de produção, armazenamento, transporte e outras, conforme aplicável ao produto ou serviço;
- investir, estruturar e implementar o seu sistema de gestão, com base nos documentos de referência aplicáveis;
- possuir um sistema de documentação e registro que comprovem que o sistema de gestão é operado de acordo com os requisitos aplicáveis (legislação, documentos internos e externos, operações, competência do pessoal, treinamentos, ensaios, auditorias, análises críticas, tratamento de não conformidades, tratamento de reclamações, relações com o consumidor, ações preventivas e corretivas, boas práticas de produção, segurança etc.);
- realizar calibrações de instrumentos de medição, coletar amostras e ensaios de rotina, em conformidade aplicável ao produto, processo ou serviço, e às operações dos processos;
- realizar auditorias internas para avaliar o sistema de gestão, treinamentos e monitoramento da competência do pessoal, cumprimento do Programa de Pré-Requisitos, a verificação dos requisitos aplicáveis aos pontos críticos de controle; sistema de registros de todas as operações relevantes para o sistema de gestão (recepção, processamento, armazenamento, transporte e distribuição, consumo);
- fazer o tratamento de eventuais não conformidades que tenham sido detectadas;
- realizar análise crítica de seu sistema de gestão e implementar ações de melhoria.

Recomenda-se que, ao selecionar uma certificadora, a empresa cliente procure obter informações sobre a competência do organismo, os procedimentos de certificação e os custos referentes à atividades de certificação.

A empresa cliente também deve atentar às exigências do programa de Avaliação da Conformidade, inclusive quanto ao uso de organismos por um organismo de acreditação[8] reconhecido internacionalmente. Mesmo em situações que não exista essa obrigatoriedade, recomenda-se que a empresa utilize organismos acreditados que possuam a competência reconhecida para prestar serviços no escopo almejado. Nesse caso, deve-se também observar se o organismo possui *status* de acreditação vigente para prestar serviços pretendidos pela empresa cliente.

Para a prestação de serviços de Avaliação da Conformidade, uma certificadora deve estabelecer um contrato com o seu cliente, especificando os direitos e obrigações do contratante e do contratado.

---

[8] Acreditação é definida como a atestação realizada por um organismo acreditador independente (3ª parte), relativa a um organismo de avaliação de conformidade, exprimindo a demonstração formal de sua competência para realizar tarefas específicas de avaliação de conformidade.

Estudo de caso – Mecanismos de controle e informação da qualidade orgânica

A Lei Federal nº. 10831/2003 estabelece os princípios gerais para o sistema de produção orgânica no País. Essa lei foi regulamentada por decretos presidenciais e por instruções normativas que estabelecem as bases do Sistema Brasileiro de Avaliação de Conformidade Orgânica (SISORG). A Instrução Normativa MAPA nº. 19/2009 estabeleceu os escopos de produção orgânica que são:

I - produção primária animal;

II - produção primária vegetal;

III - extrativismo sustentável orgânico;

IV - processamento de produtos de origem vegetal;

V - processamento de produtos de origem animal;

VI - processamento de insumos agrícolas;

VII - processamento de insumos pecuários;

VIII - processamento de fitoterápicos;

IX - processamento de cosméticos;

X - processamento de produtos têxteis;

XI - comercialização, transporte e armazenagem;

XII - restaurantes, lanchonetes e similares.

O SISORG estabeleceu três mecanismos de Avaliação da Conformidade orgânica:

1. **Venda direta sem certificação** - Os produtores familiares, interessados em fazer a venda direta de seus produtos ao consumidor final, estarão dispensados da certificação, mas deverão garantir a rastreabilidade de seus produtos e o livre acesso dos órgãos fiscalizadores e dos consumidores aos locais de produção e processamento. Para trabalharem com a venda direta sem certificação, o produtor deve estar vinculado a uma Organização de Controle Social (OCS), que pode ser um grupo, associação, cooperativa ou consórcio previamente cadastrado no MAPA, com processo organizado de geração de credibilidade e efetivo controle social da produção orgânica;
2. **Sistema participativo de garantia da conformidade orgânica** - Os membros deste sistema são produtores, comerciantes, transportadores, armazenadores, consumidores, técnicos e organizações públicas ou privadas, que atuam na rede de produção orgânica. Consideram-se produtores os agricultores individuais, as associações, as cooperativas, os condomínios e outras formas de organização (formais ou informais). O sistema participativo é composto pelo conjunto de seus membros e por um Organismo Participativo de Avaliação da Conformidade (Opac), credenciado no MAPA, de acordo com critérios estabelecidos em regulamentos. O Opac é um organismo com personalidade jurídica própria, e será responsável por avaliar e atestar a conformidade orgânica da produção. Para isso, esse organismo manterá todos os registros que garantam a rastreabilidade dos produtos sob processo de avaliação da conformidade orgânica.

3. **Certificação por auditoria** – No mecanismo de certificação por auditoria, o processo produtivo será avaliado por um organismo de certificação de produtos acreditada pela Cgcre e credenciada no MAPA, de acordo com a legislação aplicável. Durante o processo de acreditação e credenciamento, as certificadoras serão avaliadas por equipes formadas por avaliadores da Cgcre e especialistas do MAPA, em três tipos de avaliações:
   - **Análise de documentos** – para avaliar a conformidade do sistema documental da certificadora, em relação aos requisitos de acreditação e de regulamentação da produção orgânica;
   - **Avaliação no escritório da certificadora** – para avaliar o funcionamento do sistema da qualidade do organismo;
   - **Auditorias-testemunha** – são auditorias realizadas pela certificadora nos processos produtivos de seus clientes e testemunhadas pela equipe formada por avaliadores da Cgcre e especialistas do MAPA, com o objetivo de avaliar a competência do organismo durante a realização de atividades de certificação da produção orgânica.

A Fig. 16.5 ilustra o papel do MAPA, da Cgcre, da certificadora e do produtor orgânico no provimento de confiança ao consumidor brasileiro, na conformidade orgânica dos produtos adquiridos.

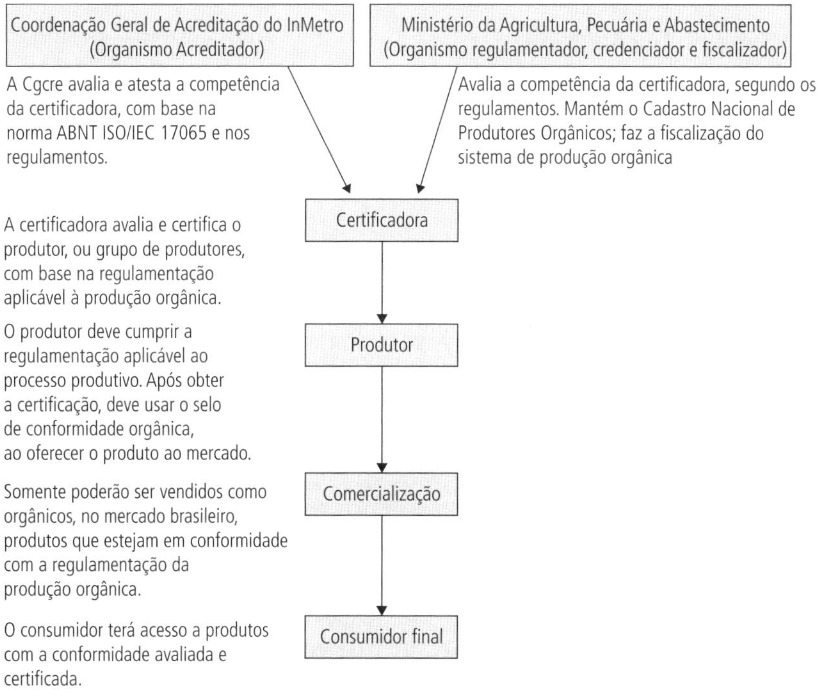

Fig. 16.5. O mecanismo de certificação por auditoria e o papel do MAPA, da Cgcre, da certificadora e do produtor orgânico para prover confiança no consumidor final brasileiro, na conformidade de produtos orgânicos.

Fonte: Adaptada de Conceição & Fermam, 2011.

RESUMO

- Auditoria é um processo sistemático, independente e documentado, para obter registros, afirmações de fatos ou outras informações pertinentes e avaliá-los de maneira objetiva para determinar a extensão na qual os requisitos especificados são atendidos.
- A auditoria pode ser de 1ª, 2ª e 3ª parte. A auditoria de 1ª parte também é conhecida como auditoria interna. Já as de 2ª e 3ª parte são denominadas auditorias externas.
- Programa de auditoria é o conjunto formado por uma ou mais auditorias a serem realizadas dentro de um determinado período de tempo, com um determinado objetivo. Um plano de auditoria deve ser realizado para cada auditoria prevista no programa, ou realizada extraordinariamente. O plano de auditoria deve identificar o cliente, o critério (normas, regulamentos, procedimentos), organização a ser auditada, endereços e locais a serem auditados, atividades e processos, escopo, objetivos, distribuição das tarefas entre os membros da equipe e o cronograma de atividades.
- As atividades pertinentes à condução da auditoria resumem-se em: preparação da auditoria, reunião de abertura, análise da documentação da organização, coleta e verificação de informações, análise e registro das evidências, reunião da equipe auditora, reunião de encerramento, relatório e conclusão da auditoria, após a entrega do relatório. As conclusões da auditoria podem indicar a necessidade de ações corretivas. Normalmente, essas ações são decididas e empreendidas pelo auditado dentro de um prazo acordado e não são consideradas parte da auditoria.
- A organização auditada deve definir as estratégias a serem adotadas para o tratamento das não conformidades. O auditado deve registrar em formulário próprio a análise de causa, análise de abrangência, correção e ações corretivas e apresentar os registros, inclusive as evidências de implementação, à equipe auditora que, após análise, decidirá se a não conformidade está encerrada.
- De posse do relatório de auditoria e das evidências de que todas as não conformidades foram devidamente tratadas, caberá ao organismo certificador verificar se todas as etapas do processo de certificação foram cumpridas apropriadamente e tomar a decisão quanto à certificação do cliente. Uma vez concedida, o ciclo de certificação tem duração de até 3 anos.
- A implementação de um programa de Avaliação da Conformidade deve contribuir para a melhoria contínua de processos, produtos, serviços, do sistema de gestão e da competência da organização.

SUGESTÕES DE LEITURA

ABNT NBR ISO 19011:2012. Diretrizes para auditorias de sistema de gestão da qualidade e/ou ambiental. 25p.

BRASIL. Ministério da Agricultura, Pecuária e Abastecimento. Produtos Orgânicos: o olho do consumidor. Brasília, DF: MAPA/ACS, 2009.

Instituto Nacional de Metrologia, Qualidade e Tecnologia (Inmetro). Avaliação da Conformidade. Manual da Qualidade. 5. ed. São Paulo, 2007. Disponível em: <www.inmetro.gov.br/infotec/publicacoes/acpq.pdf>.

QUESTÕES DISCURSIVAS

1. Conceitue auditoria. As auditorias podem ser de 1ª, 2ª e 3ª parte. Explique as características específicas que distinguem cada uma delas.
2. Descreva, resumidamente, cinco itens da agenda que um auditor líder pode cobrir na reunião de abertura.
3. Consulte a Instrução Normativa MAPA no. 29 (e seus anexos I e II) de 09/06/2010, e a Instrução Normativa MAPA 24, de 9/07/2013 para responder às seguintes questões:
   a) Defina os níveis de unidades armazenadoras previstos pelo programa de certificação (fazenda, coletora, intermediária e terminal);
   b) Compare os requisitos técnicos obrigatórios ou recomendados para certificação de unidades a serem cumpridos por unidades armazenadoras dos níveis fazenda, coletora, intermediária e terminal;
   c) Identifique as regras de escalonamento a serem cumpridas pelos proprietários de unidades armazenadoras;
   d) Identifique as atividades a serem cumpridas pela certificadora, no processo de certificação de unidades armazenadoras;
   e) Identifique os requisitos de competência de auditores a serem cumpridos pelas certificadoras.
4. Acesse a versão vigente do Regulamento Geral e outros documentos de referência do programa de certificação GLOBALG.A.P, no *site* <www.globalgap.org>, e identifique:
   a) As regras a serem cumpridas pelo organismo de certificação;
   b) Os requisitos de competência a serem atendidos pelos auditores e inspetores do organismo de certificação;
   c) As regras a serem cumpridas pelos produtores de frutas e legumes, bovinos, ovinos, aves, aquicultura, café e alimentos para animais, referentes às boas práticas de produção, responsabilidade social e/ou trabalhista, meio ambiente, treinamentos e competência de pessoal;
   d) Compare os requisitos de certificação de frutas do GlobalG.A.P com os requisitos da Produção Integrada Agropecuária (PI Brasil).
5. Consulte o(s) documento(s) de referência do programa de Certificação de Cachaça, estabelecido por portaria do Inmetro e base normativa do Ministério da Agricultura, Pecuária e Abastecimento (MAPA), e identifique as etapas a serem cumpridas no processo de certificação, os ensaios que devem ser realizados, os critérios de competência a serem cumpridos pelo Organismo de Certificação de Produto (OCP) e pelos laboratórios de ensaios que desejam atuar neste programa de certificação. Faça uma pesquisa na internet e identifique os organismos de Avaliação da Conformidade que atendem a esses critérios.
6. Visite o portal ABNT Catálogo (www.abntcatalogo.com.br) e identifique as normas que estabelecem requisitos de competência profissional para as seguintes ocupações, ligadas à área de alimentos e bebidas: *commis*, cozinheiro; sommelier; pizzaiolo, churrasqueiro, maître, garçom, chefe de cozinha, confeiteiro e *bartender*.
7. Visite o portal de Acreditação do Inmetro e identifique as certificadoras acreditadas para a prestação de serviços de certificação de pessoas. Identifique os escopos aos quais essas certificadoras são reconhecidas como competentes pelo organismo de acreditação Cgcre, do Inmetro.
8. Acesse a página de busca de legislação, no portal do Inmetro, e obtenha a portaria em vigor, que estabelece o Regulamento de Avaliação da Conformidade (RAC), para a PI Brasil, e identifique no RAC:

a) O mecanismo de avaliação da conformidade;
b) O campo de aplicação;
c) O objeto da Avaliação da Conformidade;
d) Quem pode solicitar a avaliação de conformidade (solicitante);
e) Os requisitos que o produtor deve atender para fazer a solicitação inicial do processo de certificação;
f) Obrigações do solicitante da certificação;
g) Obrigações do OCP;
h) Regras referentes à análise da solicitação de certificação;
i) Regras referentes à análise da documentação;
j) Regras referentes à realização de ensaios laboratoriais;
k) Condições para uso de laboratórios de ensaios;
l) Regras para auditoria inicial, manutenções periódicas e recertificação;
m) Regras para tratamento de não conformidades;
n) Periodicidade das auditorias;
o) Requisitos referentes à competência do OCP;
p) Decisão da certificação;
q) Requisitos referentes ao uso do Selo de Identificação da Conformidade.

9. Acesse a página de busca de legislação no portal do MAPA e obtenha a Instrução Normativa em vigor, que estabelece a Norma Técnica Específica (NTE) referente aos citros e identifique na NTE os requisitos referentes a:
   a) Práticas agrícolas;
   b) Colheita, transporte, recepção e armazenagem;
   c) Processos de empacotadoras e indústrias;
   d) Sistemas de rastreamento, caderno de campo, pós-colheita e indústria (rastreamento; auditorias; assistência técnica);
   e) Identifique no portal do MAPA a grade de agrotóxicos permitidos para os citros.
10. Acesse <escoladegoverno.org.br/images/docs/cartilha_produtos_organicos.pdf> e pesquise na cartilha de produtos orgânicos:
   a) Quais são os requisitos para o produto ter a denominação "orgânico" no rótulo?;
   b) Um produto pode ser denominado "produto com ingredientes orgânicos"? Justifique.
   c) Visite o supermercado de sua cidade e pesquise se há alimentos à venda com o selo orgânico. Atenção: O selo aparecerá na frente do produto.

REFERÊNCIAS BIBLIOGRÁFICAS

1. ABNT NBR ISO 9001:2015 – Sistemas de gestão da qualidade – Requisitos – 32p.
2. ABNT NBR ISO 14001:2015 – Sistemas de gestão ambiental – Requisitos com orientações para uso – 41p.
3. ABNT NBR ISO 22000:2006 Versão Corrigida:2006 – Sistemas de gestão da segurança de alimentos – Requisitos para qualquer organização na cadeia produtiva de alimentos. 35p.
4. ABNT NBR ISO/IEC 17000:2005 – Avaliação de conformidade – Vocabulário e princípios gerais. 18p.

5. ABNT ISO/IEC 17020:2006 Substituída por: http://www.abntcatalogo.com.br/norma.aspx?ID=91753" – ABNT NBR ISO/IEC 17020:2012 – Avaliação de conformidade – Critérios gerais para o funcionamento de diferentes tipos de organismos que executam inspeção. 13p.
6. ABNT NBR ISO/IEC 17065:2013 – Requisitos gerais para organismos que operam sistemas de certificação de produtos. 9p.
7. ABNT NBR ISO/IEC 17021-1:2016 – Avaliação da conformidade - Requisitos para organismos que fornecem auditoria e certificação de sistemas de gestão - Parte 1: Requisitos.
8. ABNT NBR 15635:2008 – Serviços de alimentação – Requisitos de boas práticas higiênico-sanitárias e controles operacionais essenciais. 19p.
9. Conceição C, Fermam RKS. Certificação e acreditação: política de fortalecimento da agricultura orgânica brasileira. Revista de Política Agrícola, 20(2), p. 66-79, abr./maio/jun. 2011. Disponível em: <www.embrapa.br/publicacoes/tecnico/revistaAgricola/rpa-de-2011-2/RPA_2-2011_LR.pdf>.
10. FAO/OMS, 2006. Qué es el Codex Alimentarius, 41p. 2006. Disponível em: <www.codexalimentarius.org>.
11. OHSAS 18001 – Occupational Health and Safety Management Systems – Requirements.

17 CAPÍTULO

Implementação de sistemas de gestão da segurança de alimentos

- Viviane Martins Ambrussezi
- Denise R. Perdomo Azeredo

CONTEÚDO

OBJETIVOS E PROPOSTA DE APRENDIZAGEM DO CAPÍTULO

Ao completar o estudo deste capítulo, o leitor estará apto a:

- descrever as etapas para implementação do Sistema de Gestão da Segurança de Alimentos, de acordo com o ciclo PDCA;
- planejar, desenvolver, checar e agir de acordo com as diretrizes da norma na Norma ISO 22000.

Introdução

Este capítulo visa apresentar algumas considerações a respeito da implementação de um Sistema de Gestão da Segurança de Alimentos (SGSA), com base na norma ABNT NBR ISO 22000. Inicialmente, é necessário compreender adequadamente a norma, para posteriormente implementá-la. Para isso, será necessário buscar aporte técnico específico no segmento do seu negócio.

Outro ponto importante é conhecer a diferença entre os conceitos implantar e implementar. De maneira geral, implantar significa iniciar e promover o desenvolvimento, estabelecer(se); implementar significa pôr em execução, pôr em prática. Assim, deve ficar claro que implantar compreende a elaboração da documentação necessária ao SGSA e implementar, como exposto, "colocar o que foi escrito para funcionar na prática".

Um conceito que deve igualmente ser compreendido é o do termo gestão. A palavra gestão vem do latim *gerere* que significa conduzir, dirigir ou governar. Assim, o gestor tem por função precípua planejar, comandar, organizar, controlar e coordenar.

Sob o aspecto da gestão, planejar significa desenvolver um plano de ação para atingir os objetivos. Essa etapa funciona como base para a operacionalização das outras. Comandar significa fazer com que os colaboradores executem o que deve ser feito. Para que isso ocorra, as relações hierárquicas devem estar claramente definidas. Cada um deve entender qual é o seu papel dentro da organização, bem como no desenvolvimento do sistema. Organizar pressupõe a alocação de todos os recursos financeiros, humanos e materiais para dar suporte ao planejamento. Controlar significa estabelecer medidas que permitam assegurar que as atividades estão ocorrendo de acordo com o planejado e coordenar envolve a interligação dos esforços e atitudes de toda a organização de acordo com os objetivos traçados.

Para a compreensão adequada do presente capítulo, buscou-se estruturá-lo, de acordo com as premissas do ciclo PDCA, já abordado em outros capítulos. O capítulo foi dividido em seis seções:

1. atividades de planejamento de um SGSA: o fator humano como essencial ao sucesso do trabalho;
2. o papel da alta direção, política do SGSA e responsabilidades e autoridades;
3. atividades de execução do SGSA: a gestão do Programa de Pré-Requisitos, a gestão do sistema APPCC, a gestão de documentos, prontidão e respostas emergenciais;
4. atividades de verificação do SGSA: indicadores de desempenho;
5. atividades de ação no SGSA: ação corretiva e análise crítica;
6. melhoria contínua.

O fator humano como essencial para o sucesso do trabalho

Antes de tecer qualquer consideração a respeito da importância da gestão de pessoas e o impacto nas relações de trabalho, propõe-se uma reflexão acerca da Teoria das necessidades, fundamentada por Maslow. Essa teoria descreve que os fatores de satisfação do ser humano dividem-se em cinco níveis dispostos em forma de pirâmide (Fig. 17.1). A base da pirâmide compreende as necessidades de nível primordial, que são as necessidades fisiológicas e de segurança; o topo da pirâmide se compõe pelas necessidades relativas à busca pela individualização do ser, são as necessidades sociais, de estima e de autorrealização.

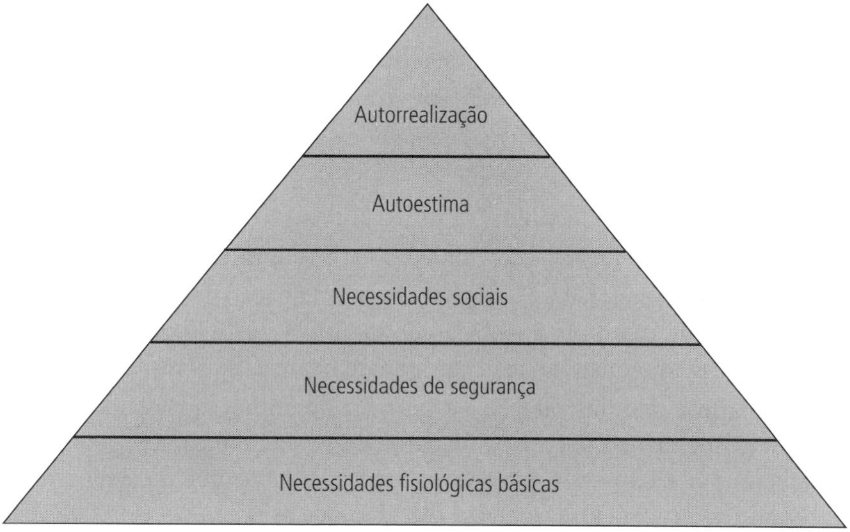

Fig. 17.1. Pirâmide da teoria das necessidades de Maslow.

Pode-se definir as necessidades fisiológicas como fome, sede, abrigo, sexo e outras necessidades corporais. Acima, estão as necessidades relativas à segurança, que incluem a proteção contra danos físicos e emocionais. Satisfeitas as necessidades básicas, o homem se inclina sobre as sociais relativas à afeição, aceitação, amizade e sensação de pertencer a um grupo. Daí advém a autoestima: fatores internos de estima como: respeito próprio, realização e autonomia; e fatores externos de estima como: *status*, reconhecimento e atenção; e por último, e não menos importante, a necessidade de autorrealização: a intenção de tornar-se tudo aquilo que a pessoa é capaz de ser; inclui evolução, autodesenvolvimento e alcance do próprio potencial.

Aplicando o conceito de Maslow no trabalho das organizações, pode-se deduzir que o colaborador não deve compreender o trabalho somente como um meio de garantir a satisfação das necessidades básicas. Não deve entender o seu trabalho como mera troca impessoal de dinheiro, mas também como um espaço que pode promover o atendimento às suas necessidades de estima e autorrealização. O colaborador deve ser valorizado tanto pessoal quanto profissionalmente, pois a sua satisfação implicará o desempenho da tarefa com níveis crescentes de qualidade e eficiência. Para que isso ocorra, a empresa deve oferecer um ambiente que proporcione condições de bem-estar no trabalho, melhorando a qualidade de vida de seus colaboradores por meio das seguintes ações:

- desenvolver programas que favoreçam a inter-relação pessoal;
- proporcionar um ambiente de trabalho que evite antagonismos entre colaboradores, direção e gerência;
- promover atividades físicas;
- oferecer salas para acomodação durante os intervalos de trabalho;
- oferecer instalações favoráveis ao cumprimento das tarefas;
- disponibilizar sanitários limpos e arejados;
- desenvolver atividades de lazer que aproximem as pessoas;
- proporcionar remuneração digna e benefícios como plano de saúde;
- possibilitar a ascensão profissional;
- prover a segurança no trabalho;
- obter informações a respeito da vida familiar e comunitária do funcionário.

Assim, o clima organizacional torna favorável a participação dos colaboradores nas múltiplas tarefas que envolvem a implementação do SGSA. A participação pressupõe envolvimento e contribuições adicionais em assuntos que excedam as suas responsabilidades.

A organização deve demonstrar que a segurança do alimento faz parte da sua cultura. É essencial que exista coerência entre o discurso da gerência e os atos gerenciais. Muitos programas falham por não atenderem a esse aspecto. Note-se que o colaborador só irá se envolver se existir coerência entre "o que se diz" e "o que se faz."

Outra questão, não menos relevante, diz respeito ao treinamento; a ideia de que somente a área técnica ou pessoal de nível superior deve ser treinada é errônea, pois as ações para a sedimentação do sistema devem ser fortalecidas junto aos que executam as atividades. No entanto, de nada adianta "domesticar" o colaborador no desenvolvimento da tarefa, mas, sobretudo ele deve ter consciência do que está fazendo, para que está fazendo e quais são as principais implicações se ele executar a tarefa de forma inadequada. Citando Crosby[1] (1990), os colaboradores devem embarcar na "missão de segurança de alimentos" porque assim o desejam, não porque a gerência os obriga. A capacitação dos colaboradores requer muita dedicação e criatividade. É preciso trazer os conceitos da segurança de alimentos para a sua realidade.

A sensibilização deve ocorrer com interatividade e incentivo na compreensão do assunto. Além de palestras explicativas sobre os conceitos do APPCC (Análise de Perigos e Pontos Críticos de Controle), deve-se utilizar o lúdico para reforçar e tornar o processo de aprendizagem prazeroso. Outro ponto importante é a linguagem utilizada no material didático. Esta precisa ser simples, objetiva e conter informações úteis para o colaborador; um material bem elaborado auxilia na fixação dos conceitos. Livrinho de bolso é uma ótima opção e serve como guia para possíveis questionamentos de auditores. Lembre-se de que o SGSA não será efetivo até que todos os colaboradores estejam realmente comprometidos.

1 Philip Crosby foi um empresário e escritor estadunidense que contribuiu para a teoria da gestão e métodos de gestão da qualidade. Seu nome está associado a "zero defeitos" e a "fazer certo a primeira vez".

No contexto de capacitação dos colaboradores, dois conceitos devem ser diferenciados, o da qualificação: "demonstração de aptidão física, conhecimento, habilidade, treinamento e experiência requeridos para executar adequadamente atividades estabelecidas"; e o de certificação: "procedimentos que conduzem ao testemunho escrito na qualificação do nível de competência de um indivíduo, em uma dada atividade do setor industrial". Algumas organizações atualmente adotam modelos que buscam o desenvolvimento das competências e habilidades profissionais, resultando na certificação profissional. Nesse cenário, os colaboradores devem ser mobilizados para resolver problemas e enfrentar situações imprevistas no trabalho. As funções consideradas chaves dentro de uma organização podem ser certificadas, propiciando maior competitividade à empresa e empregabilidade ao colaborador.

Vale frisar que as empresas que possuem *turn over* alto necessitam de maior atenção com os novos funcionários, pois a conscientização e mudança de cultura (*food safety culture*[2]) demandam tempo e investimento.

O papel da alta direção da organização

O desejo de implementar um SGSA deve partir da alta direção da organização. A iniciativa para a segurança de alimentos deve vir de "cima para baixo", se consolidando com o empenho das gerências e a formação técnica dos colaboradores. Firmado esse compromisso, deve-se iniciar o processo de sensibilização de todos os colaboradores, com o intuito de abranger todos os níveis e atividades da organização. A filosofia deve ser a de que todos os colaboradores estejam "engajados no processo de implantação e informados da política, das diretrizes e do plano básico de atividades a serem implementadas, com vistas a tornar a segurança de alimentos um estilo de gestão integrado à administração da organização".

O conceito de alimento seguro deve ser internalizado pela administração como algo realmente importante. Esforços isolados de grupos dentro da empresa apenas gerarão soluções aparentes e paliativas, que a longo prazo não resultarão em benefícios reais.

Neste sentido, o comprometimento, a participação, a alocação de recursos e o interesse da direção e da gerência pelos resultados obtidos implicarão a mobilização de todas as áreas para a consecução do programa. Sem esses elementos, os profissionais da área técnica ficam desamparados e sem apoio para o prosseguimento dos seus trabalhos. Ainda, deve-se considerar que somente com o comprometimento da direção haverá a garantia da disponibilidade de recursos para a melhoria contínua e manutenção do sistema.

A direção da empresa é ainda responsável pela análise crítica do SGSA, avaliando as oportunidades de melhorias.

Diante dessas considerações, uma questão pode ainda ser apresentada: E se a direção ou gerência da empresa, na qual trabalho, não estiverem inclinados a implementar um SGSA? O que fazer?

---

[2] A esse respeito, recomenda-se a leitura do livro: Food Safety Culture: Creating a Behavior-Based Food Safety Management System. Frank Yiannas.Ed. Springer, 2009, 95p.

De modo resumido, sugere-se abordar os tópicos apresentados no Quadro 17.1, ressaltando especialmente os aspectos relacionados à necessidade de otimização de recursos.

Quadro 17.1 – Aspectos relevantes a serem abordados na sensibilização da direção da empresa

Item	Custo	Racionalização de investimentos	Mudança de cultura
• Fornecedores não qualificados	• Reprocesso. • Gasto de energia. • Maior consumo de ingredientes, embalagens e matéria-prima. • Gasto com homem/hora. • Necessidade de estocagem e descarte de produtos inadequados. • Depreciação do produto final, com preço menor de venda. • Gastos com controle de qualidade.	• Implementação de um programa efetivo de controle de fornecedores.	• Integração entre clientes e fornecedores.
• Colaboradores não treinados	• Diminuição da produtividade. • Possibilidade de contaminação do produto.	• Qualificação periódica dos colaboradores da área de produção.	• Cada colaborador tem responsabilidade individual.
• Equipamentos sem manutenção	• Paradas na produção, ocasionando perda de produtividade. • Possibilidade de contaminação do produto. • Reprocesso.	• Implementação de um programa de manutenção preventiva. • Qualificação dos colaboradores da área de manutenção.	• Ações integradas entre a manutenção e produção.
• Ausência de controle de processo	• Reprocesso • Gastos com energia, embalagens, ingredientes e matéria-prima.	• Identificação dos pontos críticos de controle e implementação das atividades de monitorização, verificação e registro.	• Ações pró-ativas e medidas antecipadas ao processo produtivo.

A política do SGSA

A política de segurança de alimentos da organização define os objetivos fundamentais, gerais e de longo prazo e os princípios de conduta da organização. Ela é a expressão específica do comprometimento da direção em relação à segurança de alimentos, refletindo tanto interna quanto externamente a organização.

A formalização de uma política de segurança de alimentos deve atender aos seguintes propósitos:

- fornecer uma previsibilidade de ações às pessoas envolvidas dentro e fora da empresa (clientes, fornecedores, funcionários e partes interessadas);
- ser adequada ao papel que a organização tem na cadeia produtiva de alimentos;
- estar de acordo com os requisitos legais, e com os requisitos do cliente no tocante à segurança de alimentos;
- ser definida, documentada e, além de ser comunicada e entendida, deve ser mantida em todos os níveis organizacionais;
- contemplar a comunicação interna e externa;
- ser suportada por objetivos mensuráveis;
- ser formalmente expressa pela alta direção da organização.

Alguns exemplos de objetivos mensuráveis de segurança de alimentos:

- melhorar a confiabilidade dos fornecedores;
- reduzir não conformidades de produtos ou incidência de produtos potencialmente inseguros;
- reduzir o número de reclamações de clientes e consumidores (convém especificar materiais estranhos, contaminações e/ou queixas de saúde);
- reduzir o número de recolhimentos;
- melhorar o grau de atendimento aos requisitos de boas práticas de fabricação.

Quando uma empresa apresenta mais de um sistema de gestão, com objetivos específicos em relação ao sistema de gestão global, existe a opção de ter políticas integradas, conforme a Fig. 17.2.

Política integrada

Política da qualidade, meio ambiente, saúde e segurança ocupacional, responsabilidade social e segurança de alimentos

Nós, da Ajinomoto, através de nossas unidades localizadas no Brasil, atendendo o mercado local e externo, atuando no ramo de produção, vendas e comercialização de alimentos, de insumos para indústrias alimentícias, de nutrição animal e de fertilizantes, bem como de aminoácidos para indústrias de diversos ramos, em conformidade com a missão e estratégia da corporação e orientados para a atuação responsável, temos como compromisso:

- Um contínuo empenho em oferecer produtos e serviços com qualidade que satisfaçam os nossos clientes e consumidores;
- Harmonizar nossas atividades para racionalizar o uso dos recursos naturais e prevenir poluição, com ênfase no controle de efluentes e resíduos sólidos;
- Preservar a saúde, a segurança com a conscientização de nossos colaboradores, adotando o controle dos riscos em suas atividades;
- Respeitar nossos colaboradores cumprindo os princípios da responsabilidade social;
- Exercer atividades atendendo aos requisitos de segurança de alimentos;
- Conduzir nossas atividades atendendo aos requisitos legais e demais requisitos aplicáveis;
- Desenvolver um ambiente favorável disponibilizando recursos necessários e informações pertinentes às partes interessadas para assegurar a melhoria contínua da nossa gestão, contribuindo, assim, para o bem-estar da sociedade.

Fig. 17.2. Exemplo de política integrada.

Fonte: <www.ajinomoto.com.br/2008/index.php?area=empresa&sub=politica>

Merece destaque que a missão e a visão da organização se diferenciam dos objetivos estabelecidos na política, seja esta voltada para a qualidade ou para a segurança de alimentos.

Na missão tem-se acentuado o que a empresa produz, sua previsão de conquistas futuras e como espera ser reconhecida pelos clientes e demais partes interessadas. A visão da organização pode ser entendida como a proposta do que a empresa deseja ser a médio e longo prazo.

Responsabilidades e autoridades

A comunicação das responsabilidades e autoridades tem por objetivo assegurar a operação e manutenção eficazes do SGSA. Considerando, de forma simplista, a organização em três níveis hierárquicos distintos, observam-se no Quadro 17.2 as ações pertencentes a cada nível.

Quadro 17.2 – Níveis hierárquicos e ações delineadas dentro do SGSA

Níveis hierárquicos	Ações
Institucional	Estabelecimento de políticas e diretrizes
Organizacional	Implantação do SGSA
Operacional	Implementação do SGSA

Fonte: Adaptado de Abreu, 1991.

No nível institucional, encontram-se o presidente e a direção da organização. A eles compete o estabelecimento das políticas, diretrizes e orientações gerais para o funcionamento, refletindo a filosofia organizacional.

No nível organizacional, situam-se aquelas pessoas que têm por responsabilidade operacionalizar as políticas e diretrizes oriundas da direção.

No nível operacional, situam-se as pessoas que devem desenvolver ações de implementação do sistema de gestão elaborado, transformando em ações os recursos existentes. O nível operacional tem a responsabilidade de reportar os problemas relacionados à segurança de alimentos, além de registrar as informações relativas ao SGSA. É imprescindível que se definam as responsabilidades e autoridades dos colaboradores designados para desencadear e registrar as ações.

Execução do SGSA

A Gestão do Programa de Pré-Requisitos

Para direcionar a implementação dos pré-requisitos, o programa pode ser dividido em sete pré-requisitos essenciais que englobam as legislações vigentes e as particularidades do processo produtivo. São eles:

- Programa de higiene – programa de limpeza das instalações, equipamentos e utensílios;
- Boas práticas de fabricação – práticas recomendadas de higiene para o manuseio de alimentos, descrevendo procedimentos relacionados aos hábitos e higiene pessoal, capacitação dos colaboradores, instalações e equipamentos, calibração de equipamentos, controle de qualidade, recepção e armazenamento de matéria-prima e produto acabado. Controle do processo, controle de corpos estranhos e metais em matérias-primas e produto final, transporte do produto final;
- Programa de controle de pragas – programa preventivo para impedir a presença de pragas nas áreas interna e externa;
- Programa de controle de químicos – programa de controle de produtos químicos tóxicos, que visa à sua separação dos demais;
- Programa de atendimento às reclamações de clientes e consumidores – programa formalizado de reclamações, a fim de estabelecer medidas necessárias para eliminar as reclamações incidentes;
- Programa de rastreamento e recolhimento – procedimento para identificação de matérias-primas utilizadas na fabricação do produto final e sua identificação no ponto de venda;

- Programa de controle de alergênicos – programa que visa à identificação de todos os alergênicos utilizados ao longo do processo de fabricação de forma que não haja contaminação cruzada.

Convém esclarecer a abordagem de cada pré-requisito.

Programa de higiene

Para controle da higienização de toda a fábrica, recomenda-se criar um plano mestre de limpeza (um documento que contém um inventário de todas as máquinas, instalações, utensílios, áreas de manipulação, armazenamento, setores diversos, pátios externos, caixas d'água, cisternas e filtros) contemplando a frequência de limpeza e os responsáveis pela execução. Dessa forma, foi possível construir indicadores de higienização do processo produtivo.

Para a descrição dos procedimentos de higienização das instalações, equipamentos e utensílios, faz-se necessário definir o método que seria utilizado, o princípio ativo, concentração e tempo de contato dos detergentes e sanificantes, temperatura e ainda o registro da realização da atividade. Todos os procedimentos de limpeza em questão devem ser validados *in loco* e revisados anualmente, ou a cada modificação significativa no equipamento ou procedimento.

Boas práticas de fabricação

As boas práticas constituem o maior pré-requisito e contribuem com vários controles essenciais à manutenção do sistema APPCC. As principais atividades realizadas podem ser enumeradas: lista de verificação de caminhões, avaliação dos insumos no momento da recepção (somente são aprovados materiais que atendam às especificações de qualidade e segurança), realização de análises em matérias-primas, baseado em um plano de amostragem e identificação, separação e armazenamento de ingredientes alergênicos. Os materiais não conformes devem receber identificação, ser segregados e tratados como produtos potencialmente inseguros.

Qualificação e Monitoramento do Desempenho dos Fornecedores

Ter fornecedores como parceiros é essencial, entretanto, para que essa relação seja mutuamente benéfica é importante que seja pautada na comunicação e confiança. Uma política de avaliação de desempenho bem estabelecida previne problemas de contaminação, perda de matéria-prima e possíveis paradas de produção por falta de material. A realização de auditorias periódicas no fornecedor, o desenvolvimento de um programa de checagem dos resultados analíticos dos laudos obtidos no recebimento das matérias-primas e o histórico do fornecedor são parâmetros importantes a serem estabelecidos no monitoramento do fornecedor. Os critérios pontualidade e preço também devem ser considerados. Cabe ressaltar que essas ações demandam tempo para consolidação.

O desempenho dos fornecedores pode ser realizado com base em critérios definidos, mediante pontuação[3]. Uma pontuação mínima deve ser exigida para aprovação e elaboração de um *ranking* entre os diversos fornecedores. No caso de reprovação, é indicado um prazo limite para correção das não conformidades e realização de nova auditoria; havendo dupla reprovação, é aconselhável a busca por outro fornecedor.

Programa de controle de pragas

Um dos maiores desafios para a indústria de alimentos é manter, sob controle, a população de pragas. Manter um contrato com empresa prestadora de serviço em controle de pragas é interessante, porém a responsabilidade pelo programa é da empresa contratante.

Merece destaque exigir do prestador de serviço a adequação às normas ABNT NBR 15544-2 e ABNT NBR 15584-3:2008. Com a adesão a essas normas, é possível uniformizar a linguagem da documentação da qualidade, facilitando as relações comerciais e agregando maior confiança na relação cliente-fornecedor.

Programa de controle de químicos

O primeiro passo para o controle de químicos eficaz é a restrição do acesso. Pessoas não capacitadas podem manejá-los de forma equivocada e causar acidentes.

Para o controle de produtos químicos deve ser elaborado um inventário do químico em questão contendo: nome do produto, fornecedor, identidade química ou composição básica, consumo médio, local de armazenamento, rotulagem preventiva e ficha de comunicação de riscos. A comunicação envolve sua identificação e avaliação de riscos, por meio de rotulagem preventiva de recipientes, tanques e tubulações. Os colaboradores devem ser capacitados na interpretação dos rótulos e no uso dos equipamentos de proteção individual (EPI). Um plano de emergência, em caso de acidentes, deve ser delineado.

Programa de atendimento a reclamações de clientes e consumidores

A cultura organizacional deve contemplar a valorização do consumidor, mantendo um relacionamento estreito com esse público. A organização deve ouvir suas reclamações e sugestões, atendendo às suas necessidades e expectativas. O Serviço de Atendimento ao Consumidor (SAC) é considerado setor estratégico no SGSA, por constituir um indicador, permitindo a análise e identificação de falhas.

A organização deve disponibilizar um canal de contato com o consumidor na embalagem do produto (telefone ou correio eletrônico), estabelecendo uma comunicação de duas vias (empresa-consumidor). O tempo de espera telefônica, o conhecimento e domínio do assunto, a cortesia e a resolução efetiva do problema, com o *feedback* para o consumidor,

[3] Consultar a referência DIAS, J. et al., 2010.

são parâmetros importantes a serem estabelecidos no atendimento[4]. Cabe enfatizar que o SAC não deve ter como finalidade única a troca do produto. As sugestões e reclamações dos consumidores devem ser processadas e distribuídas entre os departamentos afins, propiciando melhorias.

Programa de rastreamento e recolhimento

A organização deve possuir uma política de rastreamento bem definida, com procedimentos e metodologias padronizados, auxiliando as decisões gerenciais e a possibilidade de análise de impacto. O rastreamento apresenta diferentes funções no gerenciamento interno do processo produtivo de uma empresa: assegura que apenas materiais e componentes de qualidade adequada deram origem ao produto final; localiza as causas de falhas e tomada de ação corretiva num custo mínimo; permite retornar produtos suspeitos em bases precisas e facilita a percepção de tendências no SGSA. Deve-se ainda ter em mente que a adoção do rastreamento é uma forma de a organização alcançar vantagem competitiva.

Programa de controle de alergênicos

A organização deve estabelecer uma política formal de controle de alergênicos. Essa política deve estar documentada e fazer parte do escopo do SGSA. A alta direção deve assumir esse compromisso e divulgar a política entre os gerentes, colaboradores, terceirizados, equipes de limpeza, abrangendo toda a cadeia produtiva, desde fornecedores até a distribuição. A gestão de alergênicos envolve cuidados para evitar a contaminação cruzada, a rotulagem, o transporte e armazenamentos inadequados.

A gestão do sistema APPCC

A cultura da segurança de alimentos é, em grande parte, conquistada na adequação do Programa de Pré-Requisitos. A implementação do plano APPCC acontece em decorrência de todos os ajustes realizados previamente.

Toda a organização deve ter em mente que o APPCC não é apenas um documento ou evento que se planeja durante um determinado tempo, faz-se um esforço para desenvolvê-lo e com a sua implementação o trabalho é finalizado. Mediante essa postura, o empenho e investimento destinados à adequação dos pré-requisitos podem ser perdidos. No tocante aos investimentos, as organizações conservam a ideia errônea de que alta qualidade significa necessariamente alto custo, quando na verdade significa o caminho para a redução de custos. Melhorar a qualidade e a segurança dos alimentos, enquanto os custos são reduzidos, é o que toda a organização precisa para manter-se competitiva.

---

[4] Consultar referência: Relatório sobre análise em serviço de atendimento ao consumidor – SAC alimentos, Inmetro.

Na adaptação do Programa de Pré-Requisitos, há um grande investimento em infraestrutura, para atendimento aos padrões sanitários exigidos. Entretanto, para implementação do APPCC esses gastos são menores, pois se concentram em treinamentos dos colaboradores, auditorias internas, elaboração de procedimentos e documentos, que, apesar da relevância que possuem, não agregam custo significativo. Pode-se exemplificar com o estudo de caso sobre o custo de implementação do sistema APPCC em uma indústria de aditivos alimentares. Os dados contabilizam que o percentual do faturamento bruto anual comprometido foi de 0,3%. Os custos se concentraram na aquisição de peneiras, ímãs e detectores de metal. Levando-se em consideração também os custos relativos ao treinamento e a adequação às boas práticas de fabricação, esse percentual se elevou para 0,46%. Cabe registrar que esses custos podem ser rapidamente revertidos em benefícios, tendo em vista a expansão dos negócios. Os desembolsos não devem ser contabilizados como custos e sim como investimentos.

O comprometimento da alta direção, a definição de um coordenador para o programa, a formação de uma equipe disciplinar, a disponibilização de recursos e o levantamento das necessidades de treinamento constituem as etapas preliminares à implementação do plano APPCC. Nesse contexto, alguns fatores devem ser considerados: o clima organizacional, a comunicação e a escolha da equipe.

O clima organizacional pode ser compreendido como a existência de um ambiente voltado para a valorização dos recursos humanos e da sua contribuição. Esse ambiente deve ser favorável à participação e ao reconhecimento pelos esforços. Dessa forma, fica mais fácil criar um ambiente favorável à cultura de segurança de alimentos.

A inexistência de um sistema de comunicações é altamente impeditivo, pois gera a desinformação, o desinteresse e a não adesão dos colaboradores. A divulgação das informações não deve se limitar apenas a mensagens escritas. Devem-se buscar meios que democratizem o acesso à informação. A comunicação deve ser estabelecida de forma clara, priorizando as ações diretas com os colaboradores. A comunicação interna possibilita ao SGSA ser implantado em todos os níveis, pois proporciona aos colaboradores a percepção de sua responsabilidade pessoal, enquanto a comunicação externa confere transparência e aumenta a credibilidade do sistema fora da organização.

Na escolha da equipe, que estará subordinada ao coordenador, é fundamental reconhecer que a área de manutenção industrial também é protagonista na produção de alimentos seguros. Os engenheiros, projetistas, mecânicos, eletricistas e pessoal da construção civil devem se preocupar com as condições sanitárias dos equipamentos e instalações, no que tange à aquisição de novas máquinas, construção de novas áreas e reparos nos equipamentos ou instalações já existentes. É importante que representantes dessa área façam parte do "time" de segurança de alimentos.

Outro ponto importante se refere às características do coordenador. Este deve ser um mediador e apresentar habilidade no relacionamento com as pessoas, especialmente gerentes e colaboradores. Deve ter iniciativa, organização e capacidade de decisão.

Após o treinamento, a equipe deve estar preparada para realizar as primeiras reuniões, com o objetivo de promover a maior aproximação entre os participantes, esclarecer as responsabilidades de cada membro, estabelecer o calendário de reuniões e a identificação dos primeiros temas a serem estudados, com ênfase nos sete princípios que norteiam o sistema APPCC. A falta de objetividade nas reuniões e possíveis animosidades entre os participantes podem representar dificuldades na implementação. Deve-se atentar para que a equipe priorize uma estrutura simples, e não burocrática, capaz de se impor na organização como facilitadora das ações voltadas para a busca de alimentos seguros.

Para a operacionalização dos princípios ligados diretamente ao controle da etapa crítica, ou seja, monitoramento, ação corretiva e verificação, a equipe deve observar que novos treinamentos devem ser realizados. O curso deve ser eminentemente operacional, com ênfase nos procedimentos de trabalho e na parte comportamental. O curso poderá ser conduzido pelo próprio coordenador ou, ainda, por um especialista externo. A organização deve evitar pedir auxílio às pessoas que possuam apenas conhecimento teórico.

Por fim, deve-se ter em mente que pessoas, equipamentos e setores necessitam estar sintonizados com objetivos e metas comuns, caracterizando a segurança de alimentos como responsabilidade compartilhada.

A gestão de documentos

Segundo a norma ABNT NBR ISO 22000, a documentação do SGSA deve incluir as declarações documentadas das políticas de segurança de alimentos e dos objetivos relacionados; os procedimentos documentados e registros[5] e os documentos necessários à organização para assegurar o planejamento, implementação e atualização eficazes do SGSA.

A implantação de um programa de gestão de documentos garante às organizações o controle sobre as informações que produzem ou recebem, economia de recursos com a redução dos documentos ao mínimo essencial, a otimização e racionalização dos espaços físicos de guarda de documentos e agilidade na recuperação das informações.

O programa de gestão documental deverá definir normas e procedimentos técnicos referentes à identificação, aprovação e atualização de documentos, situações de revisão, uso e controle da distribuição, arquivamento dos documentos durante todo o seu ciclo de vida, com a definição de seus prazos de guarda e de sua destinação final, requisitos necessários inclusive para o desenvolvimento de sistemas informatizados de gestão de informações.

Controle dos documentos

A organização deve desenvolver e manter um procedimento que assegure o controle de documentos. Este deve ser feito por meio de um procedimento documentado, que definirá a autoridade e responsabilidade para aprovação, emissão e revisão. Pode-se utilizar uma lista mestra para controle de cópias e protocolos. A matriz de controle de documentos deve conter as seguintes informações: o título e número do documento, data da elaboração, data da revisão, responsável pela aprovação, número de cópias emitidas e local de guarda.

5 Registro é um tipo especial de documento que provê evidências de conformidade com os requisitos do SGSA.

Controle de registros

A norma ABNT NBR 22000 determina que sejam desenvolvidos procedimentos para que os registros possam ser identificados, armazenados, protegidos, recuperados e que seja determinado o seu tempo de retenção e descarte. O Quadro 17.3 apresenta as características desejadas para o controle de registros. Dessa forma, fica claro que a norma prevê a existência de uma sistemática de controle de registros. Uma matriz de controle de registros deve conter as seguintes informações: o número e o título do documento, as informações referentes ao uso (local e responsável) e ao armazenamento do registro (local, tempo mínimo de retenção, responsável e forma de descarte).

Quadro 17.3 – **Características desejadas para o controle dos registros**

Controle de registros	Finalidade
Identificação	Habilitar a recuperação e rastreamento.
Legibilidade	Assegurar a integridade da informação registrada.
Armazenamento	Arquivar racionalmente.
Proteção	Preservar durante o tempo de retenção, de forma que não seja deteriorado ou perdido.
Recuperação	Permitir que a informação seja recuperada quando necessário.
Tempo de retenção	Estabelecer a obrigatoriedade do tempo de guarda da informação, de acordo com a necessidade.
Descarte	Esclarecer o destino a ser dado ao registro após vencido o tempo de retenção (destruição, eliminação etc.).

Fonte: Bertolino, 2012.

Prontidão e respostas emergenciais

A norma ABNT NBR 22000 orienta que a alta direção estabeleça, implemente e mantenha procedimentos para administrar potenciais situações emergenciais e acidentes que impactem a segurança de alimentos e que sejam relevantes ao papel da organização na cadeia produtiva de alimentos.

Um plano de emergência tem por finalidade fornecer diretrizes, dados e informações que propiciem as condições necessárias para a adoção de procedimentos que possam ser tomados em situações de emergência, minimizando os impactos à população e ao meio ambiente.

No contexto da segurança de alimentos, as emergências podem ser interpretadas sob variados aspectos: os alimentos podem ser envolvidos em casos de sabotagem, fraudes ou mesmo bioterrorismo. A esse respeito, a norma *Publicly Avaliable Specification* 96:2010 (PAS) - Defendendo Alimentos e Bebidas - descreve de que forma a organização pode minimizar esse tipo de ataque. As estratégias descritas na norma para reduzir a vulnerabilidade incluem o planejamento (desenvolvimento de protocolo para avaliação e mitigação de ameaças), a garantia de segurança pessoal, a segurança das instalações, o controle de acesso às instalações (pessoal, visitantes, correspondências e pertences pessoais), a segurança de armazenagem e transporte, o controle de acesso ao processo, um plano de contingência para a recuperação de um ataque, *recall* e auditoria dos procedimentos de defesa dos alimentos.

Outro ponto importante é que as emergências podem desencadear crises na organização, demandando procedimentos que contemplem a gestão de crises. Crise, no contexto de uma organização, é um acontecimento que envolve falhas, que gera situações de desgaste, fato que acontece subitamente, ameaçando a imagem organizacional e podendo acarretar grandes perdas. A organização deve prever um plano para a gestão de crises, compatível com a sua cultura e filosofia organizacional. Destaca-se que os planos de crise e sua administração anteveem os fatos que podem prejudicar as organizações, adotando mecanismos de correção em tempo hábil. A organização deve constituir um comitê e possíveis substitutos para gerenciamento de crises, bem como capacitá-lo.

Indicadores de desempenho

Um sistema de indicadores de desempenho é um meio pelo qual as organizações podem medir o desempenho, de forma mais coerente e abrangente, quando adotam o SGSA. A Fig. 17.3 estabelece o desenvolvimento de um indicador. Para a eleição dos indicadores, deve-se definir quais seriam os parâmetros controlados pelo sistema de medição, a fim de que reflitam a consecução da estratégia de segurança de alimentos adotada. Em um sistema de gestão eficaz, a medição é o ingrediente chave, pois sem medição não se pode identificar adequadamente os problemas, nem estabelecer um conjunto de prioridades. A medição do desempenho não deve ser feita somente para planejar e controlar, mas também para diagnosticar. As informações, de caráter quantitativo, obtidas com a medição, apoiarão as futuras tomadas de decisão, para a melhoria contínua. É interessante observar que o desafio proposto na medição do desempenho é o de transformar dados em informações.

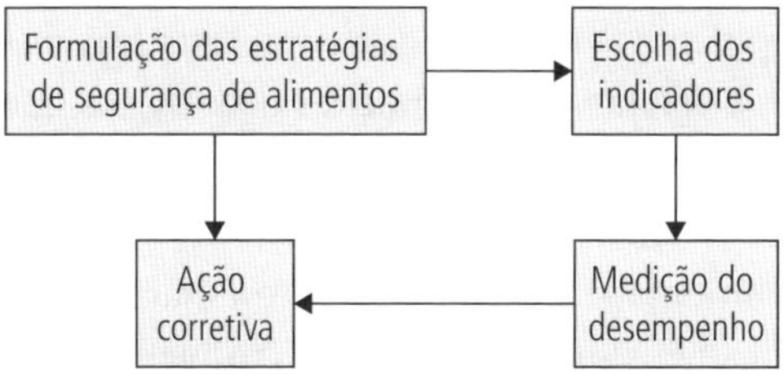
Formulação das estratégias de segurança de alimentos
Escolha dos indicadores
Ação corretiva
Medição do desempenho

Fonte: Adaptada de Possamai e Hansen, 1998.

Fig. 17.3. Estratégias para o desenvolvimento de indicadores de desempenho.

A ausência de indicadores de desempenho prejudica a retroalimentação do SGSA e, consequentemente, a melhoria contínua.

É importante ir sofisticando a medição de desempenho conforme a organização vai passando pelos níveis de maturidade na implementação da gestão da segurança de alimentos. Nesse sentido, alguns indicadores são sugeridos:

- observação da cultura de segurança do alimento da organização;
- avaliação do grau de conhecimento de todos os envolvidos na segurança de alimentos;

- número de reclamações relacionadas aos problemas de segurança dos alimentos;
- satisfação dos clientes;
- índice de troca de produtos e *recall*;
- índice de devolução de matérias-primas;
- índice de conformidade do Programa de Pré-Requisitos;
- resultados da atividade de monitoramento;
- resultados da atividade de verificação;
- índice de ações corretivas tomadas;
- validações microbiológicas;
- custos da segurança de alimentos;
- resultados de auditorias internas.

Ação corretiva

A ação corretiva pressupõe a análise da causa, para prevenir a sua ocorrência. Pode-se entender a ação corretiva, de forma mais abrangente, como sendo um meio de analisar e solucionar um problema. Para tal, a ferramenta de qualidade Método de Análise e Solução de Problemas (MASP) pode ser de grande auxílio. As etapas da análise propostas pelo MASP são as seguintes:

- identificação do problema – uma vez identificado o problema a ser solucionado, busca-se a coleta de informações, como a frequência de ocorrências da situação-problema e o seu histórico;
- observação do problema – descobrir as características do problema, indo ao local onde ele acontece, e coletar as informações necessárias que não possam ser obtidas na forma de dados numéricos;
- análise dos dados – a análise dos dados coletados também pode ser auxiliada pelo uso de outras ferramentas de qualidade, como diagrama de causa e efeito e Pareto. O objetivo é definir quais são as causas mais influentes. Essa fase envolve a caracterização do problema e a identificação das causas mais prováveis;
- estabelecimento do plano de ação – após a identificação das causas indesejáveis, deve-se elaborar o plano de ação, com as estratégias adequadas para a eliminação do problema. os diagramas de causa e efeito e de pareto auxiliarão na priorização das soluções;
- ação – execução da ação e treinamento;
- verificação – para evitar a recorrência do problema, verifica-se periodicamente o processo. Os dados obtidos, após a correção, devem ser comparados e, se for verificado que o problema não foi resolvido, é porque a causa fundamental não foi atacada; deve-se retornar então à etapa de análise dos dados;

- padronização – eliminada definitivamente a causa do problema, pode-se utilizar a ferramenta 5W + 1H para padronizar o processo, identificando cada item. Devem-se treinar todos os envolvidos no processo;
- conclusão – ao concluir o MASP, deve-se planejar revisões periódicas do processo e avaliar, ainda, a ocorrência de problemas remanescentes.

Análise crítica pela direção

A alta direção da organização deve, em intervalos predeterminados, analisar criticamente o SGSA, de modo a identificar deficiências, a partir de um enfoque sistêmico. A análise crítica provê mecanismos para monitorar ou avaliar as melhorias, e oportunidades de melhorias, identificando as necessidades de mudanças.

A realização da análise crítica evidencia que a direção está realmente engajada no SGSA. A alta administração precisa comparar a situação atual com a situação almejada pela política de segurança de alimentos, os objetivos e as metas e, com base nessa avaliação, deve assegurar a eficiência e a adequação à norma ISO 22000. Com base nessa análise, a organização deve definir estratégias e implementar planos de ação, que sejam consistentes com a melhoria contínua.

A análise crítica possui tal importância no contexto de um sistema de gestão, que junto com a auditoria e a tomada de ações corretivas compõem as principais atividades desenvolvidas. A Fig. 17.4 ilustra o exposto.

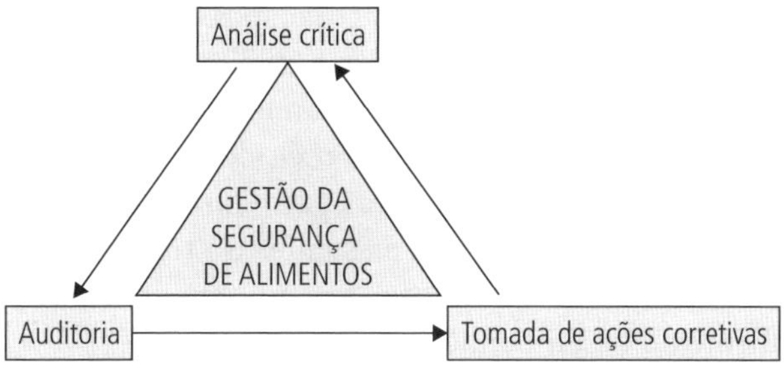

Fonte: Adaptado de Bertolino, 2012.

Fig. 17.4. Principais atividades desenvolvidas em um SGSA.

A análise crítica deve ser realizada por meio de reuniões periódicas da alta direção. A organização deve determinar a periodicidade requerida. Uma recomendação é que as reuniões sejam, no mínimo, semestrais[6].

De acordo com a norma ABNT NBR 22000, a análise crítica do SGSA envolve entradas e saídas, de acordo com a Fig. 17.5. Pode-se entender o termo "entradas" como os dados que irão alimentar a análise crítica e "saídas" como o resultado da avaliação dos dados.

[6] Consultar a referência: Bertolino, 2012.

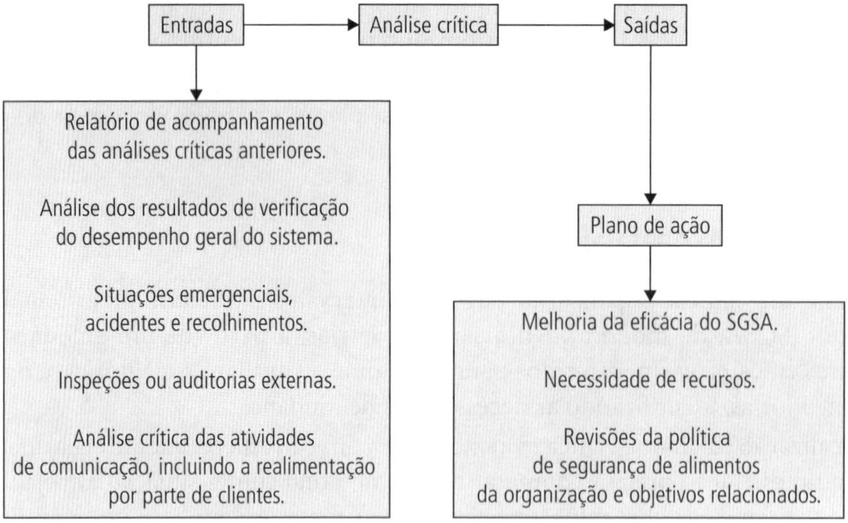

Fig. 17.5. Entradas e saídas para a análise crítica.

Melhoria contínua

A ideia de melhoria contínua está relacionada à capacidade de resolução de problemas, caracterizada por esforços sistemáticos e interativos que causam impactos positivos no desempenho da organização. A melhoria é sistemática, partindo-se do pressuposto que o processo de resolução de problemas é estruturado em etapas como a identificação das causas, escolha, planejamento e padronização da solução. A melhoria é interativa, do ponto de vista que a resolução de problemas é realizada indefinidamente para buscar uma solução ou melhorar algo já concretizado. O ciclo PDCA é um método que permite o gerenciamento da melhoria contínua, tendo três estratégias básicas para norteá-la: a manutenção do desempenho atual, o melhoramento dos processos existentes e a transformação ou mudança dos processos. Para ser efetiva, a melhoria contínua precisa ser entendida como um processo a longo prazo e dependente do desempenho da organização.

RESUMO

- A implementação de um Sistema de Gestão da Segurança de Alimentos (SGSA) exige esforços de todos os níveis hierárquicos da organização.
- À alta direção cabe, inicialmente, o comprometimento em implementar o SGSA. Outras atividades da alta direção se resumem no estabelecimento da política e diretrizes do sistema de gestão, no estabelecimento de um sistema de comunicação efetivo, na aprovação de documentos, na condução das análises críticas, abertura à melhoria contínua e na garantia da disponibilidade de recursos.

- No nível organizacional, cumpre a implantação do SGSA, a elaboração de toda a documentação (manuais, planos, instruções de trabalho, procedimentos), a capacitação dos colaboradores, o gerenciamento de todos os programas desenvolvidos e toda a documentação inerente, a supervisão das atividades de monitoramento, na análise da causa da tomada de ações corretivas e a auditoria interna do sistema.
- As ações desencadeadas pelo nível operacional consistem em reportar ao nível organizacional os problemas ocorridos na operacionalização do SGSA, apontar as necessidades de capacitação, monitorar as etapas críticas e realizar os registros, de forma fiel. A efetiva adesão dos colaboradores e consequente mudança cultural constituem grande auxílio à implementação do SGSA.

SUGESTÕES DE LEITURA

Bertolino MC. Sistema de gestão ambiental na indústria alimentícia. Porto Alegre: Artmed, 2012. 157p.

BRASIL. Ministério do Desenvolvimento, da Indústria e Comércio Exterior. Instituto Nacional de Metrologia, Normalização e Qualidade Industrial – Inmetro. Relatório sobre Análise em Serviço de Atendimento ao Consumidor – SAC Alimentos. Disponível em: <www.inmetro.gov.br/consumidor/produtos/SAC_alimentos.asp>.

Resende CD, Spricigo CB. Custos de implantação do Sistema APPCC: um caso da indústria de aditivos alimentares. Rev Hig Aliment. 2009;23(168/169):28-33.

Yiannas F. Food safety culture: creating a behavior-based food safety management system. New York: Springer, 2009.

QUESTÕES DISCURSIVAS

1. De que modo o conhecimento da teoria das necessidades, proposta por Maslow, pode contribuir para a melhoria das relações de trabalho?
2. A implementação do SGSA demanda várias ações, entre elas, a capacitação dos colaboradores, buscando a promoção da cultura de segurança de alimentos na organização. Quais estratégias você consideraria primordiais para o estabelecimento da cultura de segurança de alimentos?
3. Considerando uma organização em três níveis distintos (institucional, organizacional e operacional), no nível institucional estão os dirigentes maiores da empresa, como presidente e diretores. A eles compete o estabelecimento das políticas, diretrizes e orientações gerais de funcionamento da organização. Com base no texto, responda:
   a) Sem o apoio do nível institucional da organização é possível implementar o SGSA? Justifique.
   b) Como sensibilizar os gestores para a problemática da segurança de alimentos?
4. Descreva a importância do estabelecimento da política de segurança de alimentos para o sucesso da implementação do sistema de gestão.
5. Na implementação do SGSA, quais são as principais ações que devem ser desenvolvidas de acordo.

6. Cada organização deve estabelecer sua estrutura de documentação e uma sistemática para controle dos documentos. Pede-se:
7. Elabore uma planilha matriz de controle de documentos;
8. Elabore um formulário matriz para controle de registros.
9. De acordo com o documento PAS 96:2010, quais são as estratégias que devem ser adotadas com a finalidade de reduzir a vulnerabilidade das organizações no que se refere às emergências?
10. Descreva a importância da eleição de indicadores de desempenho em um SGSA.
11. Acesse o portal do Inmetro: <www.inmetro.gov.br/consumidor/produtos/SAC_alimentos.asp>. e pesquise sobre o relatório de Análise em Serviço de Atendimento ao Consumidor (SAC). Descreva a metodologia usada pelo programa para avaliação de desempenho do SAC na indústria de alimentos.
12. Aplique a ferramenta de qualidade MASP na análise da causa da tomada de uma ação corretiva, de acordo com o seguinte cenário: Ajuste da cloração da água de resfriamento de latas (contendo conservas de vegetais).

REFERÊNCIAS BIBLIOGRÁFICAS

1. Attadia LCL, Martins RA. Medição do desempenho como base para evolução da melhoria contínua. Rev Prod. 2003;13(2):33-41.
2. Bertolino MC. Sistema de Gestão Ambiental na indústria alimentícia. Porto Alegre: Artmed, 2012.
3. BRASIL. Ministério do Desenvolvimento, da Indústria e Comércio Exterior. Instituto Nacional de Metrologia, Normalização e Qualidade Industrial – Inmetro. Relatório sobre Análise em Serviço de Atendimento ao Consumidor – SAC Alimentos. Disponível em: <www.inmetro.gov.br/consumidor/produtos/SAC_alimentos.asp>
4. Crosby PB. Qualidade, falando sério. São Paulo: McGraw Hill, 1990.
5. Dias J, et al. Implementação de sistemas da qualidade e segurança dos alimentos. v.1. Londrina: Midiograf, 2010. 130p.
6. Ferreira A, Demutti CM, Gimenez PED. A teoria das necessidades de Maslow: a influência do nível educacional sobre a sua percepção no ambiente de trabalho. Anais... XIII SEMEAD – Seminários e Administração. set., 2010.
7. Ferreira AA, Reis ACF, Pereira MI. Gestão empresarial: de Taylor aos nossos dias – Evolução e tendências da moderna administração de empresas. São Paulo: Thomson Pioneira, 1997.
8. Frota A. O barato sai caro! Como reduzir custos através da qualidade. Rio de Janeiro: Qualitymark, 1998.
9. Giordano JC. Alimentos em 2009: exigências sanitárias aumentarão. Rev Hig Aliment. 2009;23(168/169):3-4.
10. Macedo RM et al. Psicologia e instituição. São Paulo: Cortez, 1986.
11. Maslow AH. A theory of human motivation. 1943. Disponível em: <http://psychclassics.yorku.ca/Maslow/motivation.htm>
12. Moreira E. Proposta de uma sistemática para alinhamento das ações operacionais aos objetivos estratégicos, em uma gestão orientada para indicadores de desempenho [tese]. Florianópolis: Universidade Federal de Santa Catarina; 2002.
13. Moreira KCS. Implementação dos princípios de qualidade total na gestão de recursos humanos: estudo de caso [dissertação]. Florianópolis: Universidade Federal de Santa Catarina; 2000.
14. Possamai O, Hansen PB. Indicadores de desempenho gerencial. Florianópolis: Universidade Federal de Santa Cartarina, 1998.

15. Publicly Available Specification – PAS 96: 20120. Defending food and drink. Disponível em: <http://food-haccp.blogspot.com.br/2011/11/pas-96-defending-food-and--drink.html>.
16. Resende CD, Spricigo CB. Custos de implantação do Sistema APPCC: um caso da indústria de aditivos alimentares. Rev Hig Aliment. 2009;23(168/169):28-33.
17. Robbins S. Comportamento organizacional. São Paulo: Prentice Hall, 2002.
18. Ubarana F. Objetivos mensuráveis para a segurança de alimentos. Disponível em: <http://foodsafetybrazil.com/objetivos-mensuraveis-para-seguranca-de--alimentos/#ixzz2P1zCI6ZZ>.
19. Vinholis MMB, Azevedo PF. Segurança do alimento e rastreabilidade: o caso BSE. RAE--eletrônica. 2002;1(2):2-19.

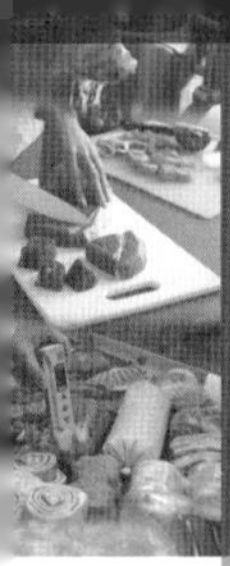

CAPÍTULO 18

A segurança de alimentos no contexto mundial

■ Annalina Camboim de Azevedo

CONTEÚDO

OBJETIVOS E PROPOSTA DE APRENDIZAGEM DO CAPÍTULO

Ao completar o estudo deste capítulo, o leitor estará apto a:

- descrever os processos de normalização em seus diversos níveis;
- inter-relacionar a normalização, regulamentação e a avaliação da conformidade;
- descrever as normas técnicas e os fóruns de normalização das áreas de produção, com ênfase na área de alimentos;
- avaliar as normas privadas e suas implicações no contexto internacional.

Introdução

Para a compreensão das iniciativas internacionais como a *Global Food Safety* é necessário, primeiro, entender alguns aspectos básicos ligados à normalização. Adicionalmente, cabe observar o contexto mundial em que se insere, considerando a regulamentação, a Avaliação da Conformidade e o comércio internacional.

Para isso, recorre-se ao entendimento do papel da Organização Mundial do Comércio (OMC), seus acordos afeitos à área de alimentos e as principais organizações internacionais de normalização, bem como os tipos de normas técnicas e suas classificações – normas internacionais, normas nacionais, normas regionais e normas privadas.

Partindo-se do contexto da normalização, o presente capítulo abordará uma das principais iniciativas na área da segurança de alimentos – a *Global Food Safety Initiative* (GFSI) –, que pretende harmonizar as exigências técnicas nesta área, no intuito de facilitar o reconhecimento dos diferentes esquemas de segurança de alimentos praticados em países distintos. Os esquemas reconhecidos pela GFSI também serão enfocados.

O presente capítulo está estruturado em quatro seções:

1. a OMC e as exigências técnicas na área de alimentos;
2. a normalização no contexto mundial;
3. *Global Food Safety Initiative* (GFSI);
4. as iniciativas reconhecidas pelo GFSI.

A OMC e as exigências técnicas na área de alimentos

Inicialmente, é preciso conhecer as regras estabelecidas no Acordo sobre Barreiras Técnicas ao Comércio (TBT[1]), da OMC, que recomenda que as normas técnicas internacionais devem ser usadas como base para a regulamentação e avaliação da conformidade nos países-membros. Tal recomendação se deve ao fato de que essas normas são elaboradas no âmbito de organizações internacionais, como a *International Standardization Organization* (ISO), que contam com ampla participação de países-membros no desenvolvimento de seus conteúdos, que são objeto de consenso para aprovação dos textos finais. Assim, pode-se pressupor uma harmonização das exigências ali estabelecidas no intuito de não criarem barreiras técnicas ao comércio de bens. Por essa razão, os países-membros da OMC adotam as normas internacionais, na medida do possível, para aderir às técnicas e tecnologias mais atuais e evitar dificuldades nos processos de importação e exportação de produtos.

[1] Acordo TBT *(Technical Barriers to Trade)*, Artigo 2 – Preparação, Adoção e Aplicação de Regulamentos Técnicos por Instituições do Governo Central. 2.4 – Quando forem necessários regulamentos técnicos e existam normas internacionais pertinentes ou sua formulação definitiva for iminente, os Membros utilizarão estas normas, ou seus elementos pertinentes, como base de seus regulamentos técnicos, exceto quando das normas internacionais ou seus elementos pertinentes sejam um meio inadequado ou ineficaz para a realização dos objetivos legítimos perseguidos, por exemplo, devido aos fatores geográficos, ou climáticos fundamentais, ou problemas tecnológicos fundamentais.

Merece destaque outro acordo da OMC, o Acordo sobre Aplicação de Medidas Sanitárias e Fitossanitárias (Acordo SPS), que trata de produtos afeitos à área de segurança de alimentos. O Acordo SPS entrou em vigor com a criação da OMC em 1º. de janeiro de 1995 e trata da aplicação e do estabelecimento das regras básicas de segurança de alimentos, sanidade animal e vegetal, e regulamentos fitossanitários. Ele permite que os países estabeleçam suas próprias normas técnicas, entretanto, recomenda que as exigências determinadas pelos regulamentos sejam baseadas em evidências científicas, que devem ser aplicadas apenas na medida necessária para proteger a sanidade animal, humana, vegetal e de saúde. E não devem discriminar arbitrariamente, ou injustificadamente, países onde prevaleçam condições idênticas ou similares. Importa destacar que o princípio da não discriminação também está presente nas provisões do SPS. Assim sendo, um país não deve exigir o cumprimento de uma medida que não seja também estendida aos produtores nacionais.

Ainda que os países membros sejam encorajados a utilizar as normas internacionais, caso existam, podem recorrer à medidas que resultem em padrões mais elevados, se houver uma justificação científica e podem, também, definir com base numa avaliação adequada dos riscos, desde que a abordagem seja consistente e não arbitrária.

As medidas sanitárias e fitossanitárias, por sua própria natureza, podem resultar em restrições ao comércio. Todos os governos aceitam que algumas restrições sejam necessárias para garantir a segurança dos alimentos, sanidade animal e proteção da saúde das plantas. No entanto, os governos são muitas vezes pressionados a ultrapassar os limites do que é necessário para a proteção da saúde e utilizam restrições sanitárias e fitossanitárias para proteger os produtores nacionais da competição econômica.

Uma restrição sanitária ou fitossanitária, que não é realmente necessária à saúde, pode ser um instrumento de proteção muito eficaz, e, por sua complexidade técnica, um obstáculo particularmente enganoso e um difícil desafio para comprovação de prática protecionista. Por essa razão, é importante analisar as exigências técnicas na área de alimentos, especialmente aquelas oriundas de fóruns privados em que a participação nas discussões para definição de critérios e requisitos é mais restrita.

Normalização no contexto mundial

As normas internacionais são estabelecidas por um organismo internacional de normalização, sendo seus textos finais o resultado da cooperação e do acordo entre um grande número de nações independentes, com interesse comum, para aplicação de uma determinada técnica em âmbito mundial. Existem diversos organismos internacionais de normalização em campos específicos, como a ISO, que atua na maioria dos setores, a *International Electrotechnical Commission* (IEC), para a área elétrica e eletrônica, a *International Telecommunication Union* (ITU), para a área das telecomunicações e o *Codex Alimentarius* para a área alimentar. Esses organismos são reconhecidos pela OMC como a base para o comércio internacional. O atendimento às especificações estabelecidas por seus documentos técnicos significa adotar as melhores condições para ultrapassar eventuais barreiras técnicas, considerando-se que esses fóruns são representativos, pois contam com a participação da maioria das nações.

Merece destaque o *Codex Alimentarius*, por sua importância no contexto mundial, como fórum internacional de normalização na área de alimentos. A Comissão do *Codex Alimentarius* foi criada em 1963 pela Organização das Nações Unidas para a Alimentação e a Agricultura (FAO) e pela Organização Mundial da Saúde (OMS) para desenvolver normas alimentares, diretrizes e textos relacionados, como códigos de boas práticas de normas alimentares. Seus principais objetivos são proteger a saúde dos consumidores e assegurar práticas comerciais justas de alimentos e promover a coordenação de todas as normas alimentares desenvolvidas por organizações internacionais governamentais e não governamentais. É, portanto, um fórum aberto à participação de todos os países interessados.

No que se refere às normas regionais, a participação é para um limitado grupo de nações independentes ou por uma associação regional de normas, tendo como objetivo primordial o benefício mútuo, dado que as especificidades regionais são levadas em conta na elaboração de seus documentos técnicos. São exemplos de normalizadores regionais o Comitê Europeu para Normalização (CEN), a Comissão Pan-Americana de Normas Técnicas (Copant) e a Associação Mercosul de Normalização (ANM).

No que se refere às normas nacionais, estas são editadas após o consenso de todos os interessados em um país, por uma organização nacional de normas. As normas brasileiras são elaboradas pela Associação Brasileira de Normas Técnicas (ABNT), que é o organismo nacional de normalização do Brasil.

As normas privadas podem ser produzidas por associações ou organizações para atender às suas necessidades internas na realização de algum produto ou serviço. Essas normas, dependendo da finalidade e do consenso entre as partes, podem ser transformadas em normas nacionais ao serem publicadas pelo organismo nacional de normalização do país.

As normas de associação são publicadas para uso de seus associados ou para uso generalizado e são bem difundidas, como, por exemplo, a *American Society for Testing and Materials* (ASTM) e a *American National Standards Institute* (ANSI). Nessa categoria se enquadram também as iniciativas como o GSFI, que estabelecem requisitos para os sistemas de gestão da segurança de alimentos. A Fig. 18.1 ilustra a pirâmide de normalização.

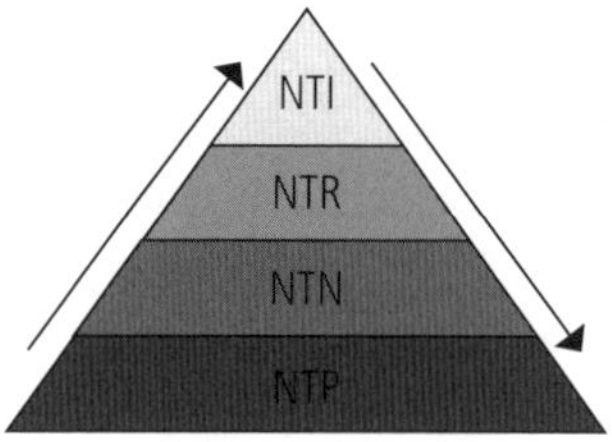

NTI – Norma técnica internacional

NTR – Norma técnica regional

NTN – Norma técnica nacional

NTP – Norma técnica privada

Seta ascendente: mais genéricas

Seta descendente: mais restritivas

Fig. 18.1. Pirâmide da normalização.

Embora as normas apresentem diversos níveis de abrangência, elas são de caráter voluntário, podendo ou não ser adotadas. Seu conteúdo passa a ser compulsório somente quando é incorporado por um regulamento técnico, com poder de lei. Segundo o ABNT ISO/IEC Guia 2, um regulamento técnico "é um documento que estabelece requisitos técnicos, seja diretamente, seja pela referência ou incorporação do conteúdo de uma norma, de uma especificação técnica ou de um código de prática". Pode ainda um regulamento fazer citação sobre uma norma, tornando assim seu conteúdo obrigatório.

Além dos níveis, as normas podem ser classificadas por tipos, de maneira a diferenciar as suas finalidades. O Quadro 18.1 resume a classificação das normas por tipo.

Quadro 18.1 – Classificação das normas por tipo

Tipo de norma	Descrição
Norma básica	Possui abrangência ampla ou contém prescrições para um campo específico.
Norma de terminologia	Estabelece os termos geralmente acompanhados de suas definições e, algumas vezes, de notas explicativas, ilustrações ou exemplos.
Norma de ensaio	Determina métodos de ensaio, suplementada algumas vezes com outras prescrições relacionadas com o ensaio, como amostragem, uso de métodos estatísticos, sequências de ensaios.
Norma de produto	Especifica requisitos a serem atendidos por um produto, ou um grupo de produtos, para estabelecer sua adequação ao propósito.
Norma de processo	Define os requisitos a serem atendidos por um processo para estabelecer sua adequação ao propósito.
Norma de serviço	Apresenta os requisitos a serem atendidos por um serviço para estabelecer sua adequação ao propósito.
Norma de interface	Especifica os requisitos relativos à compatibilidade de produtos ou sistemas em seus pontos de interligação.
Norma sobre dados a serem fornecidos	Contém uma lista de características onde valores ou outros dados são indicados, a fim de especificar um produto, processo ou serviço. Algumas normas fornecem os dados a serem declarados pelos fornecedores, outras pelos compradores.

A importância da normalização é compreendida na medida em que se constata a impossibilidade de produção com especificação técnica, repetitividade e reprodutibilidade nos processos produtivos e na realização de ensaios sem as normas técnicas, que são os alicerces para as relações comerciais e para a transferência de informação.

Global Food Safety Initiative

O GFSI é uma entidade sem fins lucrativos, criada em maio de 2000. É coordenada pelo Fórum de Bens de Consumo, criado em 1953 por uma associação de varejistas e fabricantes de bens de consumo da Bélgica, com o objetivo de representar os interesses do setor de alimentos.

A decisão por sua criação foi tomada em função de uma série de eventos relacionados à segurança de alimentos, tendo sido identificada a necessidade de reforçar a proteção e a confiança dos consumidores. A ideia foi estabelecer requisitos para os sistemas de segurança de alimentos, por meio de um processo de *benchmarking*[2], no intuito de melhorar a eficiência em toda a cadeia alimentar.

O GFSI tem como missão "proporcionar a melhoria contínua dos sistemas de gestão de segurança alimentar, para garantir a confiança no fornecimento de alimentos seguros para os consumidores em todo o mundo" e possui os seguintes objetivos:

- reduzir riscos à segurança do alimento, por meio da apresentação de equivalência e de convergência entre os sistemas eficazes de gestão da segurança de alimentos;
- administrar os custos no sistema global de alimentação eliminando redundâncias e melhorar a eficiência operacional;
- desenvolver competências e capacitação em segurança de alimentos para criar sistemas globais coerentes e eficazes;
- fornecer uma plataforma única de partes interessadas para a colaboração internacional no intercâmbio de conhecimentos e estabelecimento de redes.

De acordo com a entidade, a harmonização das normas de segurança dos alimentos em nível mundial aumenta a transparência e eficiência na cadeia de abastecimento, reduzindo custos e fornecendo uma garantia de alimentos mais seguros para os consumidores em todo o mundo. Pelo uso de normas harmonizadas no GFSI, os gestores da qualidade de varejo podem aceitar os produtos dos fornecedores sem ter de realizar várias auditorias, desde que satisfaçam os requisitos de uma norma reconhecida pelo GFSI.

Importa esclarecer que GFSI não estabelece políticas para varejistas, fabricantes, nem para organismos de normalização, como também não realiza atividades de acreditação e certificação.

A principal atividade do GFSI é comparar (*benchmark*) padrões alimentares existentes com os critérios de segurança de alimentos estabelecidos pelo próprio. Para isso, foi elaborado um documento orientativo para consolidar os princípios fundamentais dos sistemas de gestão da segurança de alimentos aos forncedores e varejistas.

Portanto, o *benchmarking* é um processo pelo qual um esquema de segurança de alimentos é comparado com o guia GFSI[3] (GFSI *Guidance Document*). A estrutura do guia está dividida em três partes, apresentadas abaixo:

- Parte I – são tratados os esquemas de gestão de segurança alimentar, sendo apresentada a GFSI, seu objetivo, escopo, definições do documento de orientação e o procedimento para aplicação de análise comparativa dos sistemas de gestão da segurança alimentar;
- Parte II – são apresentados os elementos-chave a serem cobertos pelos critérios de uma norma de gestão da segurança alimentar, cujo atendimento implicará sua conformidade. São eles: sistemas de gestão da segurança do alimento, boas práticas,

[2] *Benchmarking* é o método sistemático de procurar os melhores processos, as ideias inovadoras e os procedimentos de operação mais eficazes que conduzam a um desempenho superior.

[3] Guia completo disponível em: <www.mygfsi.com/gfsifiles/Guidance_Document_Sixth_Edition_Version_6.1.pdf>.

Análise de Perigos e Pontos Críticos de Controle (APPCC), conforme preconizado pela Comissão do *Codex Alimentarius* e do Comitê Consultivo Nacional sobre Critérios Microbiológicos para Alimentos (NACMCF). A estrutura dos elementos-chave foi desenvolvida pela GFSI com o apoio de comerciantes, fabricantes e outras partes interessadas e são revistos periodicamente, em vista do surgimento de novos conhecimentos científicos, para assegurar a melhoria contínua;

- Parte III – são abordados os requisitos para a expedição de sistemas de certificação de alimentos. Os elementos-chave (parte II) e as exigências para a expedição de sistemas de certificação de alimentos (parte II) constituem a base de referência para a comparação dos esquemas de gestão da segurança alimentar e são adicionais à quaisquer requisitos legais para a produção e consumo de alimentos nos países. Eles não se destinam a substituir os requisitos legais, se essa legislação estabelece um padrão mais elevado. O guia esclarece que a conformidade com os requisitos deste documento não constitui conformidade com requisitos legais nacionais de segurança alimentar e não substitui a necessidade de cumprir quaisquer outras exigências em qualquer mercado.

Sob a égide da GFSI, oito grandes varejistas (Carrefour, Tesco, ICA, Metro, Migros, Ahold, Wal-Mart e Delhaize) chegaram a um acordo sobre os esquemas de segurança do alimento, em junho de 2007. Cada esquema alinhou-se aos critérios comuns definidos por especialistas do setor alimentar, com o objetivo de tornar a fabricação e produção de alimentos o mais segura possível. Como resultado, a eficiência na cadeia de abastecimento e a redução na duplicação de auditorias também foram esperadas. A ideia central é: uma vez certificado, aceito em todos os lugares.

Considerando que os grandes varejistas fazem parte dessa iniciativa, significa dizer que produtores que pretendam fornecer mercadorias para essas empresas devem estar em conformidade com os requisitos prescritos pelo guia GFSI. Em outras palavras, os produtores que não estiverem certificados nesses moldes podem ter problemas para comercializar seus produtos nesses mercados.

O GFSI apresenta vantagens para adesão aos seus esquemas, na medida em que garante a aceitação de certificação nas maiores empresas norte-americanas e europeias. No entanto, essa adesão representa um alto custo para o fabricante, ainda que o número de auditorias seja reduzido significativamente após a implementação.

Os esquemas reconhecidos pelo GFSI são representados no Quadro 18.2.

O *benchmarking* para o GFSI garante que o núcleo dessas normas é equivalente. De acordo com o GFSI, esse processo de *benchmarking* não foi projetado para criar um único padrão global, mas sim para permitir a inovação e desenvolvimento competitivo entre os proprietários de padrões que atendam a um conjunto de exigências preestabelecidas.

Quadro 18.2 – **Esquemas* reconhecidos pelo GFSI**

Esquemas de fabricação
BRC Global Standards Versão 5
APPCC holandês (Opção B) HACCP
FSSC 22000
Aliança Global de Aquicultura (Processamento de frutos do mar)
Norma Global para carne vermelha – Versão 3
Norma de alimentos internacionais – Versão 5
SQF 2000 Nível 2
Sinergia 22000
Regimes de produção primária
Canada GAP
Esquema IFA GlobalG.A.P • Regulamento geral: V3.1_Nov09 (todos os escopos) • Frutas e legumes: 3.0 2_Sep07 • Base pecuária: 3.0 4_Mar10 • Aquicultura: V1.02_March10
SQF 1000 Nível 2
Regime primário e de fabricação
• PrimusGFS

* Convém verificar o *status* de atualização dos documentos relacionados.

As iniciativas reconhecidas pelo GFSI

British Retail Consortium[4] Global Standards

O *BRC Global Standards* é um programa de certificação de qualidade da *British Retail Consortium* (BRC). Essa norma global para a segurança dos alimentos foi desenvolvida em 1998 pelo setor de serviços alimentícios inglês para adoção pelos diferentes organismos de certificação. Dessa forma, pela adoção de uma única norma de certificação é possível que os fornecedores/fabricantes, ao serem auditados, evitem a duplicação de esforços e a recertificação.

Essa norma é administrada diretamente pelo BRC, que concede a licença de uso para os Organismos de Certificação que devem ser acreditados pelo Órgão Nacional de Acreditação e também respeitar os requisitos do BRC para auditoria, competência e desempenho.

Dutch HACCP – Based Food Safety System Standard[5]

Na Holanda, em 1995, o ISACert foi um dos precursores no desenvolvimento de uma norma para a certificação do sistema APPCC, em resposta à introdução da legislação da

4 Disponível em: <www.brc.org.uk/brc_home.asp>.

5 Documento completo disponível em: <www.foodsafetymanagement.info/bron/cms_file/65-ACCP_Certification_Scheme_June_2012.pdf>.

União Europeia sobre a segurança alimentar. Em 1996, o sistema de certificação foi lançado e o ISACert foi o primeiro organismo de certificação a ser credenciado para esse regime. O proprietário do esquema é a Fundação para a Certificação de Sistemas de Segurança Alimentar - SCV.

Cabe apresentar, resumidamente, os principais aspectos dos requisitos para um Sistema de Gestão da Segurança do Alimento baseado no sistema APPCC:

- participação contínua de todos os interessados na segurança dos alimentos e na manutenção do sistema de certificação, incluindo as agências governamentais responsáveis pela segurança alimentar;
- elaboração pragmática dos princípios do APPCC e etapas previstas no ALINORM do *Codex Alimentarius*, com requisitos detalhados e adequados para pequenas e grandes organizações empresariais de alimentos;
- conjunto de requisitos de elevado nível para um sistema de certificação;
- experiência prática com esse tipo de sistema desde 1996 e um grande número de certificados emitidos em nível internacional;
- aplicação desse regime por um número crescente de organismos de certificação importantes, respeitáveis e de orientação internacional, reconhecidos em todo o mundo (para os holandeses é o Conselho de Acreditação - RVA).

Esquema *IFA Global GAP*[6]

O GlobalG.A.P, antigo EurepGAP, foi originalmente criado por um grupo de atacadistas europeus do setor de frutas e verduras para determinar padrões de qualidade para organizações de produtores estrangeiros. Atualmente, é considerado o padrão globalmente reconhecido que garante a qualidade e a segurança de um produto final no setor de agricultura e também a sustentabilidade de atividades de cultivo. Posteriormente, foi estendido para a parte de pecuária e aquicultura.

Sem entrar no mérito da parte técnica das boas práticas de agricultura adotadas como padrão por essa iniciativa, é importante ressaltar que seu sucesso se deve, em grande parte, ao fato de essas práticas terem sido consideradas obrigatórias, como exigências de mercado para todos os produtores que pretendem comercializar seus produtos na União Europeia. Isso significa que os grandes atacadistas exigem essa certificação nos produtos comprados.

Em 2007, foi lançada a nova versão do padrão *Integrated Farm Assurance* (IFA), que é composta de diferentes módulos, incluindo um módulo geral baseado em cultivo, três escopos de bases principais (base de cultivo, base de cultivo animal e base de aquicultura), além de vários subescopos específicos, desde artigos de frutas e verduras até laticínios, cultivos combinados, salmão e truta.

---

[6] Disponível em: <www.globalgap.org>.

Safe Quality Food 1000 Code[7]

O código de Qualidade Alimentar (*Safe Quality Food* 1000 *Code* – SQF 1000) é uma iniciativa norte-americana que estabelece requisitos para a segurança de alimentos, a gestão da qualidade e programa de certificação especialmente desenvolvidos para atender às necessidades do produtor primário, promovendo a rastreabilidade do produto, permitindo-lhes atender às exigências do mercado de forma estruturada e a um custo efetivo de mercado. Adicionalmente, demonstra a implementação de práticas de produção responsável pela expedição de alimentos seguros que atendam aos padrões de qualidade especificados por seu cliente. O Código SQF 1000 oferece a oportunidade de implementação de sistema de gestão com abrangência para vários produtos. É ideal para os produtores que abastecem diretamente os varejistas ou outros clientes que adotam o código.

A certificação de sistemas SQF 1000 por um organismo de certificação não garante a segurança dos alimentos de um fornecedor ou serviço, nem garante que todas as normas relativas são cumpridas, ou continuarão a ser atendidas. É uma declaração de que os planos do fornecedor para a segurança de alimentos foram implementados de acordo com o método APPCC e com as exigências regulatórias aplicáveis, e foram verificados e validados, sendo eficazes para gerir a segurança do alimento. É também uma declaração de compromisso do fornecedor para:

- produzir alimentos seguros e de qualidade;
- cumprir os requisitos do Código SQF 1000;
- cumprir com a legislação alimentar aplicável.

O desenvolvimento do Código SQF 1000 enfatiza a importância da garantia de terceira parte, independente, e está dividido em três níveis de certificação. Cada nível é destinado a indicar o desenvolvimento da segurança do produtor e a qualidade do sistema de gestão alimentar da seguinte forma:

- nível 1 – fundamentos da segurança de alimentos;
- nível 2 – planos de segurança de alimentos com Certificação APPCC;
- nível 3 – segurança de alimentos e Sistema de Gestão da Qualidade.

Food Safety System Certification 22000

A *Food Safety System Certification 22000* (FSSC 22000)[8] foi fundada em 2004 e seu desenvolvimento teve como base a norma ISO 22000:2005 e uma especificação de domínio público – PAS 220:2008 para a certificação do sistema de gestão da segurança de alimentos. A FSSC é apoiada pela Confederação da Indústria de Alimentos e Bebidas da União Europeia (*Food Drink Europe* – CIAA).

O Comitê Técnico GFSI elaborou um documento se posicionando sobre a norma ISO 22000, em setembro de 2007. Uma das questões levantadas foi a inadequação dos requisitos

7 Documento completo disponível em: <www.sqfi.com/wp-content/uploads/SQF-1000-Code.pdf>.

8 Disponível em: <www.fssc22000.com/en/index.php>.

para um Programa de Pré-Requisito (PPR), uma vez que a ISO 22000 não inclui uma descrição detalhada do PPR a ser implementado pelas organizações.

A comissão elaborou essas especificações adicionais; sendo assim, a FSSC 22000 contém um esquema de certificação completo para sistemas de gestão da segurança dos alimentos com base nas normas ISO 22000, ISO 22003 e especificações técnicas para o PPR.

Merece destaque a especificação PAS 220, que foi descontinuada, sendo substituída pela norma internacional ISO/TS 22002-1:2009. A FSSC propôs um plano para a transição das certificações FSSC 22000 de acordo com a PAS 220. Os requisitos técnicos da norma ISO são idênticos aos da PAS 220, o que permitirá um processo de transição simples, sem impactos relevantes para as organizações.

Considerações finais

É importante ter em mente que iniciativas privadas são interessantes e atendem às questões importantes na preservação da saúde humana e animal. No entanto, não se deve perder de vista a questão comercial tão intrinsecamente envolvida na produção de bens, de um modo geral. E essa questão é capaz de promover uma série de ações protecionistas que podem promover exigências descabidas no que diz respeito à proteção da saúde. Deve-se averiguar a possibilidade de uso de alternativas menos onerosas e restritivas que atinjam os objetivos de proteção ao consumidor.

Portanto, faz-se necessário conhecer as iniciativas, mas também as determinações dos governos e entidades internacionais, que representam os governos, em que são discutidas as regras de comércio, com o intuito de evitar o mal uso das ferramentas de gestão e aprimoramento da qualidade.

Nesse sentido, é importante observar que essas iniciativas no contexto mundial podem extrapolar as questões técnicas relacionadas à segurança alimentar e à proteção do consumidor propriamente dita e atingir questões comerciais. A garantia da adoção de boas práticas agrícolas na fabricação e na distribuição de alimentos passa a representar fator preponderante na competitividade de um produto. Por isso, é fundamental o entendimento das iniciativas internacionais e suas implicações para os interesses nacionais, no sentido de verificar se práticas adotadas nesses esquemas são compatíveis com o desenvolvimento tecnológico e a realidade socioeconômica de nosso país.

Os países criadores da maioria dessas iniciativas são sempre europeus ou norte-americanos, ou seja, países desenvolvidos procurando atender aos seus próprios interesses. Na maioria das vezes, o objetivo real de tais iniciativas é o da proteção de mercado ou a restrição do acesso a determinados mercados.

RESUMO

- A OMC estabelece regras sobre as regulamentações técnicas e procedimentos de Avaliação da Conformidade relativos à área de alimentos, entre outros.
- As normas técnicas são classificadas como normas internacionais, as mais genéricas, normas regionais e normas nacionais. Há ainda as normas privadas, que podem ser de empresas ou de associações, que são as mais restritivas em termos de exigências;
- Iniciativas privadas como o GFSI estabelecem exigências técnicas que podem ser mais restritivas que as regras estabelecidas por meio de consenso nos fóruns internacionais de normalização.

SUGESTÕES DE LEITURA

Algarte W, Quintanilha D. A história da qualidade e o Programa Brasileiro da Qualidade e Produtividade. Rio de Janeiro: Inmetro/ Senai, 2000. 143p.

Barreto F. Objetivos e princípios da normalização. Rio de Janeiro: ABNT, 1984.

Comitê Brasileiro de Regulamentação (CBR). Guia Brasileiro de Boas Práticas na Regulamentação. Brasília, 2007.

Dias JLM. Medida, normalização e qualidade: aspectos da história da metrologia no Brasil. Rio de Janeiro: Inmetro, 1998.

International Trade Centre and Common Wealth Secretariat. Influencing and Meeting International Standards: challenges for developing countries. Genebra, 2004.

QUESTÕES DISCURSIVAS

1. Atualmente, o fórum mais importante voltado para as negociações comerciais é a OMC. Esta organização, que iniciou suas atividades em 1995, foi precedida pelo GATT (Acordo Geral sobre Tarifas e Comércio). Os princípios básicos da OMC são em geral os mesmos do GATT, entre os quais se destaca o princípio da não discriminação. Em que consiste este princípio?
2. Os processos atuais de liberalização dos mercados se pautam na eliminação gradativa das barreiras tarifárias. Isso faz com que as considerações sobre barreiras não tarifárias e, entre estas, aquelas sobre barreiras técnicas, ganhem cada vez mais importância nas análises sobre as vantagens de promover o comércio exterior. Defina o termo "barreiras técnicas".

   (Se necessário, acesse o endereço para lhe auxiliar: <www.inmetro.gov.br/barreirastecnicas/barreirastecnicas.asp>.)
3. Acesse o endereço: <www.inmetro.gov.br/barreirastecnicas/faq/pontoFocal.asp> e descreva as atividades desenvolvidas pelo Ponto Focal de Barreiras Técnicas às Exportações.
4. "... o acordo abarca a proteção da saúde humana, animal, vegetal, da segurança alimentar e ainda de possíveis medidas regulatórias neste sentido. Faculta aos membros a adoção de tais medidas, desde que cientificamente fundamentadas, no intuito de evitar o nascimento de barreiras desnecessárias e injustificáveis ao comércio...". De que acordo trata o referido texto?

5. Acesse o Guia GFSI (no endereço abaixo) e analise criticamente os requisitos especificados quanto à sua pertinência e aplicação: <www.mygfsi.com/gfsifiles/Guidance_Document_Sixth_Edition_Version_6.1.pdf>.
6. Liste as principais diferenças entre o sistema APPCC holandês (Dutch HACCP) e o sistema APPCC preconizado pelo *Codex*.
7. Analise criticamente a norma FSSC 22000 e compare seus requisitos com norma NBR ISO 22000.
8. O Comitê Técnico GFSI elaborou um documento se posicionando sobre a norma ISO 22000. Uma das questões levantadas foi a inadequação dos requisitos para um Programa de Pré-Requisito (PPR). Qual foi o desdobramento da argumentação do GFSI?
9. Comente a afirmativa: "É fundamental o entendimento das iniciativas internacionais e suas implicações para os interesses nacionais, no sentido de verificar se práticas adotadas nesses esquemas são compatíveis com o desenvolvimento tecnológico e a realidade socioeconômica de nosso país."
10. Consulte o guia GFSI (no endereço abaixo) e analise criticamente se há algum ponto que pode ser identificado como uma barreira técnica: <www.mygfsi.com/gfsifiles/Guidance_Document_Sixth_Edition_Version_6.1.pdf>.

REFERÊNCIAS BIBLIOGRÁFICAS

1. Comitê Brasileiro de Normalização (CBN). Estratégia Brasileira de Normalização, 2009-2014, 2009.
2. Comitê Brasileiro de Regulamentação (CBR). Guia Brasileiro de Boas Práticas na Regulamentação, Brasília, 2007.
3. Ferracioli P. As origens do Código de Normas. TCC. Curso de Pós-graduação em Relações Internacionais. Departamento de Humanidades da Universidade Cândido Mendes, Rio de Janeiro, 2006.
4. Mundt PRD, Tamborlin N. Normalização no sistema de garantia da qualidade. Anais do 2º Congresso Internacional de Normalização e Qualidade, ABNT, São Paulo, p. 131-137, 1991.
5. Souto FCR. Uma visão da normalização. São Paulo: Qualitymark, 1991.
6. Termo de Referência "Participação de consumidores no processo de normalização e regulamentação Técnica". Disponível em: <www.inmetro.gov.br/qualidade>.
7. Organização Mundial do Comércio (OMC). The Legal Texts – Results of the Uruguay round of multilateral negotiations. Cambridge: Cambridge University Press, 1999. (Acordos TBT e SPS).
8. World Trade Report 2005. Exploring the Links between Trade, Standards and the WTO. Genebra: 2005. Disponível em: <www.wto.org/english/res_e/booksp_e/anrep_e/world_trade_report05_e.pdf>.

Índice remissivo

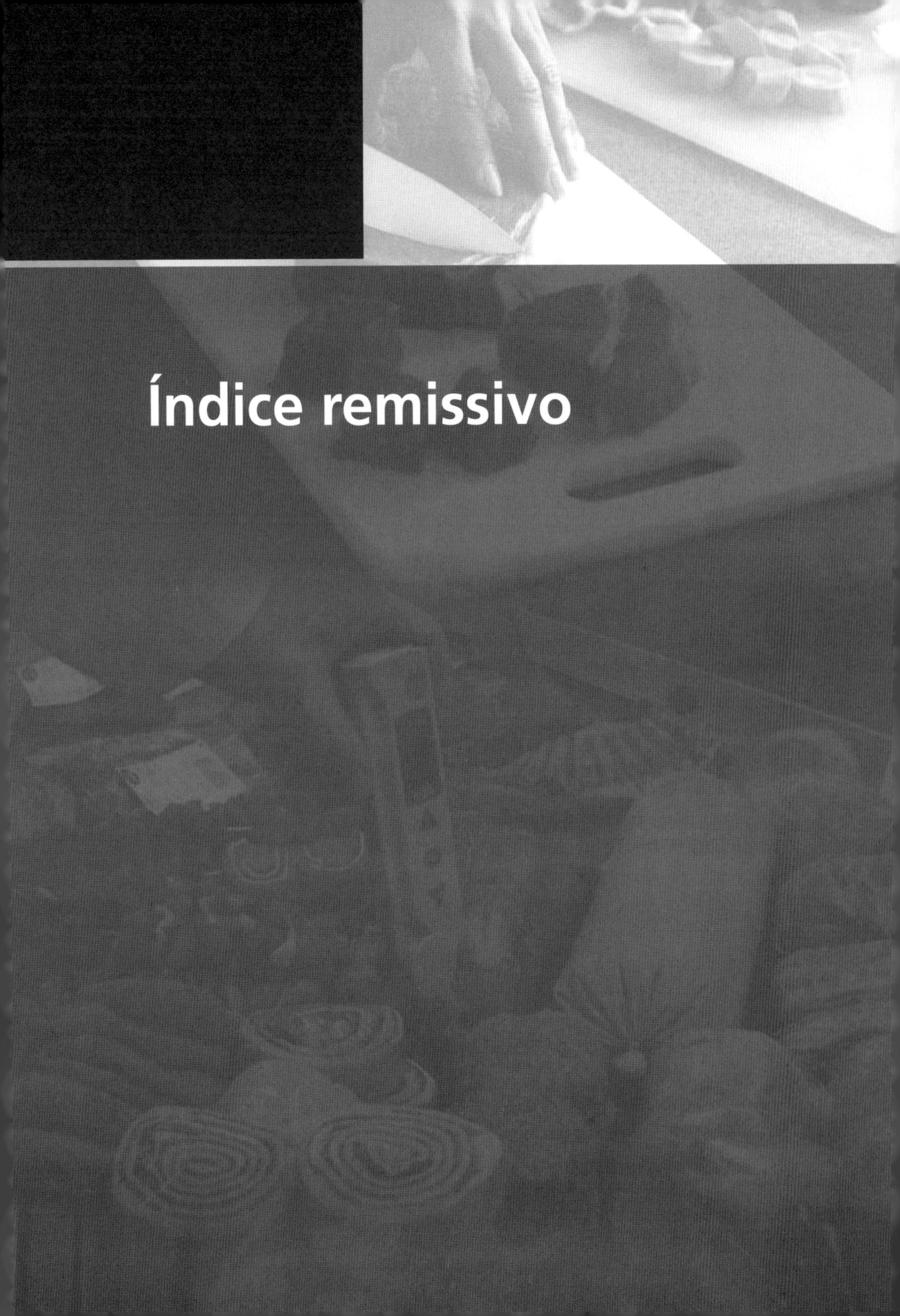

A

B

C

D

E

F

G

H

I

M

N

O

P

Q

R

S

T

V